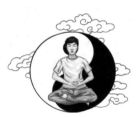

摒弃错误的健康观念，远离不良的生活习惯，掌握科学的健康常识，拥有美丽的心情和强健的身体。

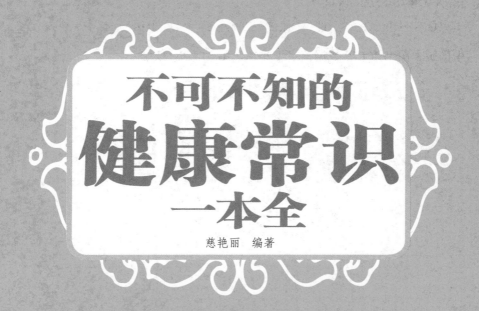

不可不知的
健康常识
一本全

慈艳丽 编著

北京联合出版公司
Beijing United Publishing Co.,Ltd.

北京科学技术出版社

图书在版编目（CIP）数据

不可不知的健康常识一本全 / 慈艳丽编著 . —北京：北京联合出版公司，2015.1
（2022.3 重印）

ISBN 978-7-5502-4534-1

Ⅰ . ①不… Ⅱ . ①慈… Ⅲ . ①保健—基本知识 Ⅳ . ① R161

中国版本图书馆 CIP 数据核字（2014）第 313271 号

不可不知的健康常识一本全

编　　著：慈艳丽

责任编辑：崔保华

封面设计：韩　立

内文排版：刘欣梅

北京联合出版公司
北京科学技术出版社　出版
（北京市西城区德外大街 83 号楼 9 层　100088）
三河市万龙印装有限公司印刷　新华书店经销
字数 350 千字　　710 毫米 × 1000 毫米　1/16　20 印张
2015 年 1 月第 1 版　2022 年 3 月第 2 次印刷
ISBN 978-7-5502-4534-1
定价：68.00 元

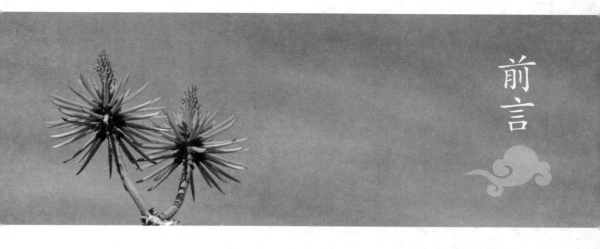

健康是人类永恒的话题，健康也是人们正常生活、工作的前提，更是幸福快乐的基础。失去健康，一切都无从谈起。合理的膳食、适当的运动、愉悦的心情是健康的三大基石。紧张的工作节奏、无休止的应酬、日夜颠倒的生活习惯会使我们远离健康！

健康是一种生活习惯，很多疾病的形成都是由于不良的生活习惯所致。尤其是缠人的慢性病，一旦形成，治疗起来很是麻烦，时间久了还会导致身体出现"事故"。据有关调查显示，中国国民健康知识的公众知晓率相对比较低。有专家认为，许多人并非死于疾病，而是死于无知。因此，科学普及和推广正确的健康常识很有必要。在日常生活中，我们经常自己归纳一些自认为正确的生活方式和健康观念，包括饮食、保健、偏方等，而事实上，这里面有很大一部分是片面的、不科学的，按其实践下来很可能会有损健康。由于缺乏正确的健康保健常识，我们并没有意识到这些健康误区的存在，长年累月地生活在这些误区之中，日积月累的量变必然会引起质变，人们最终很可能会酿成大病。也许这有些难以置信，因为大家都这么做，也没觉得有什么不妥，怎么会错呢？正是因为大多数人都抱有这样的心理，所以人们才没有意识到这些做法是错误的，甚至从来没有去思考过这些做法是否有科学依据。事实上，很多人习以为常的动作、持续了多年的生活习惯并不一定是正确的，恰恰相反，大多数人都陷入了这样或那样的健康误区，忽略了健康常识，任由自己的健康一点点被损害。"千里之堤，溃于蚁穴"，如果我们不懂得健康常识，平日生活中的一个个小错误最终会酿成大病，甚至让病魔夺走生命。反之，如果我们平时多注重自身健康，适当掌握一些健康知识，多一点常识，少一些无知，有很多疾病都是可以避免的。

为帮助读者走出健康误区，学习科学的健康常识，我们总结了一些科学研究成果，编撰了这本《不可不知的健康常识一本全》。这是一部居家必备的生活工具书，体例简明、内容丰富、科学实用，并配以手绘图片，使读者对常识内容一目了然，真正做到一册在手，健康常识全知道。书中介绍了460多个必知必备的健康常识，内容涉及日常生活的方方面面，并进行了合理的分类，便于读者阅读使用。全书包括"饮食与健康""生活习惯与健康""美容化妆与健康""家居与健康""家电使用与健康""厨房细节与健康""睡眠与健康""养生祛病与健康""身体警报与健康""孕产与健康""育儿与健康""女性保健""男性保健""老年人保健"共14个方面，告诉你一年四季、吃穿住行，从头到脚、从里到外的保健方案和健康技巧，将日常生活中复杂的养生道理和健康常识用科学而又通俗的语言予以解答和阐述。掌握这些健康常识，时刻注意将其运用于自己的日常生活和工作中，摒弃不健康的生活方式，养成一种良好的生活习惯，这对于我们的身体健康极为重要。

健康，是每个家庭、每个人的追求。要真正拥有健康，请摒弃错误的健康观念，牢记日常生活中容易忽略的这些健康常识，这是使我们远离疾病的最有效的办法。

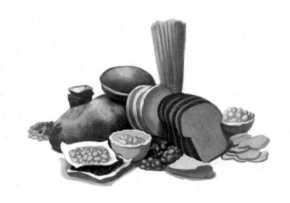

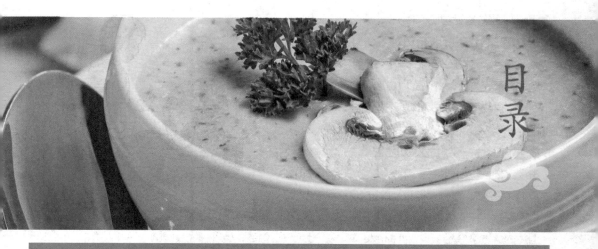

第一章 饮食与健康——药食同源，会吃才健康

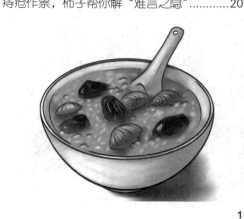

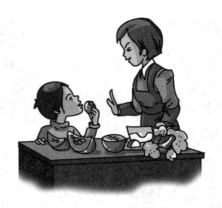

第二章 生活习惯与健康——小习惯，大健康

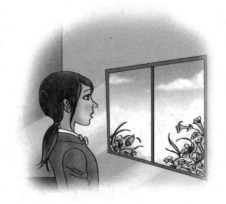

第三章　美容化妆与健康——只有健康的才是最美的

第四章 家居与健康——学会和生活约法三章

第五章 家电使用与健康——精致生活，健康有方

第六章　厨房细节与健康——让饮食健康不打折扣

第七章　睡眠与健康——保持健康睡眠，提升人体免疫力

第八章 养生祛病与健康——构筑健康的"防火墙"

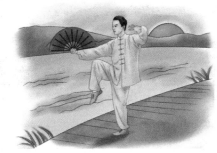

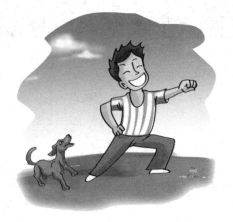

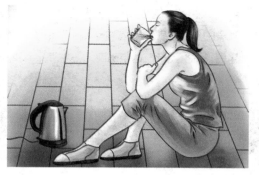

第九章　身体警报与健康——察"颜"观色识百病

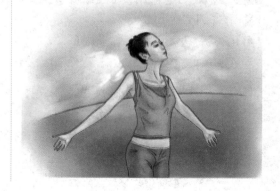

第十章 孕产与健康——为拥有健康聪明的宝宝做好准备

第十一章 育儿与健康——让孩子赢在起跑线上

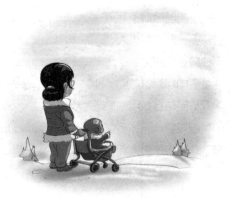

第十二章 女性保健——掌握女性保健的最佳时间

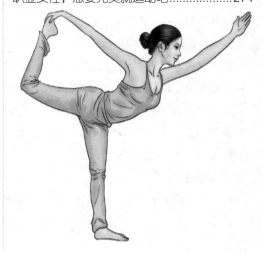

第十三章 男性保健——莫让男性健康陷入"十面埋伏"

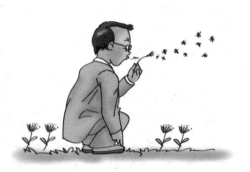

第十四章 老年人保健——送给老年人的健康箴言

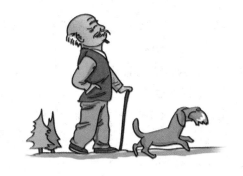

第一章

饮食与健康

——药食同源，会吃才健康

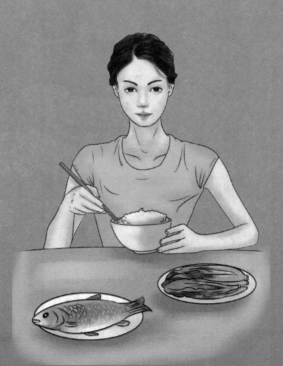

全麦面包是面包中的"健康明星"

欧洲人把面包当主食，偏爱充满咬劲的"硬面包"，亚洲人则偏爱口感松软的面包。专家表示，从热量上来说，脆皮面包热量最低，因为这类面包不甜，含糖、盐和油脂都很少，而"吐司面包""奶油面包"和大部分花式点心面包都属于软质面包，含糖约15%，油脂约10%，热量较高。热量最高的是丹麦面包，它又称起酥起层面包，如同萝卜酥一样，外皮是酥状的。一般要加入20%～30%的黄油或"起酥油"才能形成特殊的层状结构，因为含饱和脂肪和热量实在太多，每周食用最好别超过一个。

全麦面包才是面包中的"健康明星"。

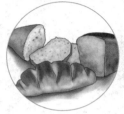

脆皮面包热量最低，法式面包和俄式"大列巴"就属于这一类

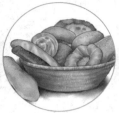

"吐司面包""奶油面包"和大部分花式点心面包热量较高

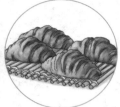

热量最高的是丹麦面包，常见的如牛角面包、葡萄干面包、巧克力酥包等

细节提醒

专家提醒，有的商家会用精白粉做面包，但最后将白面包装扮成褐色并且能看到麦麸小粒的全麦面包。如加入少量焦糖色素染成褐色，只添加10%～20%的全麦面粉，或者在面包皮上加燕麦片。这时，注意看一下配料表就能识破商家的小伎俩，如果排在第一位的是面包粉，第二、三位才是全麦粉，那肯定不是真正的全麦面包。

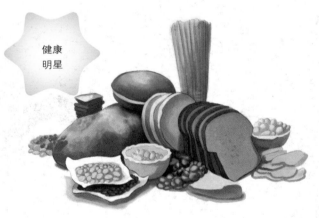

健康明星

玉米是最好的主食

众所周知，玉米中的纤维素含量很高，是大米的10倍，大量的纤维素能刺激胃肠蠕动，缩短食物残渣在肠道内的停留时间，加速粪便排泄，把有害物质带出体外，对防治便秘、肠癌具有重要的意义。

每百克玉米含叶酸12微克，是大米的3倍；钾为238～300毫克，是大米的2.45～3倍；镁为96毫克，是大米的3倍；并含有谷胱甘肽、β胡萝卜素、叶黄素、玉米黄质、硒、维生素E等多种抗氧化剂，因此，玉米具有多种保健作用。

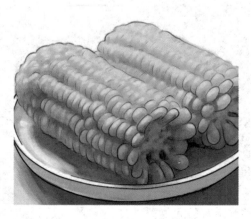

玉米的抗癌因子

玉米黄质　谷胱甘肽　叶黄素　硒镁

谷胱甘肽：能用自身的"手铐"铐住致癌物质，使其失去活性并通过消化道排出体外。它又是一种强力的抗氧化剂，可以加速老化的自由基失去作用，是人体内最有效的抗癌物

叶黄素：能够预防大肠癌、皮肤癌、肺癌和子宫癌

玉米黄质：能够预防皮肤癌和肺癌

硒和镁：硒能加速体内过氧化物的分解，使恶性肿瘤得不到氧的供应而衰亡；镁一方面能抑制癌细胞的发展，另一方面能使体内的废物尽快排出体外，从而起到预防癌症的作用

玉米中含有多种抗癌因子，如谷胱甘肽、叶黄素和玉米黄质、微量元素硒和镁等，能起到预防癌症的作用。

玉米中含有丰富的烟酸，烟酸是葡萄糖耐量因子（GTP）的组成物，是可增强胰岛素作用的营养素，可见，玉米是最好的主食。

粗茶淡饭≠粗粮＋素食

人们常说"粗茶淡饭延年益寿"，那么粗茶淡饭到底是什么？营养学家研究发现，它并非大多数人所指的各种粗粮和素食。

"粗茶"是指较粗老的茶叶，与新茶相对，尽管粗茶又苦又涩，但含有的茶多酚、茶丹宁等物质却对身体很有益处。茶多酚是一种天然抗氧化剂，还能阻断亚硝胺等致癌物质对机体的损害。茶丹宁则能降低血脂，防止血管硬化，保持血管畅通，维护心、脑血管的正常功能。因此，从健康角度来看，粗茶更适合老年人饮用。

"淡饭"包含丰富的谷类食物和蔬

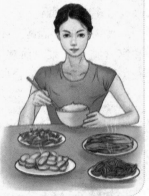

粗茶中的茶多酚和茶丹宁，除了能延缓衰老，还能缓解和减轻糖尿病症状，具有降血脂、降血压等作用

粗茶淡饭是指以植物性食物为主，注意粮豆混食、米面混食，并辅以各种动物性食品，并常喝粗茶

"淡饭"是指富含蛋白质的天然食物，它既包含丰富的谷类食物和蔬菜，也包括脂肪含量低的鸡肉、鸭肉、鱼肉、牛肉等

菜，也包括脂肪含量低的鸡肉、鸭肉、鱼肉、牛肉等。"淡饭"还有另一层含义，就是饮食不能太咸。医学研究表明，饮食过咸容易引发骨质疏松、高血压，长期饮食过咸还可导致卒中和心脏病。

虾皮含钙量高，不宜晚餐吃

虾皮营养丰富，钙含量高，还具有开胃、化痰等功效。但需注意的是，正是因为虾皮含钙高，所以不能在晚上吃，以免引发尿道结石。因为尿结石的主要成分是钙，而食物中

含的钙除一部分被肠壁吸收外，多余的钙全部从尿液中排出。人体排钙高峰一般在饭后 4 ~ 5 小时，若晚餐食物中含钙过多，或者晚餐时间过晚，甚至睡前吃虾皮，当排钙高峰到来时，人们已经上床睡觉，尿液就会全部潴留在尿路中，不能及时排出体外。这样，尿路中尿液的钙含量也就不断增加，不断沉积下来，久而久之极易形成尿结石。所以，晚餐最好不要吃虾皮。

> 听说虾皮含钙量非常高，那么我今晚就多补点。不过不知道为什么每次晚上吃虾皮总感觉不是那么舒服？

虾肉富含优质蛋白质和钙质，而虾皮中含钙量更高

991 毫克 ｜ 800 毫克

虾皮钙含量每 100 克 ｜ 成人每日的钙推荐摄入量

肝脏应和蔬菜一起吃

一提起动物肝脏，很多人是又爱又恨。爱它是因为肝脏含有丰富的营养物质，对身体健康大有裨益；恨它则是顾虑肝脏胆固醇含量太高，摄入过多会使血清中的胆固醇含量升高，增加患心血管疾病的风险，很多老年人甚至对各种肝脏"望而生畏"。其实，只要在吃肝脏的时候和蔬菜、水果、豆类等一起吃，完全不必担心身体会吸收过多的胆固醇。

食物中的胆固醇，不会直接变成血液中的胆固醇——这需要一个吸收与合成的过程。和富含膳食纤维、维生素和微量元素的蔬菜、水果、五谷杂粮等食物一起吃，可显著减少胆固醇在体内的合成和吸收，有效避免血脂增高、罹患动脉粥样硬化的风险。

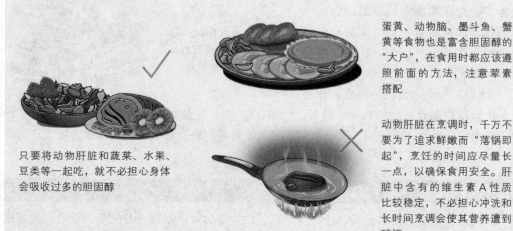

只要将动物肝脏和蔬菜、水果、豆类等一起吃，就不必担心身体会吸收过多的胆固醇

蛋黄、动物脑、墨斗鱼、蟹黄等食物也是富含胆固醇的"大户"，在食用时都应该遵照前面的方法，注意荤素搭配

动物肝脏在烹调时，千万不要为了追求鲜嫩而"落锅即起"，烹饪的时间应尽量长一点，以确保食用安全。肝脏中含有的维生素 A 性质比较稳定，不必担心冲洗和长时间烹调会使其营养遭到破坏

吃肉时应适量吃一点蒜

在日常饮食中，吃肉时应适量吃一点蒜。这是因为，虽然在动物肉中，尤其是瘦肉中含有丰富的维生素 B_1，但维生素 B_1 在体内停留的时间很短，会随小便小量排出。如果在吃肉时再吃点大蒜，肉中的维生素 B_1 能和大蒜中的大蒜素结合，使维生素 B_1 溶于水的性质变为溶于脂的性质，从而延长维生素 B_1 在人体内的停留时间。

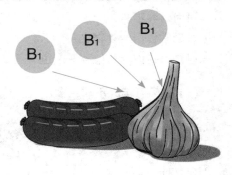

维生素 B_1 与大蒜素结合，可使维生素 B_1 的含量提高 4～6 倍

吃肉时吃蒜，还能促进血液循环，提高维生素 B_1 在胃肠道的吸收率和体内的利用率，对尽快消除身体各器官的疲劳、增强体质、预防大肠癌等都有十分重要的意义。所以，吃肉又吃蒜能达到事半功倍的营养效果。

动物肉的哪些部位不能吃

虽然一些动物的肉质很鲜美，但是动物的某些部位是不能吃的，否则可能会引起疾病。

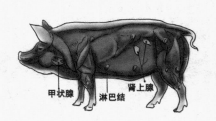

（一）畜"三腺"：猪、牛、羊等动物的甲状腺、肾上腺、病变淋巴结是三种"生理性有害器官"

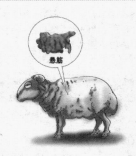

（二）羊"悬筋"：又称"蹄白珠"，一般为圆珠形、串粒状，是羊蹄内发生病变的一种组织

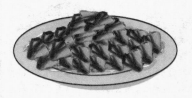

（三）禽"尖翅"：鸡、鸭、鹅等禽类尾部尖端长尾羽的部位，学名"腔上囊"，是淋巴结组织集中的地方，因淋巴结中的巨噬细胞可吞食病菌和病毒，即使是致癌物质也能吞食，但不能分解，故禽"尖翅"是个藏污纳垢的"仓库"

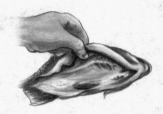

（四）鱼"黑衣"：鱼体腹腔两侧有一层黑色膜衣，是最腥臭、泥土味最浓的部位，含有大量的类脂质、溶菌酶等物质

猪肉也有"克星"

猪肉营养丰富，味道鲜美，既能单独做主菜，也可以在烹饪其他菜肴时做配菜，是我们平时最常食用的食物之一。

但是，猪肉与其他菜搭配也有禁忌。

（一）猪肉与羊肝不能共食

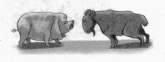

羊肝气味苦寒，补肝，明目，治肝风虚热，"猪肉滋腻，入胃便作湿热"，从食物药性讲，搭配不宜。而且，羊肝有膻气，与猪肉一起烹饪，容易产生怪味。因此，从烹饪角度来看，也不相宜

（二）猪肉和牛肉不能共食

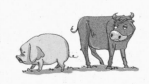

猪肉酸冷，微寒，有滋腻阴湿之性。牛肉气味甘温，能补脾胃，壮腰脚，有安中益气之功。二者一温一寒，一补中脾胃，一冷腻虚人，性味有所抵触，所以不宜共食

（三）猪肉与大豆不能共食

大豆中的植物酸含量很高，容易与猪肉中的蛋白质和矿物质元素形成复合物，影响人体对二者的吸收利用。另外，豆类还会与瘦肉、鱼类等荤食中的钙、铁及锌等矿物质结合，干扰和降低人体对这些元素的吸收。因此，猪肉不能与黄豆共煮

（四）猪肉与香菜不能共食

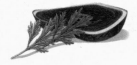

猪肉滋腻，助湿热而生痰，香菜则性辛温，耗气伤神。香菜与猪肉二者，一耗气，二无补，所以二者同煮，对身体有害。但是香菜可以驱腥味，最好与羊肉一起吃

鲫鱼比鲤鱼更安全

南方人认为鲫鱼好吃，北方人却觉得鲤鱼好，与其争论哪种鱼好，不如先来看看两种鱼的营养价值与食用利弊。

鲫鱼与鲤鱼二者虽然皆属鲤科，营养价值却各有所长。鲫鱼虽忌口人群较少，但体小刺多，所以更适合做汤。

鲤鱼

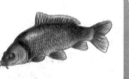

鲤鱼体态丰腴，肉质细嫩，富含人体必需的氨基酸、矿物质、维生素A和维生素D。能消肿胀、黄疸、脚气、喘嗽、湿热之病，煮食下水气，利小便。但淋巴结核、支气管哮喘、恶性肿瘤、荨麻疹、皮肤湿疹等疾病患者忌食鲤鱼；由于鲤鱼是发物，上火烦躁及疮疡者也要慎食。此外，鲤鱼忌与绿豆、芋头、甘草、南瓜、荆芥、赤小豆、鸡肉、猪肝、狗肉和牛羊肉同食

鲫鱼

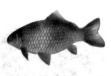

鲫鱼肉质细嫩，肉味甜美，含大量的铁、钙、磷等矿物质，其营养成分很丰富，含蛋白质、脂肪、维生素A、B族维生素等。每百克黑鲫鱼中，蛋白质含量高达20克，易于消化吸收，经常食用能够增强抵抗力。鲫鱼对肾脾虚弱、水肿、溃疡、气管炎、哮喘、糖尿病患者有很好的滋补食疗作用；产后妇女可用鲫鱼补虚下乳。民间有"冬鲫夏鲇"之说

鸡头、鸭头少吃为妙

许多人喜欢吃鸡头、鸭头、鹅头以及鱼头等。确实，这类食物美味而且营养价值也很高。可是，这些"头"的害处也不少。就拿鸡头来说，俗话说：十年的鸡头赛砒霜。这意思是说，鸡越老，它的头毒害就越大。其原因是，鸡在啄食中会吃进含有害重金属的物质，这些重金属主要储存于脑组织中，鸡龄越大，储存的量越多，毒性越强。鸡头不宜多吃，鸭头、鹅头等也不宜多吃，其道理大同小异。那么鱼头呢？近年来整体环境恶化，导致水源污染，使有害物质侵入鱼体；加之有的养殖者在饲料里添加化学物质，更增加了鱼体内的有害物质。而这些物质主要蓄积在鱼油相对集中的鱼头内，难以排出。所以，奉劝那些喜欢吃"头"的食客，还是少食此类食品为好。

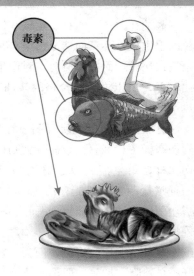

吃香油有利于软化血管

老年人一般体质较差，新陈代谢也会减慢，加之高血压、高脂血症等老年疾病的影响，血管壁会慢慢老化变脆，失去弹性。因此，许多老年人不吃带"油"的食物。其实，这完全没必要，老年人适当吃些香油，还能起到软化血管的作用。

香油中富含维生素 E 及亚油酸，其中，维生素 E 具有抗氧化作用，能维持细胞膜的完整性和正常功能，具有促进细胞分裂、软化血管和保持血管弹性的作用，因而对保护心脑血管有好处。香油中的亚油酸、棕榈酸等不饱和脂肪酸，容易被人体吸收，有助于消除动脉壁上的沉积物，同样具有保护血管的功效。

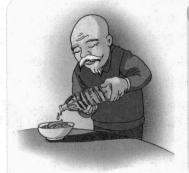

老年人适当吃些香油有好处

细节提醒

香油油脂含量丰富，热量高，并不是适合所有的老年人，所以还应根据自己的身体状况调整食用量，高血压、糖尿病、高脂血症患者不宜多食

 一般情况下，每日的食用量控制在 2 ~ 5 毫升

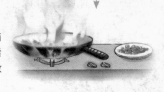

老年人食用香油时，可先滴几滴在凉菜或菜汤中，然后搅拌均匀食用。也可拌在做好的热菜或米饭中

此外，香油有浓郁的香味，可在一定程度上刺激食欲，促进体内营养成分的吸收。

香油中油脂含量丰富，热量高，所以老年人应根据自己的身体状况调整食用量，高血压、糖尿病、高脂血症患者不宜多食。

酱油最好还是熟吃

酱油在生产、贮存、运输和销售等过程中，难免因卫生条件不良而造成污染，甚至会混入肠道传染病致病菌。而在检测时，对微生物指标的要求又比较低，所以，一瓶合格的酱油中带有少量细菌，也不是什么新鲜事。

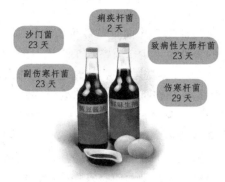

有实验表明，痢疾杆菌可在酱油中生存 2 天，副伤寒杆菌、沙门菌、致病性大肠杆菌能生存 23 天，伤寒杆菌可生存 29 天。还有研究发现，酱油中有一种嗜盐菌，一般能存活 47 天。人一旦吃了含有嗜盐菌的酱油，可能出现恶心、呕吐、腹痛、腹泻等症状，严重者还会脱水、休克，甚至危及生命。虽然这种情况比较少见，但为了安全着想，酱油最好还是熟吃，加热一般都能将这些细菌杀死。

一瓶合格的酱油中常常会带有少量细菌

尽管酱油的营养价值很高，含有多达 17 种的氨基酸，还有 B 族维生素和一定量的钙、磷、铁等，但它的含盐量较高，平时最好不要多吃。酱油的含盐量高达 18% ~ 20%，即 5 毫升酱油里大约有 1 克盐，除了调味以外，主要是为了防止酱油腐败变质而添加的。患有高血压、肾病、妊娠水肿、肝硬化腹水、心力衰竭等疾病的人，平时更应该小心食用，否则会导致病情恶化。

细节提醒

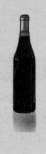

如果想做凉拌菜，最好选择佐餐酱油。这种酱油的微生物指标比烹调酱油要求严格。国家标准规定，用于佐餐凉拌的酱油每毫升检出的菌落总数不能大于 3 万个，这样即使生吃，也不会危害健康

芹菜叶比茎更有营养

芹菜营养十分丰富，其中蛋白质含量比一般瓜果蔬菜高 1 倍，铁元素含量为番茄的 20 倍左右，常吃芹菜能防治多种疾病。

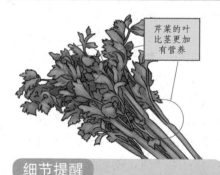

芹菜的叶比茎更加有营养

嫩芹菜捣汁加蜜糖少许服用，可防治高血压；糖尿病患者取芹菜汁煮沸后服用，有降血糖作用；经常吃鲜奶煮芹菜，可以中和尿酸及体内的酸性物质，对治疗痛风有较好效果；若将 150 克连根芹菜同 250 克糯米煮稀粥，每天早晚食用，对治疗冠心病、神经衰弱及失眠头晕诸症均有益处。

细节提醒

芹菜叶在开水中烫一下，捞出后与豆腐干凉拌，既可以保证芹菜叶的营养，又可以吃到清香可口的菜肴

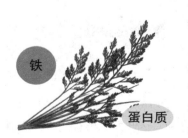

铁

蛋白质

芹菜中含有丰富的铁元素和蛋白质

不少家庭吃芹菜时只吃茎不吃叶，这是极不科学的，

因为芹菜叶中所含营养成分远远高于芹菜茎。营养学家曾对芹菜的茎和叶进行 13 项营养成分测试，发现有 10 项指标芹菜叶超过了芹菜茎，芹菜叶中胡萝卜素含量是茎的 6 倍，维生素 C 的含量是茎的 13 倍，维生素 B₁ 含量是茎的 17 倍，蛋白质含量是茎的 11 倍，钙含量是茎的 2 倍。

花生可养胃，但不是人人皆宜

　　吃生花生有一个突出的好处就是能起到养胃的作用，因为花生不含胆固醇，富含不饱和脂肪酸和丰富的膳食纤维，是天然的低钠食物。每天吃适量生花生（不要超过 50 克），对养胃有一定好处。

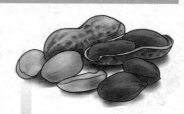

　　吃生花生时要连着花生红衣一起吃，女性朋友，尤其是处于经期、孕期、产后和哺乳期的女性更应该常吃，有助于养血、补血。同时，花生红衣还有生发、乌发的效果，常吃能使头发更加乌黑。

每天吃适量生花生（不要超过 50 克），对养胃有一定好处。但这并非人人皆宜

　　虽然吃花生有这么多好处，但并不是每个人都适合，有以下问题者最好不吃。

（一）高脂血症患者
花生含有大量脂肪，高脂血症患者食用花生后，血液中的脂质水平会升高，而血脂升高往往又是动脉硬化、高血压、冠心病等疾病的重要致病原因之一

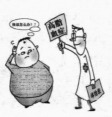

（二）胆囊切除者
花生里含的脂肪需要胆汁去消化。胆囊切除后，储存胆汁的功能丧失。这类患者如果食用花生，没有大量的胆汁来帮助消化，常会引起消化不良

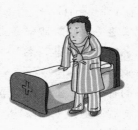

（三）消化不良者
花生含有大量脂肪，肠炎、痢疾等脾胃功能不良者食用后，会加重病情

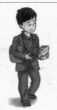

（四）跌打瘀肿者
花生含有一种促凝血因子。跌打损伤、血脉瘀滞者食用花生后，可能会使血瘀不散，加重肿痛症状

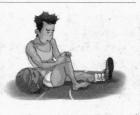

贪吃荔枝当心低血糖

　　荔枝不仅味美，而且营养十分丰富，并含有大量的果糖、维生素、蛋白质、柠檬酸等，对人体有补益作用。然而，中医认为荔枝属湿热之品，民间有"一颗荔枝三把火"之说。所以，尽管荔枝美味可口，也不能多吃，否则很可能会患上"荔枝病"。

　　荔枝病通常的临床表现为：头晕心悸、疲乏无力、面色苍白、皮肤湿冷，有些患者还会出现口渴和饥饿感，或腹痛腹泻症状，个别严重患者会突然昏迷，阵发性抽搐，脉搏细弱而速，瞳孔缩小，呼吸不规则，呈间歇性或叹息样，面色青灰，皮肤发绀，心律失常，

血压下降。一旦发生荔枝病，应该积极治疗，如仅有头晕、乏力、出虚汗等轻度症状，可服葡萄糖水或白糖水，以纠正低血糖，补充生命必需的葡萄糖。如果出现抽搐、虚脱或休克等重度症状，应及时送医院治疗，静脉推注或静脉点滴高浓度的葡萄糖，可迅速缓解症状，治愈后不留后遗症。

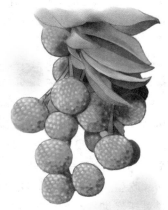

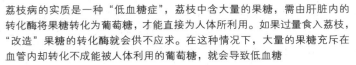
进食荔枝影响了食欲，使人体得不到必需的营养补充，致使人体血液内的葡萄糖不足，就会导致荔枝病

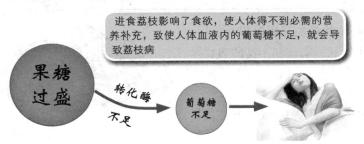

荔枝病的实质是一种"低血糖症"，荔枝中含大量的果糖，需由肝脏内的转化酶将果糖转化为葡萄糖，才能直接为人体所利用。如果过量食入荔枝，"改造"果糖的转化酶就会供不应求。在这种情况下，大量的果糖充斥在血管内却转化不成能被人体利用的葡萄糖，就会导致低血糖

荔枝美味而营养丰富，但多吃却容易引起荔枝病

香椿吃前先用开水烫

香椿鲜香味美，并且富含多种营养成分，但食用时一定要避免亚硝酸盐中毒。平均每千克香椿中含有 30 毫克以上的亚硝酸盐，老叶中更是高达 53.9 毫克，容易引发亚硝酸盐中毒，甚至诱发癌症。试验结果表明，用凉水洗过的香椿中，亚硝酸盐含量为每千克 34.1 毫克，而用开水烫后仅为每千克 4.4 毫克。因此，香椿食用前，一定要先用开水烫一烫。

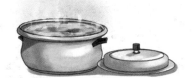

香椿吃前先用开水烫能有效去除其中的亚硝酸盐

细节提醒

将洗净的香椿用开水微烫一下，再用细盐搓一下，装于塑料袋中放入冰箱冷冻贮藏，食用时只要取出适量便可，此法可保存香椿一年有余。另一种方法是把洗净的香椿用细盐搓后用塑料袋包装，食用时只要放在开水里烫一下即可，味道不变，最适于夏季拌凉面食用

水果早上吃更营养

"早上吃水果是金，中午吃是银，晚上吃就变成铜了。"这个说法有没有道理？

水果是人们膳食中维生素 A 和维生素 C 的主要来源。水果中所含的果胶具有膳食纤维的作用，同时水果也是维持酸碱平衡、电解质平衡不可缺少的。"金银铜"的说法换言之就是早上吃水果营养价值最高，晚上吃水果营养价值最低。其中的道理是，人在早起时供应大脑的肝糖耗尽，这时吃水果可以尽快补充糖分。而且，早上吃水果，各种维生素和养分易被吸收。

但是从消化方面来看，有胃病的人不宜早上空腹吃水果。选择吃水果的时间要有讲究，

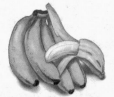

香蕉钾含量很高，对心脏和肌肉的功能有益，同时香蕉可以辅助治疗便秘、小儿腹泻等，适合餐前食用

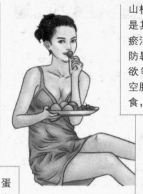

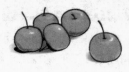

山楂无论是鲜果还是其制品，均有散瘀消积、化痰解毒、防暑降温、增进食欲等功效。但是，空腹食用或者是脾胃虚弱者则不可以在清早进食，胃炎和胃酸过多者要少食

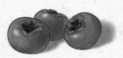

柿子中含有大量的柿胶粉和红鞣质，早上空腹食用，胃酸会与之作用，形成凝块，即"胃柿石"，严重影响消化功能，宜饭后或晚上食用

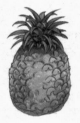

新鲜菠萝含蛋白酶，如果空腹食用，菠萝的蛋白分解酶会伤害胃壁，少数人还会出现过敏反应，宜在餐后食用

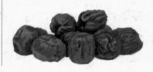

红枣含有大量维生素C，故有"天然维生素C丸"之美称。但是胃痛腹胀、消化不良的人要忌食，建议餐前食用

并不是说早上吃就特别好，晚上吃就特别不好。

水果不可以取代青菜

有些人不爱吃蔬菜，以吃水果来代替。专家并不赞成这种做法，原因如下：

其一，水果的热量比蔬菜高，糖分含量也高，有些慢性病患者，如糖尿病、血脂异常者需要控制摄取量。有些人用喝果汁代替吃水果更加错误，因为少了重要的纤维素。

其二，蔬菜中的矿物质含量比较高，尤其是深绿色叶菜，含有丰富的维生素、矿物质及植物性化学物质，每天不能少，相较之下，水果里含量较高的是维生素。

健康饮食的基础之一是"多元化"，也就是每天吃的食物种类愈多愈好。专家提醒，即使是蔬菜本身，也不是只吃绿色叶菜就能满足，还要食用红、黄、橙、紫等各种不同颜色的蔬菜；水果也是，每天2种，经常换，才能充分摄取不同水果中不同的营养素。

细节提醒

不过，水果最大的优势是能生吃，不经过高温烹调，更容易摄取到一些遇热容易遭破坏的维生素，如维生素C、B族维生素

水果真的可以取代蔬菜吗？

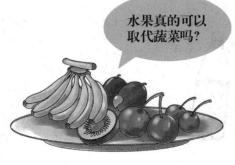

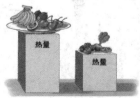

（一）水果热量比蔬菜高

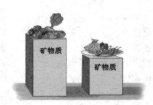

（二）蔬菜矿物质比水果高

水果削了烂处也不能吃

一般来说，大部分水果采摘后鲜食的营养价值最高，卫生问题最少。但在采摘、贮藏、运输、销售以及选购的过程中，不可避免地会有果皮组织受到机械损伤，微生物会从水果的伤口处侵入，从而产生食品卫生问题。

水果 pH 值一般在 4.5 以下，属酸性食品，适宜多种霉菌和酵母的生长。某些病原微生物和寄生虫卵会由破损的果皮侵入果质内部，导致水果腐烂变质，对人体的健康造成危害。所以，水果烂了，削去坏的部分后继续吃是不妥当的。

常见的致鲜果变质的霉菌有青霉、黑曲霉、灰葡萄孢霉、根霉等，在距离腐烂部分 1 厘米处的正常果肉中，仍可检查出毒素

白开水过了三天不宜饮用

很多人认为白开水无论放多久都能饮用，其实，白开水超过三天之后就不宜饮用。

水储存过久，就会被细菌感染产生亚硝酸盐，装在保温瓶里的开水变温后，细菌繁殖得更快，还原的亚硝酸盐更多。亚硝酸盐一旦大量进入人体，能使组织低氧，出现恶心、呕吐、头痛、心慌等症状，严重的还能使人低氧致死。亚硝酸盐在人体内还能形成亚硝胺，促发肝癌、胃癌等。

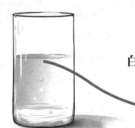

白开水放久了就会产生亚硝酸盐

亚硝酸盐中毒的主要特征是组织低氧引起的发绀现象，如口唇、舌尖、指尖青紫，重者眼结膜、面部及全身皮肤青紫 → 亚硝酸盐

饮用水并非越纯越好

随着生活水平的提高，纯净水成了很多人的饮水首选。但有关专家表示，水并非越"纯"越好，纯净水不应长期饮用。

采用蒸馏、反渗透、离子交换等方法制得的水被称为纯净水，含很少或不含矿物质。

纯净水指的是不含杂质的水。从学术角度讲，纯水又名高纯水，是指化学纯度极高的水，大多数发达国家早在多年前就用法律规定，纯净水不能当作饮用水

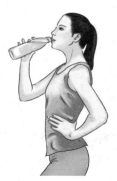

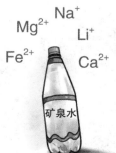

Na^+ Mg^{2+} Li^+ Fe^{2+} Ca^{2+}

矿泉水

但对饮水来说，水并非越纯越好。水中的无机元素是以溶解的离子形式存在的，易被人体吸收，所以水是人体摄取矿物质必不可少的重要途径。而纯净水无法为人体提供矿物质。因此，喝纯净水时，要多补充矿物质，多吃富含钙、镁、钾的食物

由于水中细菌、病毒微生物已被除去，纯净水可生饮，口感较好。

专家介绍，与纯净水相比，天然矿泉水是健康饮水之冠。天然矿泉水含有一定的矿物盐或微量元素，或二氧化碳气体，具有保健价值，是一种理想的人体微量元素补充剂。

全脂奶比脱脂奶更有益健康

全脂牛奶的脂肪含量是 30%，半脱脂奶的脂肪含量大约是 15%，全脱脂奶的脂肪含量低于 0.5%，国外有一种"浓厚奶"，脂肪含量可高达 40% 以上。哪种奶更好呢？

这里建议：如果给老年人选牛奶，不妨选半脱脂奶；如果给孩子选牛奶，就一定要选全脂奶。

瑞典科学家的一项研究表明，与脱脂奶制品相比，长期食用全脂奶制品不仅不会使人体重增加，反而有助于保持体形。所以，即使在减肥时期，也要选择全脂奶制品，而不宜选择脱脂奶制品。

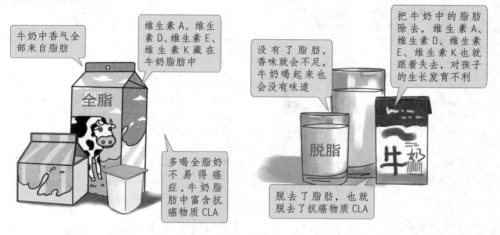

喝汤不当易致病

喝汤对人体有很多好处，现代饮食似乎进入了一个"汤补"的阶段。但是，汤喝得不对路，也会导致疾病。

我们知道，每种食品所含的营养素都是不全面的，即使是鲜味极佳的富含氨基酸的"浓

不要喝 60℃ 以上的汤

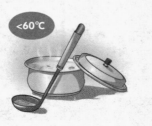

喝温度太高的汤，百害无一利。人的口腔、食管、胃黏膜最高能忍受 60℃ 的食品。超过此温度的食品，会烫伤黏膜。虽然喝汤烫伤后，人体有自行修复的功能，但反复损伤极易导致上消化道黏膜恶变，甚至诱发食管癌。因此，喝 50℃ 以下的汤为宜

汤不能与饭混在一起吃

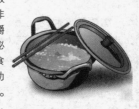

很多人喜欢用汤泡饭一起吃，这种习惯非常不好。在吃饭咀嚼的时候，口腔会分泌大量的唾液，润滑食物，同时唾液有帮助肠胃消化食物的功能。如果长期泡汤吃饭，日久天长，会减退人体的消化功能，导致胃病

汤"，仍会缺少若干人体不能自行合成的"必需氨基酸"。因此，我们提倡用几种动物与植物性食品混合煮汤，不但可使鲜味增加，也能使营养更全面。

豆浆饮用不当，也会诱发疾病

中医理论认为，豆浆性平味甘，滋阴润燥，"秋冬一碗热豆浆，驱寒暖胃保健康"，常饮豆浆，对身体大有裨益。但是饮用豆浆一定要注意，否则很容易诱发疾病。那么，饮用豆浆要注意什么呢？

忌喝未煮熟的豆浆

豆浆中含有两种有毒物质，会导致蛋白质代谢障碍，并对胃肠道产生刺激，引起中毒症状。预防豆浆中毒的办法就是将豆浆在100℃的高温下煮沸，然后再饮用

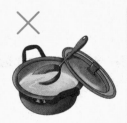

忌在豆浆里打鸡蛋

这是因为，鸡蛋中的黏液性蛋白质和豆浆中的胰蛋白酶结合，会产生一种不能被人体吸收的物质，大大减少人体对营养的吸收

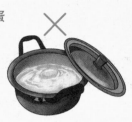

忌冲红糖

豆浆中加红糖喝起来味道甜香，但红糖里的有机酸和豆浆中的蛋白质结合后，可产生变性沉淀物，大大破坏营养成分

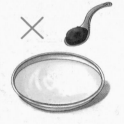

忌装保温瓶

豆浆中有能除掉保温瓶内水垢的物质，此外，在温度适宜的条件下，以豆浆作为养料，瓶内细菌会大量繁殖，经过3～4小时就能使豆浆酸败变质

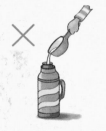

忌空腹饮豆浆

饮豆浆的同时吃些面包、糕点、馒头等淀粉类食品，可使豆浆中的蛋白质等在淀粉的作用下，与胃液较充分地发生酶解，使营养物质被充分吸收

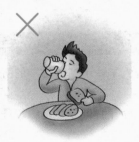

忌与药物同饮

有些药物会破坏豆浆里的营养成分，如四环素、红霉素等抗生素类药物

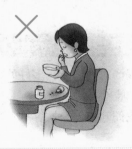

细节提醒

需要注意的是：生豆浆在加热到80～90℃的时候，会出现大量的泡沫，很多人误以为此时豆浆已经煮熟，但实际上这是一种"假沸"现象，此时的温度不能破坏豆浆中的皂苷物质。正确的方法是，在出现"假沸"现象后继续加热3～5分钟，使泡沫完全消失

饮茶不当也会"醉人"

人们都知道，喝酒过量会使人酩酊大醉，而饮茶不当也会醉人。

茶叶中含有多种生物碱，其中的主要成分是咖啡因，它具有兴奋大脑神经和促进心脏

功能亢进的作用，同时茶叶中还含有大量茶多酚，暴饮浓茶会妨碍胃液的正常分泌，影响食物消化。那些平时多以素食为主、少食脂肪的人如果大

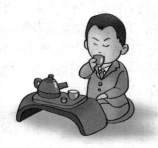

饮茶不当也会醉人

量饮用浓茶，就可能醉茶；空腹饮茶以及平时没有喝茶习惯，偶尔大量饮用浓茶的人，也可能醉茶。醉茶表现为心慌、头晕、四肢乏力等症状。发生醉茶时也不必紧张，立即吃些饭菜、甜点或糖果，都可起到缓解作用。

咖啡对女性健康伤害多

健康专家认为，女性不宜多饮咖啡，咖啡对女性健康有许多伤害。

1. 增加心梗危险

医学专家的研究表明，每日饮 5 杯或更多的咖啡，可使妇女患心肌梗死的危险增加 70%，而且危险性随着饮咖啡的数量增加而增加。

2. 孕妇饮咖啡对胎儿不利

科学家实验发现，每天给小白鼠饲喂相当于成人 12 ~ 24 杯量的浓咖啡后，妊娠鼠就会生育出畸形的小鼠。妊娠高血压综合征，是孕妇特有的一种疾病，患者症状为水肿、高血压和蛋白尿，如不及时防治，可危及母胎安全。

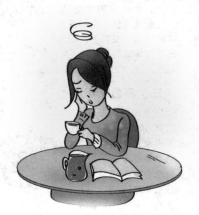

咖啡对女性健康伤害多

鉴于喝咖啡能够引起上述种种病症，健康专家建议，为了优生优育与防病保健，妇女不宜长期、过量饮用咖啡。

过食瓜子会致病

人在连续过量嗑瓜子后，常会有舌头肿痛、腹部不适、消化不良等现象产生，有人称之为"瓜子病"。

一次性嗑瓜子量太大，持续的时间又长，瓜子与舌尖部的摩擦加剧，易引起舌尖部疼痛、红肿、血疱等。在正常情况下，舌尖部组织有一定的耐磨性，但如果超过了舌尖的承受能力，就会出现上述症状，少数严重者甚至说话、吃饭都受影响。

时常听到一些人说：吃了一上午瓜子，肚子都吃痛了。其主要原因是，空气不断随着吞咽嚼碎的瓜子

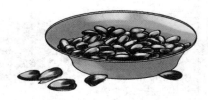

不同的瓜子不仅具有不同的风味，还具有一定的保健功效，比如西瓜子具有利肺润肠的功效

仁进入胃肠，导致胃肠道内胀气而引起嗳气、腹胀、腹痛等腹部不适症状。诱人的瓜子香味，不停地刺激胆囊收缩，亦会引发腹痛。

此外，由于各种瓜子的吸引力极大，如一次性嗑瓜子量太多，必然会消耗掉大量唾液和胃液，影响正常食物的消化，导致消化不良等疾病的发生。所以，一次不要吃太多的瓜子。

饭后八不急，疾病不上门

饭后请记住以下禁忌，以确保你的健康和安全。

（一）不急于散步

饭后"百步走"会因运动量增加，而影响对营养物质的消化吸收。特别是老年人，因心脏功能减退、血管硬化及血压反射调节功能障碍，餐后多出现血压下降等现象

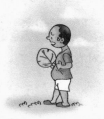

（二）不急于松腰带

饭后放松腰带，会使腹腔内压下降，这样对消化道的支持作用就会减弱，而消化器官的活动度和韧带的负荷量就要增加，容易引起胃下垂

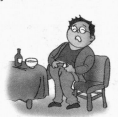

（三）不急于吸烟

饭后吸烟的危害比平时大10倍。这是由于进食后，消化道血液循环量增多，会导致烟中有害成分被大量吸收而损害肝脏、大脑、心脏及血管

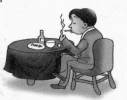

（四）不急于吃水果

食物进入胃里需要1～2小时的消化过程，才能被慢慢排入小肠。餐后立即吃水果，食物会被阻滞在胃中，长此以往会导致消化功能紊乱

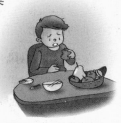

（五）不急于洗澡

饭后马上洗澡，体表血流量会增加，胃肠道的血流量便会相应减少，从而使肠胃的消化功能减弱

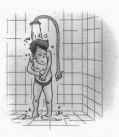

（六）不急于上床

饭后立即上床非常容易发胖。医学专家告诫人们，饭后至少要休息20分钟再上床睡觉，即使是午睡也应如此

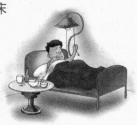

（七）不急于开车

事实证明，司机饭后立即开车容易发生车祸。这是因为人在进食以后，胃肠对食物进行消化需要大量的血液，容易造成大脑器官暂时性缺血，从而导致操作失误

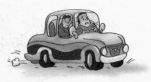

（八）不急于饮茶

茶中大量鞣酸可与食物中的铁、锌等结合形成难以溶解的物质，人体无法吸收，致使食物中的铁元素白白损失。如将饮茶安排在餐后1小时就无此弊端了

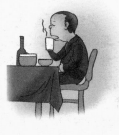

哪些食物不能生食

科学家统计，世界上可食植物中有 70% 是可以生食的。生食，能够提高人的免疫力，预防疾病，甚至能治疗某些疾病。但是，有些食物是不能生食的。

科学的生食，需把新鲜的蔬菜或瓜果反复洗净，再用冷开水冲淋。刀子、砧板、榨汁机等也应洗净。生食必要时可加点米醋、大蒜等佐料。生食宜从少量开始，逐渐增多，让胃肠有个适应过程。如患有胃病、肠炎等，则宜慎用或暂停生食，以免诱发腹痛、腹泻等病。至于对生鱼、醉蟹等动物性食物，生食方式则不足取。

（一）活鱼活吃

无论是营养价值还是口味，烹鲜活鱼或刚死不久的鱼均非最佳选择。一般来讲，夏天应放置 2 ~ 3 小时，冬天放置 4 ~ 5 小时，才可烹煮食用

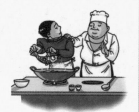

（二）七八分熟的涮羊肉

吃涮羊肉，不少人喜欢只涮到七八成熟，这很容易感染上旋毛虫病，引起恶心、呕吐、腹泻、高热、头痛、肌肉疼痛以及腿肚子剧痛、运动受限等。幼虫若进入脑和脊髓，还能引起脑膜炎症状

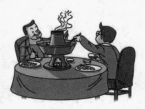

（三）半生不熟的蔬菜

半生不熟的蔬菜可能会有毒素。如未成熟的青西红柿含有大量的生物碱，多食会出现恶心、呕吐等症状。鲜芸豆中含皂苷和血球凝集素，食生或半生不熟者都易中毒

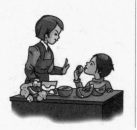

（四）生吃鸡蛋

生鸡蛋内含有"抗生物素蛋白"和"抗胰蛋白酶"，前者能影响人体对蛋白质的吸收利用，后者能破坏人体的消化功能，所以鸡蛋应煮熟吃

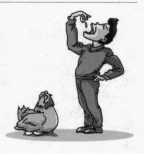

油炸食品越薄越有害

调查发现，油炸食品越薄越有害。因为食物越薄，它在油炸时接受的温度就越高；温度越高，产生的有害物质如丙烯酰胺等就越多。薯片的丙烯酰胺含量就比薯条高 10 倍。长期食用含丙烯酰胺的食品，人会出现嗜睡、情绪与记忆改变、产生幻觉和震颤等症状，并伴随末梢神经症。

饼干和曲奇等小点心，也是易产生丙烯酰胺的食物，很多白领甚至把它们当成了办公室的必备小吃，长此以往，就有一定的危害性。

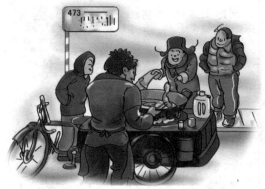

油炸会破坏食物的蛋白质、维生素和矿物质等营养成分，使其变成高热量、高脂肪食物，不仅易引发肥胖、高血压等疾病，对本身较胖的中老年人和患高血脂、高血压、心脑血管病及糖尿病等慢性病的人来说都不适宜

哪些食物易致癌

俗话说，病从口入，饮食和疾病的关系早已在医学研究中得到了证实。许多我们日常食用的东西，恰恰是被忽视了的致癌物质，如果不多加小心，毒素日积月累，常常造成难以预料的严重后果。

（一）茶垢

茶垢中含有镉、铅、汞、砷等多种有害金属和某些致癌物质，如亚硝酸盐等，可导致肾脏、肝脏、胃肠等器官发生病变

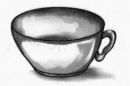

（二）水果中烂掉的部分

水果腐烂后会滋生真菌。有些真菌具有致癌作用，可以从腐烂部分通过果汁向未腐烂部分扩散。所以，尽管去除了腐烂部分，剩下的水果仍然不能吃

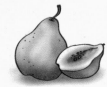

（三）用报纸包的食品

油墨中含有一种叫作多氯联苯的有毒物质，如果用报纸包食品，这种有毒物质就会污染食品，然后随食物进入人体

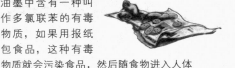

（四）霉变的大米、花生和玉米

其中含有黄曲霉素，是目前世界上公认的强致癌物质，容易引起肝癌和食管癌

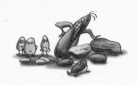

（五）碱性食品中的味精

味精遇碱性食品会变成谷氨酸二钠，使其失去鲜味；它被加热到120℃时，会变成致癌物质焦谷氨酸钠。因此，在有苏打、碱的食物中不宜放味精。做汤、菜时，应在起锅前放味精，避免长时间煎煮

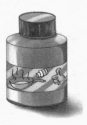

（六）烧焦的鱼和肉

鱼和肉里的脂肪不完全燃烧，会产生大量的V-氨甲基衍生物，这是一种强度超过了黄曲霉素的致癌物。因此，烹调鱼肉时应注意火候，一旦烧焦，千万别再吃

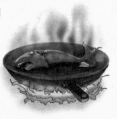

（七）腐烂的白菜

新鲜的白菜中含有硝酸盐，它对人体是无害的。白菜腐烂后，菜中的硝酸盐在还原菌的作用下变成亚硝酸盐，亚硝酸盐是致癌的

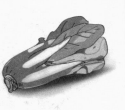

（八）烧烤食品

所有的烧烤食品中，都容易出现一种致癌能力相当强的物质——苯并芘，它和油炸食品被反复使用的油中所产生的是同一物质

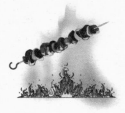

（九）用卫生纸或毛巾擦过的水果

许多卫生纸的消毒不彻底，携带大肠杆菌、致病性化脓菌、真菌、乙肝病毒等；其中的填料和粉屑残留在餐具、水果上，也会对健康造成影响

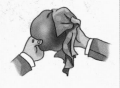

（十）涂在筷子上的油漆

油漆筷子的使用现在仍然很普遍，但很多人都不知道，这些油漆中含有铅、苯等化学物质，常常随着油漆的剥落被我们吃进体内，对健康造成一定的危害

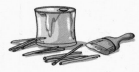

茯苓性平和，益脾又安神

茯苓性平、味甘淡，功能是益脾安神、利水渗湿，主治脾虚泄泻、心悸失眠、水肿等症。茯苓药性平和，不伤正气，所以既能扶正，又能祛邪。用茯苓做成的食物都很美味，以下介绍两款。

（一）茯苓栗子粥

材料：茯苓 15 克，栗子 25 克，大枣 10 个，粳米 100 克。

做法：加水先煮栗子、大枣、粳米；茯苓研末，待米半熟时徐徐加入，搅匀，煮至栗子熟透。可加糖调味食用。

（二）茯苓麦冬粥

材料：茯苓、麦冬各 15 克，粟米 100 克。

做法：粟米加水煮粥；二药水煎取浓汁，待米半熟时加入。

茯苓可以宁心安神，《本草纲目》还记载，麦冬养阴清心，粟米除烦热。这三者同煮可以用于治疗心阴不足，心胸烦热，惊悸失眠，口干舌燥等症。

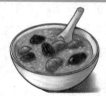

《本草纲目》说茯苓能补脾利湿，栗子补脾止泻，大枣益脾胃。这三者同煮，可以用于治疗脾胃虚弱，饮食减少，便溏腹泻等症

茯苓麦冬粥

"少吃饭，多吃菜"的观念该淘汰了

和朋友、家人一起吃饭时，我们经常会听到这样的声音："少吃点饭，多吃菜。"而我们也很乐意这样的"关爱"，因为在我们的意识里菜是好东西，比饭好吃也比饭有营养，还能控制体重。

那么，真的是这样吗？菜比饭的营养更高吗？多吃菜、少吃饭就能防止发胖吗？

"少吃饭，多吃菜，饭没有营养，营养都在菜里。"从表面上来看这似乎很有道理，然而，从科学营养的角度来看，如果长期这样下去，对身体健康极其不利。

米饭以及面食的主要成分是碳水化合物，而碳水化合物是我们身体所需的主要"基础原料"。在合理的饮食中，每天人所需要的总热能的 50%～60% 来自于碳水化合物。如果我们每顿都少吃饭，多吃菜，那么就不能摄取足够的碳水化合物来满足人体的需求，长期

想要身材苗条就尽量不吃主食……

减肥就要只吃青菜……

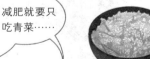

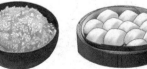

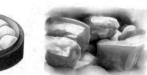

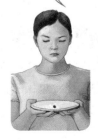

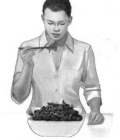

按照中国人的体质状况，一个成人每天应当至少吃 300 克米饭。如果我们长期吃含有高蛋白、高脂肪、低纤维的菜，极容易得高血压、心血管病和肥胖病。即使没有，亚健康也会悄悄袭向我们的身体。所以，我们一定要抛弃"少吃饭，多吃菜"的观点，把主食与副食科学合理地搭配

如此人就会营养不良，疾病不请自来。

另外，为了减肥，就尽量少吃饭多吃菜，甚至光吃菜不吃饭，这也是不可取的。肥胖的根本原因在于摄取热量过多而消耗过少，造成热量在体内的过度蓄积，而产生热量最多的营养成分是脂肪，所以胖人往往在食量过大、吃肉过多而运动过少的人群中产生。单从饮食上讲，米、面等主食中含有的脂肪成分很少，人们往往是从副食中的油和肉类中获得脂肪。多吃蔬菜不是坏事，但大部分蔬菜要用油烹调才可口，这样容易造成热量蓄积，达不到减肥的目的。

食物"趁热吃"未必好

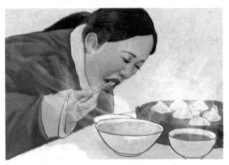

研究发现，人体在37℃左右的情况下，口腔和食管的温度多在36.5～37.2℃，最适宜的进食温度在10～40℃，一般耐受的温度最高为50～60℃。当感到很热时，温度多在70℃左右。经常热食的人，在温度很高的情况下也不觉得烫，但是在接触75℃左右的热食、热饮时，娇嫩的口腔、食管黏膜会有轻度灼伤

有些人喜欢热食，吃什么都是越烫越好。殊不知生物在进化中都有自身最适合的温度，进化程度越高，要求的适宜温度越严格。所以，食物要在合适的温度内被摄入，才能确保身体健康。

人的食管壁是由黏膜组成的，非常娇嫩，只能耐受50～60℃的食物，超过这个温度，食管的黏膜就会被烫伤。过烫的食物温度在70～80℃，像刚沏好的茶水，温度可达80～90℃，很容易烫伤食管壁。如果经常吃烫的食物，黏膜损伤尚未修复又受到烫伤，可能形成浅表溃疡。反复地烫伤、修复，就会引起黏膜质的变化，进一步发展变成肿瘤。

流行病学调查发现，一些地区的食管癌、贲门癌、口腔癌和热饮热食可能有关，就是说，某些黏膜上皮的肿瘤有可能是"烫"出来的。

无花果、蜂蜜治便秘

无花果、蕨菜、红薯、蜂蜜等都可以促进排便。便秘确实给人们的生活带来很大的痛苦，但是只要我们注意生活习惯一样可以避免，如不要久坐、不要吃过咸的食物、经常运动、多喝水、多吃蔬菜和水果等。

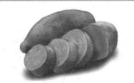

红薯有"长寿食品"之誉。具有抗癌、保护心脏、预防糖尿病等功效

蜂蜜清热、补中、解毒、润燥、止痛

痔疮作祟，柿子帮你解"难言之隐"

柿子是人们爱吃的一种水果，发源于中国。因其甜腻可口、营养丰富而深得人们的喜爱。在日本，柿子被看作是仅次于柑橘和葡萄的第三种最重要的水果。把它跟苹果做个比较，除了锌和铜的含量比苹果低外，其他成分均是柿子占优势。

柿饼味甘、性平，具有润肺化痰、补脾润肠、止血等功效，用于治疗燥痰咳嗽、脾虚

食减、腹泻、便血、痔疮出血等症。

内、外痔疮患者，经常食用柿子，可以减轻痔疮疼痛、出血等症。小小柿子，在你疼痛难忍，又羞于启口时能发挥大作用，帮你解决这"难言之隐"。

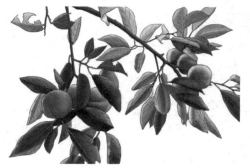

中医上认为柿子性寒，味甘、涩，具有补虚健胃、润肺化痰、生津止渴、清热解酒之功效

食用柿子有禁忌

（一）不可空腹食用柿子。因为柿子含有单宁，单宁主收敛，遇酸则凝集结成块，并与蛋白质结合而产生沉淀。空腹食用鲜柿子，胃酸与柿子内的单宁相结合最易形成"柿石"，就会产生腹胀、腹痛

（二）柿子不可与螃蟹同食。因为蟹肉富含蛋白质，遇柿子中的单宁则凝结成块而不易消化，多食易引起胃肠疾病

"菇中之王" 香菇可防佝偻

香菇味美，是老少皆爱的食品。正是由于它的味道鲜美，营养丰富，所以香菇不但位列草菇、平菇之上，更有"菇中之王"的美誉。

食用香菇可防治脑出血、动脉硬化、心脏病、肥胖症、糖尿病等病症。香菇性平、味甘，有益气补虚、利肝益胃、健体益智、降脂防癌之功效。更含有丰富的蛋白质、碳水化合物、脂肪、钙、铁、磷、多种维生素，以及30多种酶和十几种氨基酸，对人体健康非常有益。

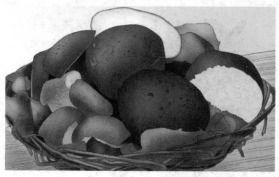

香菇不仅味美，功效也不一般，《本草纲目》中说其"益气、不饥、治风破血"。需要提醒的是，香菇的干制品通常比新鲜的疗效更好，所以做食疗时应该选择干香菇。

香菇还有一大功效不可不提，那就是防治小儿佝偻。因为香菇中的麦角甾醇，在日光照射下，可以很快转变为维生素D，维生素D可以防治佝偻。所以成长发育期的孩子，多让他吃香菇可以保持体型。另外，贫血、免疫力低下及年老体弱者食用香菇也很适宜。

"小人参" 胡萝卜的神奇功效

胡萝卜所含营养成分丰富，在蔬菜中享有盛名，民间称它为"小人参"。《本草纲目》里说胡萝卜"性平、味甘、健脾、化滞"，具有健脾消食、补血助发育、养肝明目、下气止咳的功效。

现代医学研究证明，胡萝卜的功效涉及方方面面，是蔬菜中的"全才"。

我们提到胡萝卜，总是会先想到它是一种对眼睛有好处的食物，其实胡萝卜还有一大功效——解毒。胡萝卜是有效的解毒食物，能够清除体内毒素，尤其是在排出汞离子上具

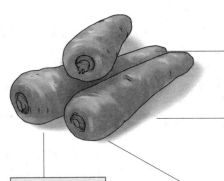

（一）美容功效

胡萝卜所含的 B 族维生素和维生素 C 等营养成分有润皮肤、抗衰老的作用。许多人将胡萝卜视为美容良品，把胡萝卜当成日常水果，甚至切成条随身带着

（二）护眼功效

胡萝卜能提供丰富的维生素 A，具有促进机体正常生长与繁殖、维持上皮组织、防止呼吸道感染及保持视力正常、治疗夜盲症和干眼症等功能

（四）抗菌功效

胡萝卜的芳香气味是挥发油造成的，能促进消化，并有杀菌作用

（三）抗癌功效

胡萝卜素能增强人体免疫力，有抗癌作用，并可减轻癌症患者的化疗反应，对多种脏器有保护作用。妇女食用胡萝卜可以降低卵巢癌的发病率

有特效。胡萝卜能与体内的汞离子结合，有效降低血液中汞离子的浓度，加速体内汞离子的排出。

黄瓜为当之无愧的体内"清道夫"

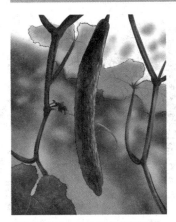

黄瓜就像是人身体内的"清道夫"，认认真真地打扫着人的内环境，保持着它的清洁和健康

《本草纲目》中说黄瓜有清热、解渴、利水、消肿的功效，能使人身体的各器官保持通畅，避免堆积过多的体内垃圾，生吃能起到排毒清肠的作用，还能化解口渴、烦躁等症。

现代医学则认为，黄瓜富含蛋白质、糖类、维生素 B₂、维生素 C、维生素 E、胡萝卜素、烟酸、钙、磷、铁等营养成分，同时黄瓜还含有丙醇二酸、葫芦素、柔软的细纤维等成分，是难得的排毒养颜食品。

黄瓜的美容功效历来为人们所称道。因为黄瓜富含维生素 C，比西瓜还高出 5 倍，能美白肌肤，保持肌肤弹性，抑制黑色素的形成，经常食用或贴在皮肤上可有效地对抗皮肤老化，减少皱纹的产生。而黄瓜所含有的黄瓜酸能促进人体的新陈代谢，排出体内毒素。

不过，需要提醒的是，黄瓜性凉，患有慢性支气管炎、结肠炎、胃溃疡的人宜少食。如果要食用，应先炒熟，要避免生食。

夏天吃茄子，可以"活血、止血、消痈"

茄子是夏秋季节最大众化的蔬菜之一。茄子营养丰富，富含蛋白质、脂肪、碳水化合物、维生素及钙、磷、铁等多种营养成分。特别是维生素 P 的含量很高，每 100 克中含 750 毫克。所以经常吃些

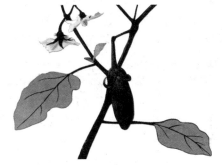

《本草纲目》："茄子性寒利，多食必腹痛下利。"这种寒性的蔬菜最适宜的季节应该是夏季，进入秋冬季节后还是少吃为宜

茄子有助于防治高血压、冠心病、动脉硬化和出血性紫癜。

《随息居饮食谱》说茄子有"活血、止血、消痈"的功效。夏天宜常食茄子，有助于清热解毒。容易生痱子、疮疖的人，夏季多吃茄子可以起到预防作用。

不同的食物可以呵护身体的不同部位

你知道吗？不同的食物可以呵护身体的不同部位。或许你对这种说法感觉有点陌生，但其实这里面的道理都是我们已经熟知的，还是先来看一看吧。

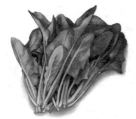

（一）菠菜护脑

拥有胡萝卜素以及超氧化物歧化酶等成分的"还原食物"，可以阻止脑血管的病变而保护大脑。而"还原食物"中，菠菜的护脑功能首当其冲，其次为韭菜、葱、豌豆、西红柿、胡萝卜等

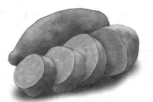

（二）红薯护眼

维生素 A 素有"护眼小卫士"之称，假如人体缺乏它，眼睛感受弱光的能力便会下降，严重时易患上夜盲症。红薯能提供丰富的维生素 A，可以提高视力，而且常吃红薯对皮肤也有好处

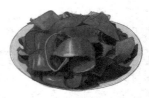

（三）海带护发

护发的食物有很多，如黑芝麻、生姜、核桃等。但护发冠军是海带，经常食用海带不但能补充身体的碘元素，而且对头发的生长、滋润、亮泽也具有非常好的功效

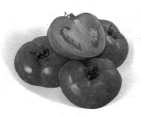

（四）番茄护肺

每星期吃番茄 3 次以上可以预防呼吸系统疾病，保护双肺免受细菌的感染。但番茄红素的含量与番茄中可溶性糖的含量是成反比的，也就是说，越是不甜的西红柿，其中番茄红素含量越高

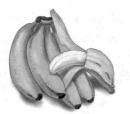

（五）香蕉护腿

含钾元素丰富的香蕉是食物中排名第一的"美腿高手"，它所富含的钾元素能帮助你伸展腿部肌肉、预防腿抽筋。其次是芹菜，它有大量的胶质性碳酸钙，易被人体吸收，可补充双腿所需钙质，还能预防下半身浮肿

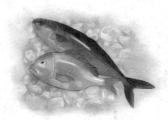

（六）深海鱼护心

坚持每天吃鱼 50 克，可减少 40% 心脏病的发生，尤以吃深海鱼为佳。鱼类所含的不饱和脂肪酸，被俗称为"好脂肪"，它们能担当天然抗凝血剂的帮手，可降低血压，抑制心肌的兴奋性，减慢心率，从而保护心脏

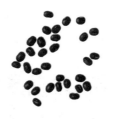

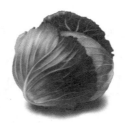

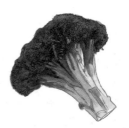

（七）黑豆护肾

自古黑豆就被誉为"肾之谷"，黑豆从外表上看就与人体肾脏相似。黑豆味甘、性平，中医认为它具有补肾强身、活血利水、解毒、润肤的功效，非常适合肾虚者

（八）甘蓝护胃

甘蓝是世界卫生组织推荐的最佳蔬菜之一，被誉为"天然胃菜"。患胃溃疡及十二指肠溃疡的人，建议多吃甘蓝。也可将甘蓝与蜂蜜混合食用，此法有促进溃疡愈合的作用

（九）西蓝花护肤

西蓝花不仅营养丰富、口感绝佳，还是闻名的"抗癌战士"，在防治胃癌、乳腺癌、皮肤癌方面效果尤佳。它含有丰富的维生素 A、维生素 C 和胡萝卜素，能增强皮肤的抗损伤能力

如果你觉得身体的哪个部位不够健康，需要改善，就多吃一些对应的食物吧，一直坚持情况就会慢慢好转。

世界上 30% 的心脏病是由西式快餐引起的

现代很多人喜欢吃西式快餐，并将之当作一种时尚和生活品质的表现，但是西式快餐中的汉堡、乳酪、炸薯条、炸鸡块、可乐等特点是高脂肪、高盐、高糖、高蛋白，属于不健康的食物，会对我们的身体造成伤害。

加拿大的研究人员发现：由红肉、油炸食品、奶制品以及咸味零食组成的西式快餐容易诱发心脏病，全球大约 30% 的心脏病例可能由这种饮食方式导致。

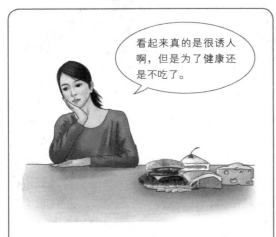

看起来真的是很诱人啊，但是为了健康还是不吃了。

西式快餐为了抓住人的口味，形成了高糖、高盐、高脂、刺激性调味等好吃但不健康的配料和加工制作方式。所以，为了身体的健康，就要尽量少吃这些食品

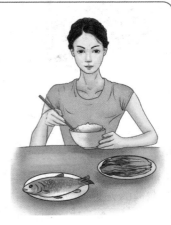

多吃新鲜水果和蔬菜是最有益健康的饮食方式，它能将心脏病发病概率降低 30%～40%；鱼肉中含有的脂肪酸能够让心脏跳动的节奏保持平稳，防止血液凝结。豆类不仅富含高质量的蛋白质，也是自然界中可溶性纤维的极佳来源，可溶性纤维可以把胆固醇清除出人体，保持血糖水平的平稳

如今，西方国家已经开始意识到这些垃圾食品对身体造成的伤害，并且从下一代着手，采取了一些措施进行改变，但在我们国家，这种饮食习惯却正在大行其道，甚至被当作生活品质的象征，真是非常可悲。

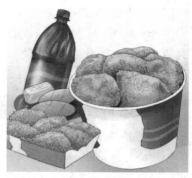

西式饮食尤其是洋快餐最容易诱发心脏病，能将心脏病发病概率提高35%

食品添加剂——为生命添加危害

食品添加剂是一类为改善食品色、香、味等品质，以及为防腐和加工工艺的需要而加入食品中的化学物质或者天然物质。目前，我国有20多类、近1000种食品添加剂，如酸度调节剂、甜味剂、漂白剂、着色剂、乳化剂、增稠剂、防腐剂、营养强化剂等。可以说，所有的加工食品都含有食品添加剂。

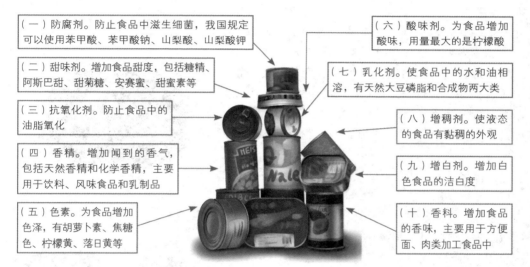

（一）防腐剂。防止食品中滋生细菌，我国规定可以使用苯甲酸、苯甲酸钠、山梨酸、山梨酸钾

（二）甜味剂。增加食品甜度，包括糖精、阿斯巴甜、甜菊糖、安赛蜜、甜蜜素等

（三）抗氧化剂。防止食品中的油脂氧化

（四）香精。增加闻到的香气，包括天然香精和化学香精，主要用于饮料、风味食品和乳制品

（五）色素。为食品增加色泽，有胡萝卜素、焦糖色、柠檬黄、落日黄等

（六）酸味剂。为食品增加酸味，用量最大的是柠檬酸

（七）乳化剂。使食品中的水和油相溶，有天然大豆磷脂和合成物两大类

（八）增稠剂。使液态的食品有黏稠的外观

（九）增白剂。增加白色食品的洁白度

（十）香料。增加食品的香味，主要用于方便面、肉类加工食品中

食品添加剂可以起到提高食品质量和营养价值，改善食品感观性质，防止食品腐败变质，延长食品保藏期，便于食品加工和提高原料利用率等作用。但是，这些都没有从影响身体健康方面考虑食品的食用安全性。有些食品生产厂家为了提高食品感官性质、延长食品保质期，在食品中加入大量添加剂。因此，食品添加剂的过量使用是个普遍存在的问题。

超量和违规使用食品添加剂对人体健康危害十分严重。如过量摄入防腐剂有可能使人患上癌症，虽然在短期内不

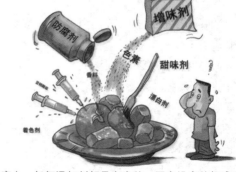

事实上，任何添加剂都是有害的。国家设定的标准只能说明此类食品中所含添加剂在标准量以下对人体不会产生毒害，但这种毒害是所谓的科学家眼中的毒害，即不论食品添加剂的毒性强弱、剂量大小，对人体均有一个剂量与效应关系的问题，即物质只有达到一定浓度或剂量水平，才显现毒害作用，但毒害没显现出来并不意味着没有毒害

一定产生明显的症状，但一旦致癌物质进入食物链、循环反复、长期累积，不仅影响食用者本身的健康，而且对下一代的健康也有很大的危害。过量摄入色素会造成人体毒素沉积，对神经系统、消化系统等都可造成不同程度的伤害。因此，我们在饮食过程中一定要小心谨慎。

海产之物，食用有禁忌

海产品确实含有丰富的营养物质，如蛋白质、钙、磷等，但大部分海产品中含有丰富的嘌呤成分。如果一个人经常过量摄入嘌呤会引起尿酸增多，由于只有2/3的嘌呤可通过泌尿系统排出，余下的1/3则进入血液中，造成血液中尿酸浓度增高，尿酸沉积在关节周围或组织内引起关节痛风等病症。

海水及海产品中经常带有一种副溶血性弧菌，能使人畜致病。夏季海产品带菌率平均高达90%以上，以墨鱼、海蟹中含量为最，其次是带鱼、黄鱼等。此外，一些有毒贝类也会造成食物中毒。所以，吃海产品不但要预防副溶血性弧菌及有毒贝类引起的食物中毒，还要预防因海产品腐败变质引起的毒素中毒。在加工处理海产品时，盛装海产品的容器和用具，若不注意清洗消毒，再用此用具处理熟制品，就会把病菌或毒素带到熟制品上，造成间接的海产品中毒。

据医学专家证实，下面这些人不宜吃海鲜：

（1）胃肠疾病患者。海鲜阴性偏凉，不宜与寒凉食物同食，吃海鲜时不宜喝冰镇啤酒、冰镇饮料，吃冰激凌等，否则过度刺激肠胃，会发生腹痛、腹泻。

（2）胆固醇高的人。蟹黄、虾头、鱼仔等含胆固醇较高，所以胆固醇高的人不宜吃海鲜。

（3）肝病患者、心血管病患者、胆囊炎、胆结石患者少吃或不吃螃蟹。

（4）患有痛风症、高尿酸血症和关节炎的人不宜吃海鲜，因海鲜嘌呤过高，易在关节内沉积尿酸结晶加重病情。

（5）过敏体质的人应慎食海鲜，因为除了避免食用特定的过敏源之外，海鲜过敏并没有很好的预防方法。富含组胺的红肉、鱼也要少吃。

（6）孕妇和乳母应当少吃海鲜，因为目前我国海产品的污染状况十分严重，特别是含汞量普遍超标，而汞可以影响胎儿和婴儿的大脑和神经发育。

（7）甲状腺功能亢进者应少吃海鲜，因为含碘较

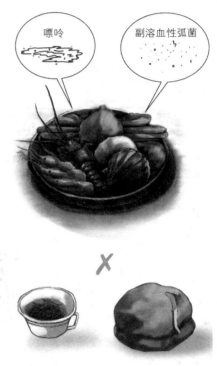

海鲜中的蛋白质、钙、磷等营养素，若同茶、柿子、葡萄、石榴、山楂等含鞣酸量较高的食物一起进食，不仅会减低海鲜中的营养成分，而且会使海鲜中的钙类与鞣酸结合，生成不易消化的物质，导致呕吐、头晕、恶心、腹痛等

多，可加重病情。

（8）平日吃凉性食物容易腹泻和胃肠敏感的人应当少吃海鲜，以免发生腹痛、腹泻。

拒绝"三高"，食物为你排忧解难

"三高"是指高血压、高血脂和高血糖，它们是引发心脑血管疾病的罪魁祸首。"三高"的危害面日益扩大，已引起人们的高度重视。

一、高血压

大多数高血压主要是由饮食引起的，大多体重超标的高血压患者通常只要减轻体重就可以降低血压。

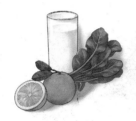

要多吃蔬菜、水果和奶类

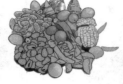

要多吃坚果、大豆、豌豆、谷物等食品

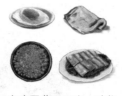

少吃蛋黄、肥肉、动物内脏、鱼子及带鱼等胆固醇含量高的食物

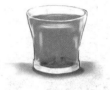

每天喝生芹菜汁、水芹汁，对降低血压、预防高血压大有益处

高血压可以通过合理膳食得到有效预防，饮食要清淡少盐，多吃蔬菜、水果、奶类及豆类食品。

二、高血脂

高脂血症治疗的主要方式是降血脂，选对食物就能得到很好的疗效，迅速降脂。人们只要注意日常食物的选择，就能不给血脂"高"上去的机会。高脂血症患者宜吃素但不宜长期吃素，宜低盐饮食，宜用植物油。脂肪摄入量每天限制在 30 ~ 50 克，限制高脂肪、高胆固醇类饮食，如动物脑髓、蛋黄、黄油、花生等。限制食用谷物和薯类等碳水化合物含量丰富的食物，少吃糖类和含糖较高的水果、甜食，控制全脂牛奶及奶油制品的

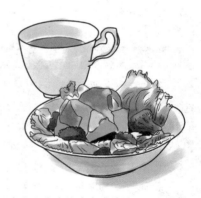

高血脂患者饮食力求清淡，适量饮茶，饥饱适度

摄取量。烟酒是血脂升高的重要病因，高脂血症患者应尽早戒除，不吃或少吃精制糖，如白糖、蜂蜜等，少喝咖啡。

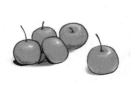

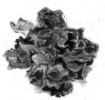

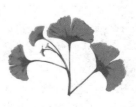

山楂有扩张血管、降血压、降低胆固醇的作用，是"三高"患者理想的食物；韭菜、黑木耳、银杏叶等降血脂效果非常好

三、高血糖

高血糖往往直接导致糖尿病，抑制高血糖就要控制总热量，摄入适量的碳水化合物，获取充足的膳食纤维、维生素、矿物质和蛋白质，控制脂肪摄入量。

其实，人们只要在平时的饮食中多加注意，选择低糖、低脂饮食，就能让血糖难以升"高"。

高血糖患者要合理安排膳食，坚持少食多餐，定时、定量、定餐，食物选择多样化，多饮水。多吃粗杂粮，如荞麦、燕麦片、玉米面，大豆及豆制品，蔬菜。还要多吃菠萝、梨、樱桃、杨梅和柠檬等水果，宜两餐之间食用，需注意血糖和尿糖的变化。

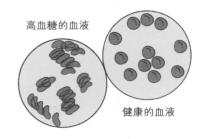

高血糖的血液

健康的血液

健康血液中的红细胞具有柔韧性，即使在很细的毛细血管里也能顺畅流动。然而，在高血糖状态下，红细胞却会失去柔韧性而变硬，多个红细胞重叠黏在一起，在细小的血管处容易阻塞，成为血栓的诱因

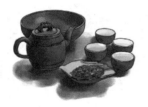

茶类能帮助避免血糖上升

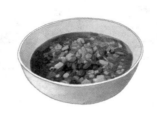

杂粮中含有丰富的 B 族维生素、卵磷脂，能降低胆固醇和三酰甘油

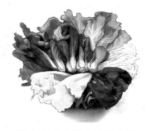

深绿色蔬菜能帮助降低血糖

告别肥胖，标准体重可以吃出来

肥胖症是指脂肪不正常地囤积在人体组织内，使体重超过理想体重的20%以上的情形。所幸，肥胖并非不治之症，它可以通过改善饮食、运动等生活方式扭转局势，恢复标准体重，恢复健康。其中，饮食起着最为关键的作用。

肥胖主要是由于人们饮食无规律、暴饮暴食、脂肪摄入过多所致。预防肥胖，需要人们在平时的饮食中做到营养平衡，合理安排蛋白质、脂肪和碳水化合物的摄取量，保证无机盐和维生素的充足供应，蛋白质应占总能量的15%~20%，脂肪占总能量的 20%~25%，碳水化合物应限制在总能量的 40%~55%。完全采用素食是不利于健康的。多吃新鲜蔬菜和水果，多采用蒸、煮、炖、拌、卤等烹饪方法，避免油煎，油炸和爆炒等方法。还要注意一日三餐定时定量。

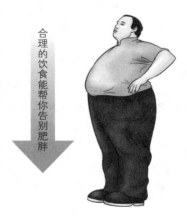

合理的饮食能帮你告别肥胖

针对肥胖的营养治疗，要以低热量饮食为原则。应多食卷心菜、菜花、萝卜、菠菜、黄瓜、生菜、胡萝卜、芹菜、南瓜、洋葱、藻类。苹果、葡萄柚、草莓、甜瓜、西瓜是很好的食物。应限食香蕉、樱桃、玉米、红薯、菠萝、无花果、葡萄、绿豆、梨、山芋和白米等。

肥胖症者限制脂肪、辛辣及刺激性食物及调味品，平时要少吃零食、甜食和含糖饮料以及含糖量较高的水果，应限制脂肪和富含淀粉的食物。

口腔溃疡反复发作——或许你该补锌了

口腔溃疡常发生在患感冒、咽炎、腹泻或其他疾病之后和患慢性病的过程中，如发生在使用激素、抗生素、免疫抑制剂之时。生活不规律、饮食不周、消化不良、精神紧张、长期便秘、熬夜少眠、过度劳累等情况发生时，自身免疫力有所降低，也会导致口腔溃疡。

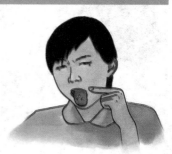

口腔溃疡的发生，尤其是反复发生，与自身免疫功能一时降低或长期低下有直接关系

预防口腔溃疡，注意在饮食上要清淡，适当增加蛋白质饮食，多饮水，多吃新鲜水果和蔬菜，合理作息。特别是换季时，要多吃西红柿，因为它含有大量维生素C、B族维生素和胡萝卜素，以及钙、铁、锌、碘等微量元素，每天吃2～3个，能够有效预防口腔溃疡的发生。

口腔溃疡的发生与体内缺锌有关，这时要食用含锌丰富的动物肝脏、瘦肉、鱼类、糙米、花生等。

口腔溃疡患者少吃粗糙的、坚硬的食物，少吃辛辣、厚味的刺激性食物。

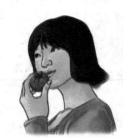

常吃西红柿能有效防治口腔溃疡

对于口腔溃疡患者，在此推荐两种养生食谱：

（一）蜂蜜

原料：蜂蜜适量。

制法：用蜂蜜水漱口，或将蜂蜜涂于溃疡面上。

功效：消炎、止痛，促进细胞再生。

（二）木耳汤

原料：白木耳、黑木耳、山楂各10克。

制法：所有原料洗净煎汤，喝汤吃木耳，每天1～2次。

功效：修复口腔黏膜。

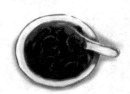

木耳汤

"吃掉"感冒这个万病之首

感冒与自身免疫能力下降不无关系。感冒并没有特效药可言，通过食物和药物的配合，或者是仅仅依靠食物的疗养，就能驱逐感冒病毒，重返健康。

感冒是由于人体自身免疫力低下，病毒入侵体内所致。只要注意建立科学合理的饮食结构，养成良好的饮食习惯，就能筑起坚固的人体免疫系统"长城"，御感冒于体外。

感冒了一定要补充充足的水分，可多喝酸性果汁如山楂汁、猕猴桃汁、红枣汁、鲜橙汁、西瓜汁等，以促进胃液分泌，增进食欲。

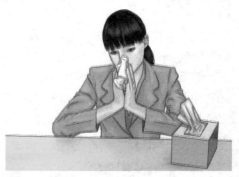

尽管许多人患的是普通感冒而非流感，但同样受到鼻塞、流鼻涕、咳嗽等症状的困扰

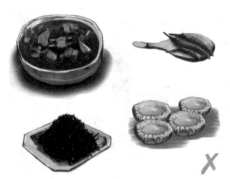

风寒感冒忌食生冷瓜果及冷饮；风热感冒发热期，应忌用油腻荤腥及甘甜食品；风热感冒恢复期，不宜食辣椒、狗肉、羊肉等辛辣的食物；暑湿感冒，除忌肥腻外，还忌过咸食物如咸菜、咸带鱼等

饮食宜清淡、稀软少油腻，如白米粥、牛奶、玉米面粥、米汤、蛋汤、藕粉糊、杏仁粉糊等。高热、食欲不好者，适宜流食、半流食，如米汤、蛋花汤、豆腐脑、豆浆等。流感高热、口渴咽干者，可进食清凉多汁食物，如莲藕、百合、荸荠等。

多食蔬菜、水果等富含维生素的食物。这样可补充由于发热造成的营养素损失，增强抗病能力。蔬菜、水果能促进食欲，帮助消化，同时可补充大量人体需要的维生素和各种微量元素，补充因感冒食欲缺乏所致的能量供给不足。风寒感冒，可多食生姜、葱白、冬瓜、丝瓜、黄瓜等；邪热稍平时，则宜多食西红柿、藕、柑橘、苹果、杏、鸡蛋、枇杷、甘蔗等。

对于感冒患者，下面给大家推荐两种简单有效的养生食谱。

（一）苦参鸡蛋

材料：鸡蛋1枚，苦参6克。

做法：将鸡蛋打碎搅匀，苦参水煎后取汁，用沸水冲鸡蛋，趁热服。

功效：对流行性感冒有良效，对轻症头痛、发热、咳嗽、咽痛有成效。

（二）生姜白萝卜汤

材料：生姜5片，白萝卜片适量，红糖少许。

做法：一同煎汤，睡前饮服。

功效：可治感冒引起的头痛。

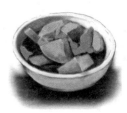

生姜白萝卜汤

过饱伤人，饿治百病——暴饮暴食害处多

暴饮暴食是指在短时间内进食大量食物，超过胃肠功能的负荷。尤其是节假日，这种现象更加严重，所以，暴饮暴食被称为"节日综合征"。

古人根据长期的养生经验早就提出了"过饱伤人，饿治百病"的说法。从近期反应看，过饱会影响胃肠道的生理功能；从远期反应看，过饱会使体内的热量过剩，引起肥胖，并加速衰老进程。从营养素吸收的角度看，一次性摄入大量优质食物，会使其中的大部分营养素（如蛋白质等）无法被充分吸收，从而造成浪费。

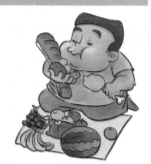

暴饮暴食是一种不良的饮食习惯，会给健康带来很大危害

若要身体壮，饭菜嚼成浆

吃饭时要细嚼慢咽，细嚼慢咽虽然只是一种单纯的口腔动作，但并不只是关系到口腔的问题，它对于人体的健康与疾病的防治都有很大的影响。

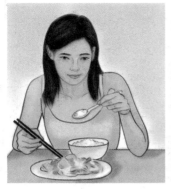

我国历代医学家和养生学家都非常看重吃饭时的细嚼慢咽。唐代名医孙思邈在《每日自咏歌》云："美食须熟嚼，生食不粗吞。"说的就是进食时应细嚼慢咽，狼吞虎咽不可取。

现代社会患口腔疾病的人越来越多，这与所吃的食品太精细以及"狼吞虎咽"不无关系，而细嚼慢咽则对人体的健康有着许多好处。

那么，怎样才能达到慢食的要求呢？可以饭前喝水或淡汤以增加饱腹感，或者多吃耐咀嚼的食品，如红薯条、鱼干、带骨鱼、带刺鱼、鱼头、鸭头、鸡头、螃蟹、牛肉干、甘蔗、五香豆、玉米等。

在吃饭时养成细嚼慢咽的习惯，也是养生之妙道

另外，吃饭的时候要专心，不要一边看电视（看书）一边吃饭，或者边吃边说，这样会忽略对食物的咀嚼，也会阻碍食物营养的摄入，甚至会营养不良。

好的早餐是健康的第一步

人体经过一夜睡眠，体内储存的葡萄糖已消耗殆尽，这时急需补充能量与营养，然而不少人并不重视早餐的食用，经常只是随便吃一点，或干脆不吃。这样的确省事，但对健康的影响却不可忽视。是否食用早餐，如何搭配早餐的品种，对人体健康的影响至关重要。

一般情况下，上午身体消耗的热量很多。而从晚餐取得的热能，满足不了次日上午对热能的需求。特别是青少年，肝脏还不能贮存大量的肝糖原，因此更容易出现热能不足的现象。如果不吃早餐，血糖减少，

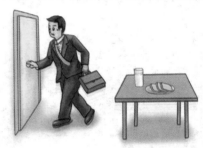

很多人因为早上赶时间而不吃早餐，殊不知，不吃早餐，容易患消化道疾病、胆结石，加速衰老，导致肥胖，影响儿童发育等

大脑功能将随之下降，注意力分散，精神不集中，使工作学习都不能正常进行。为了避免疾病的威胁并保持充沛的精力，最好的方法就是吃好早餐。吃好早餐，还要注意以下问题：

早餐的时间

AM 7:30

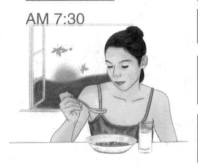

早餐时间以早晨 7：30 左右为佳

早餐食谱

（一）幼儿的早餐常以一杯牛奶、一个鸡蛋和一个小面包为佳

（二）青少年比较合理的早餐是一杯牛奶、适量的新鲜水果或蔬菜、100 克干点

（三）中年人较理想的早餐是一个鸡蛋、一碗豆浆或一碗粥、少量干点，适量的蔬菜

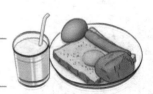

早餐食品以温热、柔软为好

（四）老年人的早餐除了牛奶和豆浆以外，还可多吃粥、面条、肉松和花生酱等既容易消化又含有丰富营养的食物

31

午餐吃饱更要吃好

根据营养专家分析，一份健康的午餐应具备以下元素：

（1）选择不同种类、不同颜色的蔬菜类。

（2）食物应以新鲜为主，因为新鲜食物的营养价值最高。

（3）多进食全麦食品，避免吸收过高热量和脂肪。

（4）应尽量少食盐。

如果长时间坚持上述健康的饮食方式，不仅患疾病的概率降低，而且还能延长寿命。

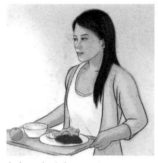

午餐要多种类，不要单一

精心配备自己的晚餐

早餐要看"表"，午餐要看"活"，只有到了晚上才能真正放松下来稳坐在餐桌前，美美地大吃一顿，这是大部分上班族的饮食习惯。殊不知，这是极不符合养生之道的，医学研究表明，晚餐不当是引起多种疾病的"罪魁祸首"。

越来越多的研究成果表明，危害人类健康的高脂血症、心血管疾病、糖尿病、肥胖症以及癌症等，部分与饮食不当有关。特别是晚餐摄入不当，很容易导致多种疾病。

（一）晚餐早吃少患结石

晚餐早吃是医学专家向人们推广的保健良策。据有关研究表明，晚餐早吃可大大降低尿路结石的发病率。人的排钙高峰期常在进餐后4~5小时，若晚餐过晚，当排钙 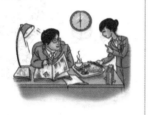 高峰期到来时，人已上床入睡，尿液便滞留在输尿管、膀胱、尿道等处，不能及时排出体外，致使尿中钙不断增加，容易沉积下来形成小晶体，久而久之，逐渐扩大形成结石。傍晚6点左右进晚餐较合适

（二）晚餐素吃可防癌

晚餐一定要偏素，以富含碳水化合物的食物为主，蛋白质、脂肪类吃得越少越好。由于大多数家庭晚餐准备时间充裕，吃得丰富，这样对健康不利。摄入蛋白质 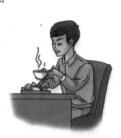 过多，人体吸收不了就会滞留于肠道中，会变质，产生氨、硫化氢等毒质，刺激肠壁，诱发癌症。若脂肪吃得太多，可使血脂升高。研究资料表明，晚餐经常吃荤食的人比吃素者的血脂要高2~3倍

（三）晚餐避甜防肥胖

晚餐和晚餐后都不宜经常吃甜食。国外科学家曾对白糖摄入的时间进行研究发现，虽然摄取白糖的量相同，但若摄取的时间不同，会产生不同的结果。这是因为肝脏、脂肪组织与肌肉 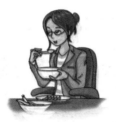 等代谢白糖活性在一天的不同阶段会有不同的改变。摄取白糖后立即运动，就可抑制血液中中性脂肪浓度升高，而摄取白糖后立刻休息，结果则相反，久而久之就会令人发胖

（四）晚餐适量睡得香

与早餐、中餐相比，晚餐宜少吃。晚间无其他活动，或进食时间较晚，如果晚餐吃得过多，可引起胆固醇升高， 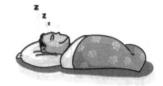 诱发动脉硬化。长期晚餐过饱，反复刺激胰岛素大量分泌，往往造成胰岛素 β 细胞提前衰竭，从而埋下糖尿病的祸根。晚餐过饱还可使胃鼓胀，对周围器官造成压迫，并会让大脑保持活跃，扩散到大脑皮层其他部位，诱发失眠

平衡膳食宝塔

中国居民平衡膳食宝塔是根据《中国居民膳食指南》，结合中国居民的膳食结构特点设计的。它把平衡膳食的原则转化成各类食物的重量，并以直观的宝塔形式表现出来，便于人们理解和在日常生活中实行。

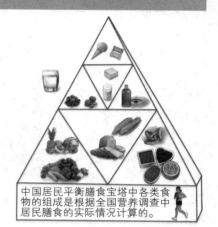

平衡膳食宝塔提出了一个营养上比较理想的膳食模式。它所建议的食物量，特别是奶类和豆类食物的量可能与大多数人当前的实际膳食还有一定距离，对某些贫困地区来讲可能距离还很远，但为了改善中国居民的膳食营养状况，这是不可或缺的部分。应把它看作是一个奋斗目标，努力争取，逐步达到。平衡膳食宝塔共分 5 层，包含我们每天应吃的主要食物种类。

中国居民平衡膳食宝塔中各类食物的组成是根据全国营养调查中居民膳食的实际情况计算的。

宝塔各层位置和面积不同,这在一定程度上反映出各类食物在膳食中的地位和应占的比重。宝塔没有建议食糖的摄入量。因为我国居民现在平均吃食糖的量还不多,少吃些或适当多吃些可能对健康的影响不大。但多吃糖有增加龋齿的危险,尤其是儿童、青少年不应吃太多的糖和含糖食品。食盐和饮酒要尽量减少。

第 1 类为谷类及薯类：谷类包括米、面、杂类粮,薯类包括土豆、甘薯、木薯等,主要提供含碳水化合物、蛋白质、膳食纤维及 B 族维生素。

第 2 类为动物性食物：包括肉、禽、鱼、奶、蛋等,主要提供蛋白质、脂肪、矿物质、维生素 A 和 B 族维生素。

第 3 类为豆类及其制品：包括大豆及其他干豆类,主要提供蛋白质、脂肪、膳食纤维、矿物质和 B 族维生素。

第 4 类为蔬菜水果类：包括鲜豆、根茎、叶菜、茄果等,主要提供膳食纤维、矿物质、维生素 C 和胡萝卜素。

第 5 类为纯热能食物：包括动植物油、淀粉、食用糖和酒类,主要提供能量。植物油还可提供维生素 E 和必需脂肪酸。

管不住自己的嘴，你就会越来越胖

走在街上，我们会发现现在的胖人真是越来越多了，特别是中年男女很多都是大腹便便，这难道只是因为生活水平提高了吗？其实，肥胖的最大原因就是管不住自己的嘴，吃了不该吃的、吃的时间不对、吃得太多……这些不健康的膳食习惯都会让你越来越胖。

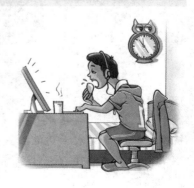

恶习一：三餐不正常，有一顿无一顿的

早晨赖床，11 点钟才吃早餐，到了中午当然不饿，两三点再吃，或者一直到晚上才吃一天中的第二顿饭，晚上夜生活丰富，又狂吃夜宵。

对策：调整作息习惯，早睡早起，三餐规律进食，睡前3个小时不要吃东西，实在饿时可以吃个苹果或喝杯牛奶。

恶习二：总是习惯在外面就餐

一天三顿都要在外面吃，实在不愿出去的时候就叫外卖。

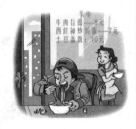
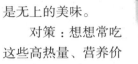

对策：想想餐厅里的卫生状况吧，自己学做几个拿手的饭菜，享受一下制作美食的过程也不失为一种生活情趣。

恶习三：偏爱垃圾食物

明明知道鸡排、薯片、汉堡等是垃圾食物，但就是喜欢吃，戒不掉，还觉得是无上的美味。

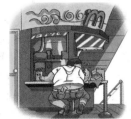

对策：想想常吃这些高热量、营养价值低的食物，会像发酵的面包一样可怕。

恶习四：剩下食物都吃到肚子里吧

虽然已经吃得很饱了，但是剩下倒掉总是觉得浪费，还是勉强都吃到肚子里吧。

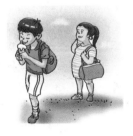

对策：大家都知道吃七八分饱对身体是最好的，所以，即使饭菜做多剩下了，也不要硬塞到肚子里去。

恶习五：看到别人吃就会想吃

看到别人吃东西就会想吃，明明不饿但就是嘴馋。

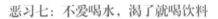

对策：嘴馋绝对是破坏身材的最大杀手。实在想吃东西的时候就吃点水果，或者是高纤苏打饼干，千万不要吃容易发胖的食品。

恶习六：做什么事都要边吃边做

不论何时何地做什么，总觉得手上一定要拿点东西吃心里才会踏实。

对策：培养专心做事的习惯很重要，给自己设定一个目标，想着赶快完成手边的事就犒劳自己一下，这样时间不知不觉就会过去，想吃东西的感觉也就不那么强烈了。

恶习七：不爱喝水，渴了就喝饮料

觉得白开水难以下咽，渴了就想喝饮料，吃饭的时候也要在旁边放瓶饮料才能吃得有滋味。

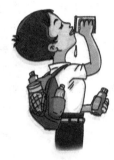

对策：随身带一瓶水，慢慢培养自己喝水的习惯。实在想喝饮料的话，就以无糖绿茶、乌龙茶等来代替。

酸性体质是百病之源

酸性体质是近些年比较流行的一个新词。医学研究证明，人体内环境的 pH 值应该在 7.35 ~ 7.45 之间，也就是说健康人体的体液应该呈现弱碱性才能保持正常的生理功能和物质代谢。如果 pH 值长期低于这个平均值，就是酸性体质。美国医学家、诺贝尔奖获得者雷翁教授说："酸性体质是百病之源。"

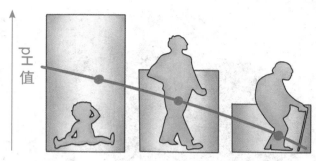

有一种说法是：人体的衰老实际上就是体质不断酸化的过程

酸性体质会引发各种各样的疾病，可以导致骨质疏松、动脉硬化、肾结石、关节炎和痛风等。还会使毛细血管堵塞，使血液循环不畅，导致糖血尿、肾炎及各种癌症等。肠道酸性过高，可以引起便秘、慢性腹泻、四肢酸痛。另外，酸性体质会影响儿童智力。还会导致口臭、体臭，容易肥胖，导致肌肉皮肤松弛、毛孔粗大、粗糙生痘、易生皱纹、易出现皮肤感染。

体酸大多是吃出来的，饮食反过来也可以调节酸碱的平衡，体质酸化或酸性体质的人只要多吃碱性食物，少吃酸性食物，就会使体液变成微碱性，这样才有利于身体健康。但也不能让身体过于碱性，这样也有损健康。一般可按 2∶3，即酸性食物 2 份与碱性食物 3 份组合进餐。参考如下：

（1）强酸性食品：蛋黄、奶酪、白糖做的西点、乌鱼子、柴鱼等
（2）中酸性食品：火腿、培根、鲔鱼、猪肉、鳗鱼、牛肉、面包、小麦、奶油等
（3）弱酸性食品：白米、落花生、啤酒、酒、油炸豆腐、海苔、章鱼、泥鳅等
（4）弱碱性食品：红豆、萝卜、苹果、甘蓝、洋葱、豆腐等
（5）中碱性食品：萝卜干、大豆、红萝卜、西红柿、香蕉、橘子、草莓、蛋白、梅干、柠檬、菠菜等
（6）强碱性食品：葡萄、茶叶、海带芽、海带等。尤其是天然绿藻，富含叶绿素，是不错的碱性健康食品；而茶类则不宜过量，最佳饮用时间为早上

葡萄，破解神经衰弱的密码

生活节奏的加快、竞争压力的激增，导致很多人患上神经衰弱症、易疲乏，睡眠不好，经常心动过速、出汗、厌食、便秘、腹泻，等等。

这里推荐一种对神经衰弱有很好疗效的食物——葡萄。

葡萄对于神经衰弱的治疗效果来源于其果实所富含的成分。葡萄富含葡萄糖、有机酸、氨基酸、维生素，这些物质都可以补益和兴奋大脑神经，所以常吃葡萄对治疗神经衰弱和消除过度疲劳效果不错。葡萄还能很好地阻止血栓形成，并且能降低人体血清胆固醇水平，降低血小板的凝聚力，对预防心脑血管病有一定作用。

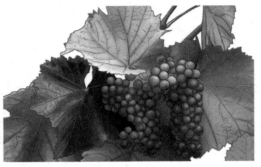

中医认为，葡萄性平、味甘，能滋肝肾、生津液、强筋骨，有补益气血、通利小便的作用，可用于脾虚气弱、气短乏力、水肿、小便不利等病症的辅助治疗

葡萄是既味美又保健的佳品，但吃葡萄也要有"规矩"

（一）吃葡萄后不能立刻喝水，否则很容易发生腹泻

（二）葡萄不宜与水产品同时食用，因为葡萄中的鞣酸与水产品中的钙质形成难以吸收的物质，影响消化。所以食用这两种物质应当间隔至少两小时

（三）吃葡萄应尽量连皮一起吃，因为葡萄的很多营养成分都存在于皮中，葡萄汁的功能和葡萄皮比起来，就差得远了

补气血，不要陷入误区

对养生保健来说，补气血很重要，但由于每个人体质不同，气血水平也不同，补气血也不能整齐划一，这里我们就纠正四个常见的误区。

一、只有女人需要养气血

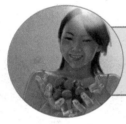

在 90% 以上的人眼里，补气血是女人的事，甚至更无知一点说是产后妇女的事。其实，在临床上，男人得虚证的也不少。老年多虚证，久病多虚证，其他如先天不足、烦劳过度、饮食不节、饥饱不调等，皆能导致虚证。所以补气血不只是女人的事，要视个人的身体状况而定

二、运动能增加气血能量

运动会打通经络，强化心脏功能，提高清除体内垃圾的能力，但是不会增加人体的气血能量。现在很多人非常喜欢夜生活，这对健康是十分不利的。本来人体经过了一整天的体力消耗，到了晚上已经没有多余的能量，此时再进行活动，只能是透支储存的体能，相当于在透支生命

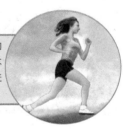

三、寒凉的食物不能吃

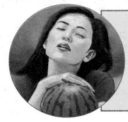

并不是所有的寒凉食物进入肚子都会对身体产生负面影响，只要与人的体质、吃的季节相适宜，能起到中和、平衡的作用，就可以吃。例如，夏天人体大量出汗，应适量吃些西瓜，它能除燥热；而天冷时吃西瓜就容易导致血亏。另外，寒、热食物要搭配着吃。例如，吃大寒的螃蟹时，一定要配上温热性质的生姜，用姜去中和蟹的寒凉，这样就不会对身体有任何的伤害，还利于蟹肉的消化、吸收

四、黑色食物一定能补血

我们经常看到这样的宣传——黑色食物补肾、补血，如黑芝麻、黑豆、黑米、黑木耳、海带、紫菜、乌骨鸡等。其实并不尽然，任何食物补还是不补，一定要看这个食物的属性，而不是根据颜色盲目下定论。

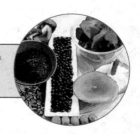

生机饮食——给身体加"碱"的家庭妙法

想要保证自已有个良好的碱性体质，有个方法叫生机换生机。什么意思呢？生机饮食可防止体质酸化，使人充满活力、生机盎然，并且能换回一个崭新的身体，寻得失去已久的健康。生机饮食是一种无病保健、有病调养的天然饮食养生方法。

生机饮食，并非百分之百生食，而是生熟参半，重视饮食的食疗功效。它能保留丰富的酵素与完整的营养素，故常被做成精力汤、生菜沙拉、果菜汁来吃。它能将酸性体质转变为健康的微碱性体质，因为生机饮食强调吃素，不吃荤食，鸡、鸭、鱼、肉等动物食品均属酸性食物，越吃体质越成酸性，致使百病丛生。生机饮食中的碱性食物，诸如芽菜、蔬菜、坚果、海藻等，要经常大量食用，而豆类、谷类要有节制地进食，那么，身体就会逐渐转变为碱性体质，使免疫力增强，不易生病。

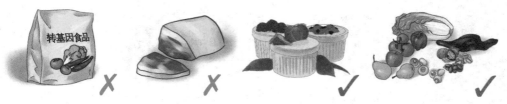

生机饮食提倡吃发酵酸乳（酸奶），不吃动物性食品，不吃人工基因改造或污染的食品，尽量吃新鲜的食物。食物范围除了芽菜、蔬菜、水果、菇类、坚果、海藻、五谷杂粮，也不避食五荤（葱、蒜、韭、薤、芫荽）和香菇、木耳等。提倡食用小麦草、牧草以及各种草药，诸如紫草、左手香、小金英等，力求食物多样化

小米最补我们的后天之本——胃

小米是中国老百姓的传统食品，中医认为，小米有和胃温中的作用。小米味甘咸，有清热解渴、健胃除湿、和胃安眠等功效，内热者及脾胃虚弱者更适合食用它。

在所有健胃食品中，小米是最天然也最没有副作用的，它营养价值高，对于老弱患者和产妇来说，也是最理想的滋补品。我国北方许多妇女在生育后，用小米加红糖来调养身体。其

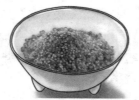

小米开胃又能养胃，具有健胃消食、防止反胃、呕吐的功效

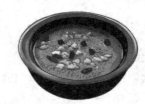

小米粥可单独煮熬，亦可添加大枣、红豆、红薯、莲子、百合等，熬成风味各异的营养粥。对脾胃虚弱，或者在夏季经常腹泻的人来说，小米有很好的补益作用。与山药熬粥，可强健脾胃；加莲子同熬，可温中止泻

含铁量高，等重量的小米含铁量比大米高一倍，所以对于产妇产后滋阴养血大有功效，可以使产妇虚寒的体质得到调养。另外，小米因富含维生素 B_1、维生素 B_2 等，还具有防止消化不良及口角生疮的功能。

美中不足的是，小米的蛋白质营养价值没有大米高，因此不论是产妇，还是老弱人群，都不能完全以小米为主食，应合理搭配，避免缺乏其他营养。

饮食六原则保你养好你的胃

为了养好自己的胃你应该在饮食上下功夫，以下几种原则，生活中你要注意：

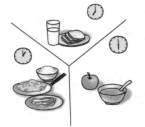

（一）定时定量
每日三餐定时，到了规定时间，不管肚子饿还是不饿，都应主动进食，避免过饥或过饱，使胃保持有规律的活动。每餐还应保持食量适度。

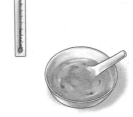

（二）温度适宜
饮食的温度应以"不烫不凉"为度，否则，过烫过冷的食物进入胃部之后，都会刺激胃黏膜，久而久之，易引发胃病。

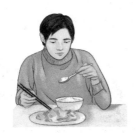

（三）细嚼慢咽
对食物充分咀嚼，使食物尽可能变"细"，以减轻胃的工作负担。咀嚼的次数愈多，随之分泌的唾液也愈多，对胃黏膜有保护作用。

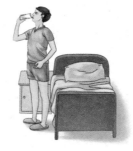

（四）饮水择时
最佳的饮水时间是早晨起床空腹时及每次进餐前一小时。餐后立即饮水会稀释胃液，汤泡饭也会影响食物的消化。

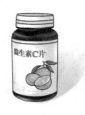

（五）适当补充维生素 C
维生素 C 对胃有保护作用，胃液中保持正常的维生素 C，可有效发挥胃的功能，保护胃部并增强胃的抗癌力。

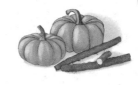

（六）多甘多暖
甘味食物能滋补脾胃。如山药、小米、南瓜等食物，都具有很好的补益脾胃的作用，且可以提高免疫力。

另外还要注意的是让胃适度休息：美食当前适可而止，多吃蔬果、减少油腻；早晚多喝粥；尽量减少吃糯米类制品、甜食类，以及含咖啡因的饮料、烈酒，这些都是为胃"减负"的好方法。恢复有规律的进餐时间：即使过节，也尽可能按时进餐，这样才会尽量减少暴饮暴食的概率。患有胃肠疾病的患者更应小心：如消化性溃疡患者、胆结石患者，切勿暴饮暴食，或摄取大量高脂肪食物；糖尿病患者则要小心淀粉类的摄取；肾脏病患者，应注意不食用卤味、腊肉等腌制食物。

花生，可以补你的胃和肺

花生具有健脾和胃、利肾去水、理气通乳、治诸血症之功效，主治营养不良、食少体弱、燥咳少痰、咯血、齿鼻出血、皮肤紫斑、脚气、产妇乳少等病症。

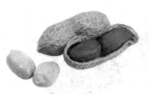
花生可以滋补胃和肺

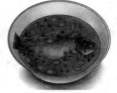
花生小豆鲫鱼汤

花生小豆鲫鱼汤

材料：花生米 200 克，赤小豆 120 克，鲫鱼 1 条。

做法：将花生米、赤小豆分别洗净，沥去水分；鲫鱼 1 条剖腹去鳞及肚肠；将花生米、赤小豆及洗净的鲫鱼同放碗中；加入料酒、精盐少许，用大火隔水炖，待沸后，改用小火炖至花生烂熟。

多吃香菜可以让你胃口大开

香菜是一种人们经常食用的香料类蔬菜，具有增加食欲、促进消化等功能。香菜能祛除肉类的腥膻味，其提取液具有显著的发汗、清热、透疹的功能。香菜还具有和胃调中的功效，因为香菜辛香升散，能促进胃肠蠕动，具有开胃醒脾的作用。

除了香菜以外，茯苓、白术、黄芪、人参、淮山、薏米、黄精、沙参、大枣、甘草等也都是养胃佳品。

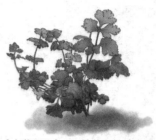
《本草纲目》："（香菜）性味辛温香窜，内通心脾，外达四肢。"

不同颜色的食物，蕴藏着不同的能量

不同颜色的食物，蕴藏着不同的能量，一般来说，食物按颜色可以分为以下几种。

（一）红色食物

红色食物非常重要，因为富含铁。红细胞的形成和体内能量的保持不可缺铁，即使稍许缺铁，也会无精打采，容易患上疾病。红色的食物有：红椒，红球甘蓝，甜菜根，红色干辣椒，红色鼠尾草，红肉，樱桃，李子，苹果，西红柿等。

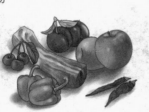

（二）橙色食物

橙色的食物带来健康的活力，富含极为重要的维生素 C 和胡萝卜素，胡萝卜素在体内转化成维生素 A。补充维生素 A，能减少感染和肿瘤的发病机会，有益于增强人体的免疫系统。橙色食物有：南瓜，胡萝卜，橙椒，橙子，橘子，杏，黄桃，杧果，木瓜，柠檬等。

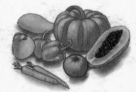

（三）黄色食物

黄色食物有助于提高消化系统的功能，有助于解毒，对神经系统的功能也有好处。另外还能增强记忆力，有助于集中精力。黄色食物有：甜玉米，南瓜，黄椒，肉桂，柠檬，香菜，黄扁豆，黄油，坚果，菠萝，柠檬，香蕉，柚子。

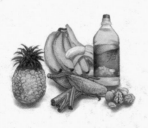

（四）绿色食物

绿色食物对心脏有益，还能降血压，减轻压力，减缓头痛，减少情绪不佳的状态。它能够使人体能量保持平衡。绿色食物有：包心菜，莴苣，青椒，小胡瓜，青豆，芹菜，绿扁豆，黄瓜，木耳菜，水田芥，芦笋，龙蒿，紫花苜蓿，菠菜，胡菜，细香葱，青葡萄，青梅等。

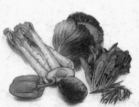

（五）蓝色、靛青和紫色食物

蓝色食物具有使人镇静、减轻痛苦的作用，同时还具有助消化、稳定情绪的作用。紫色食物可以用于治疗神经紊乱、风湿及膀胱疾病。如果工作压力很大，需要减缓工作节奏，或者需要暂时从忙碌的生活中解脱出来，那最好食用蓝色、靛青和紫色食物。蓝色、靛青和紫色食物有：紫色叶莴苣，茄子，紫色木耳菜，蓝色鼠尾草，紫葡萄，黑莓，洋李子，黑樱桃等。

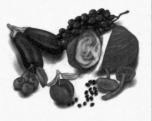

（六）黑色食物

黑色食物营养丰富，且有补肾、防衰老、保健益寿、防病治病、乌发美容等独特功效。黑木耳能降低血黏度，可以防治脑血栓和冠心病。

（七）白色食物

白色食物是生命的原动力，为人体提供源源不断的能量。白色食物有：米饭，面包，土豆类，大豆，豆腐，牛乳等。

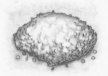

黑色食物保你肾旺人也旺

吃的食物越黑越健康，对于补肾尤其重要。中医理论认为黑色食物滋养肾脏。黑色食物一般含有丰富的微量元素和维生素，如我们平时说的黑色食物，包括黑米、黑豆、黑芝麻、黑枣、黑荞麦，就是典型的代表。

黑色食物个个都是养肾的"好手"。这五种食物一起熬粥，更是难得的养肾佳品。

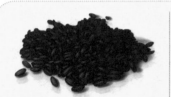

（一）黑米

也被称为"黑珍珠"，含有丰富的蛋白质、氨基酸以及铁、钙、锰、锌等微量元素，有开胃益中、滑涩补精、健脾暖肝、舒筋活血等功效，其维生素 B_1 和铁的含量是普通大米的 7 倍。冬季食用对补充人体微量元素大有帮助。注意：用它煮八宝粥时不要放糖。

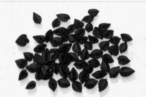

（二）黑荞麦

可药用，具有消食、化积滞、止汗之功效。除富含油酸、亚油酸外，还含叶绿素、卢丁以及烟酸，有降低体内胆固醇和血压、保护血管等功效。它在人体内形成血糖的峰值比较延后，适宜糖尿病患者、代谢综合征患者食用。

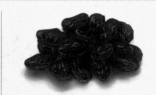

（三）黑枣

有"营养仓库"之称的黑枣性温味甘，有补中益气、补肾养胃补血的功效；含有蛋白质、糖类、有机酸、维生素和磷、钙、铁等营养成分。

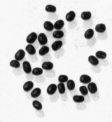

（四）黑豆

黑豆被古人誉为"肾之谷"，黑豆味甘性平，有补肾强身、活血利水、解毒、润肤的功效，特别适合肾虚患者。黑豆还含有核黄素、黑色素，对防老抗衰、增强活力、美容养颜有帮助。

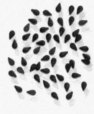

（五）黑芝麻

黑芝麻性平味甘，有补肝肾、润五脏的作用，对因肝肾精血不足引起的眩晕、白发、脱发、腰膝酸软等有较好的食疗保健作用。它富含对人体有益的不饱和脂肪酸，其维生素 E 含量为植物食品之冠，可清除体内自由基，抗氧化效果显著。

第二章

生活习惯与健康

——小习惯，大健康

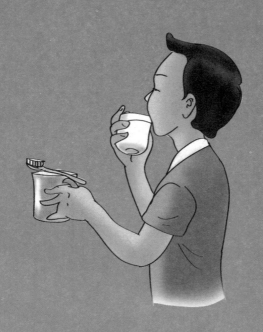

崴脚当天切忌按摩

踝关节扭伤，俗称"崴脚"，是一种常见的关节外伤：在运动时，跳起落地没有站稳，或者是急停急转，容易扭伤足踝；走在不平整的道路上，或者是下台阶没有踩实，甚至穿不合适的高跟鞋也会崴脚；而且，有些人会出现同一只脚反复的扭伤。据统计，在美国，每天大约有 2.5 万人会发生踝关节扭伤。

一旦崴了脚，应该立刻停止活动，马上开始冰敷，以抑制局部韧带损伤后组织出血肿胀。在伤后的 24 小时内，都应该进行冰敷，而且切忌按摩，24 小时以后才可以开始采取热敷以及理疗等手段治疗，以活血化瘀，促进瘀血吸收。同时，要经常抬高患肢，如在睡觉时踝部垫高一些可以帮助消肿。

此外，脚崴了以后，早期的固定非常重要，可以防止损伤部位的被动活动，减轻局部的损伤和出血。但由于普通人缺乏判断损伤程度的专业知识，还是要去医院进行检查，由医生根据损伤的严重程度进行固定。

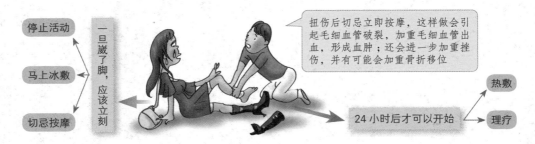

停止活动 ← 一旦崴了脚，应该立刻 → 马上冰敷

切忌按摩

扭伤后切忌立即按摩，这样做会引起毛细血管破裂，加重毛细血管出血，形成血肿；还会进一步加重挫伤，并有可能会加重骨折移位

24 小时后才可以开始 → 热敷 / 理疗

感冒初期吃西瓜，感冒重上加重

许多人都认为感冒与"上火"有关，而西瓜具有清热解暑、除烦止渴、泻火的功效，所以在感冒的时候会大吃特吃西瓜。其实，在感冒初期千万不要吃西瓜，否则会使感冒加重或延长治愈的时间。

中医认为，无论是风寒感冒还是风热感冒，在其初期都属于表征，所以应采用使病邪从表而解的发散法来治疗。如果表邪未解，千万不能攻里，否则会使表邪入里，导致病情加重。在感冒初期，病邪在表之际，吃西瓜就相当于服用清内热的药物，会引邪入里，使感冒加重。不过，当感冒加重，并且出现口渴、咽痛、尿黄赤等热证时，在正常用药的同时，是可以吃些西瓜的，这也有助于感冒的痊愈。

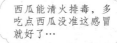

西瓜能清火排毒，多吃点西瓜没准这感冒就好了…

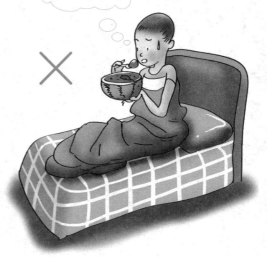

感冒初期吃西瓜相当于服用清内热的药物，会引邪入内，使感冒加重或病程延长

车上吃东西害处多

在车上吃随身携带的东西容易导致病从口入，给身体健康带来危害。

公路上，车辆来来往往，灰尘不断地吹进客车中，灰尘中含有许多细菌、病毒和寄生虫卵等，会对手中食品造成污染。汽车上的车门和车椅扶手，都可能被带菌者抓握过，因而自己的双手也难免沾染上大量细菌和病毒。如用手拿食品吃，细菌、病毒就会随食物进入人体。此外，汽车尾气中有部分铅尘悬浮在大气中，它们能随气流、飘尘进入车厢，沾染食品，吃了被污染的食品后，会对人的神经系统功能造成损害。

乘车时进食还会发生呛食、咬舌，甚至使食物误入气管，尤其是乘车时吃带核的食物，更易发生上述情况。

还要注意，走路时同样不能吃东西，后果同乘车吃东西一样对健康极为不利。

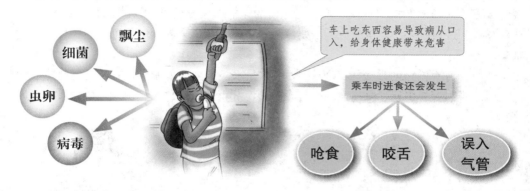

你刷牙的方法科学吗

生活中，每个人都要刷牙。据报道，勤刷牙不仅对牙齿有益，还可有效维持心血管系统的健康。但并非所有人都了解如何正确地刷牙。

（一）牙膏首选含氟牙膏，兼用其他牙膏

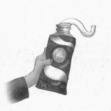

（二）刷牙不可用力过大。用力过大会造成牙釉质与牙本质之间的薄弱部位过分磨耗，形成缺损，危害牙齿。用力过大的标志是刚使用 1～2 个月的牙刷即出现刷毛弯曲（在没接触热水的情况下）

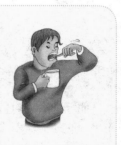

（三）过冷或过热的水，都会使牙齿受到刺激，不仅容易引起牙龈出血和痉挛，而且会直接影响牙齿的正常代谢。正确的方法是使用温水刷牙

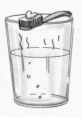

（四）有资料表明，科学刷牙的最佳次数和时间是"三、三、三"。就是每天刷 3 次，每次都在饭后 30 分钟后刷，同时每次刷牙 3 分钟。这是因为饭后 30 分钟正是口腔齿缝中细菌开始活动并对牙齿产生危害的时刻

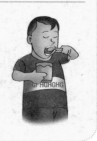

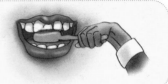

（五）有些人习惯采用的横刷法弊病较多，对牙体硬组织（牙釉质、牙本质）有损害，而且对牙周软组织（牙龈、牙周）也有伤害。应采取不损伤牙齿及牙周组织的竖刷法

饭后马上刷牙有损牙齿健康

爱护牙齿的人，每天早晚两次刷牙已成习惯，有些人还习惯饭后马上刷牙。可是，研究认为，饭后马上刷牙不利于牙齿健康。人们用餐时吃的大量酸性食物会附着在牙齿上，与牙釉质中的钙、磷分子发生反应，将钙、磷分离出来，这时牙齿会变得软而脆。如果此时刷牙，会把部分釉质划掉，有损牙齿的健康。餐后半小时再刷牙，游离出牙釉质中的钙、磷等元素已经重新归队，也就是说，在牙齿的保护层恢复后再刷牙，就不会损伤牙齿了。牙医建议，饭后喝一小杯牛奶或用牛奶像漱口一样与牙齿亲密接触，可以加速牙齿钙质的恢复。

还有，每次刷牙的水最好是 30 ~ 36℃的温水，因为牙齿如果长时间受到骤冷或骤热的刺激，不但容易引起牙龈出血，而且直接影响牙齿的正常代谢，诱发牙病，影响牙齿的寿命。

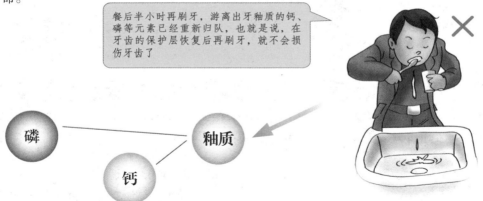

餐后半小时再刷牙，游离出牙釉质的钙、磷等元素已经重新归队，也就是说，在牙齿的保护层恢复后再刷牙，就不会损伤牙齿了

磷 釉质 钙

这些不良习惯会损害我们的牙齿

能够拥有一口洁白的牙齿是让人羡慕的。今天，牙齿的功能不仅是用来咀嚼食物这么简单，它还能展示人美丽的一面。牙齿好，你才能口气清新，笑得更灿烂。

日常生活中，我们就要好好保护我们的牙齿。

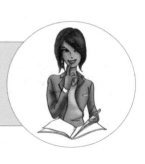

常咬指甲、咬唇
这些多是青少年的一些不良习惯，影响了面部及牙颌的正常发育，造成牙列畸形

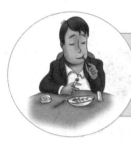

剔牙

剔牙就像搔痒，会剔出瘾来，越来越用力，牙缝会越来越大，而牙龈只能不断退缩，使牙颈甚至牙根暴露，造成牙齿敏感且增加患龋齿和牙周炎的机会

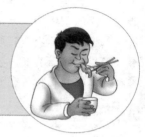

偏侧咀嚼

有些人经常用一侧牙齿来咀嚼，这样不仅会造成肌肉关节及颌骨发育的不平衡，出现两侧面颊不对称，严重者还会造成单侧牙齿的过度磨损及颌关节的功能紊乱；而另一侧则失用性退化。所以，若患牙病，应及时治疗，牙齿缺失更要及时镶复

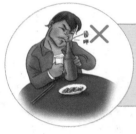

咬硬物

有些人经常会咬一些坚果、硬物，开瓶盖、咬缝线等。殊不知，牙齿内存在一些纵贯牙体的发育沟、融合线，在过多咀嚼硬物后牙齿会出现类似金属疲劳的现象，从这些薄弱部位裂开，导致牙齿磨耗、折裂，严重者则需拔除。咀嚼过硬食物也会造成颞颌关节功能紊乱

起床后先刷牙后喝水

　　早晨起床后，先喝一杯白开水已经成了大多数人都认可的常识，人们觉得这样既清肠，又能将唾液中的消化酶带进肠胃，吃东西时，可以更充分地分解食物。但实际上，不少人都忽视了一点，那就是喝水前最好先刷牙。

　　不可否认，早晨起来喝白开水是一种健康的生活习惯，但是，喝水之前，我们要做的第一件事应该是刷牙。因为夜晚睡觉时，牙齿上容易残存一些食物残渣或污垢，它们与唾液里的钙盐结合、沉积，容易形成菌斑及牙石。如果直接喝水，会把这些细菌和污物带入人体。

　　不过，有些人可能会说，如果先刷牙，就会把唾液里的消化酶刷走，岂不可惜？

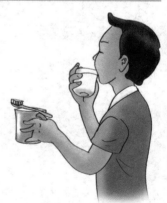

夜晚睡觉时，牙齿上残存一些食物残渣或污垢，当它们与唾液中的钙盐结合、沉积，容易形成菌斑及牙石。直接喝水，会把这些细菌和污物带入人体

　　其实，唾液里的消化酶只有在吃东西的时候，才有分解消化食物的作用，不吃东西时，它处于"休息"状态。而人们在睡觉时，唾液分泌本就很少，因此产生的消化酶也很少。并且，人体的肠胃道里本身就有消化酶，唾液产生的只是很少一部分，它的消化作用微乎其微，即使在刷牙时被刷去，也不会影响人体对食物的消化。

　　每次刷牙后必须用清水把牙刷清洗干净并甩干，将刷头朝上置于通风干燥处。

凉水澡给健康埋下隐患

　　夏季大汗淋漓时，拧开自来水龙头冲洗的降温方法是不可取的。多数人都认为此法爽心健体，殊不知，这种"快速冷却"的冷水浴，常常会"快活一时，难受几天"。因为夏季人们外出活动时吸收了大量的热量，人体肌肤的毛孔都处于张开的状态，而冲凉会使全身毛孔迅速闭合，使得热量不能散发而滞留体内，从而引起各种疾病。正确做法是选择温水浴，那样你才会真正感觉到通体清爽。劳动后不宜立即洗澡。无论是体力劳动还是脑力劳动后，均应休息片刻再洗澡，否则容易引起心脏、脑部供血不足，甚至发生晕厥。

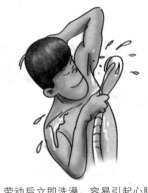

劳动后立即洗澡，容易引起心脏、脑部供血不足，甚至发生晕厥

巧制洗澡水，健体又护肤

　　想要自己在洗澡中，做好身体肌肤的全面护理吗？其实不用很麻烦，只要改变你的洗澡水，你的身体肌肤就会得到全方位的护理。

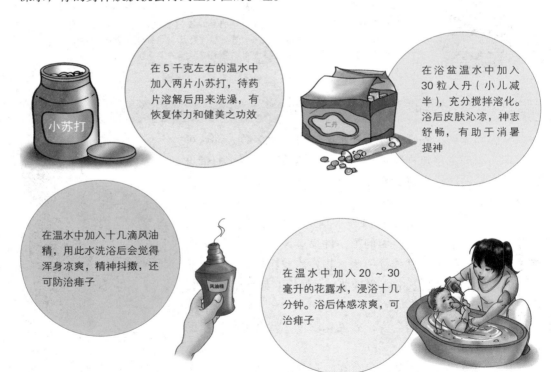

在5千克左右的温水中加入两片小苏打，待药片溶解后用来洗澡，有恢复体力和健美之功效

在浴盆温水中加入30粒人丹（小儿减半），充分搅拌溶化。浴后皮肤沁凉，神志舒畅，有助于消暑提神

在温水中加入十几滴风油精，用此水洗浴后会觉得浑身凉爽，精神抖擞，还可防治痱子

在温水中加入20～30毫升的花露水，浸浴十几分钟。浴后体感凉爽，可治痱子

洗脸时要注意"四不该"

　　洗脸是保养面部皮肤的第一步。洗脸时皮肤最外层的角质层细胞胀大，沉积在皮肤上的灰尘、泥垢、油渍和汗渍等就被洗掉。日常生活中人们常做些"无效劳动"，洗脸时有四件不该做的事，既耗时耗物，又无益于皮肤健美。

不该用热水

热水能彻底清除面部的防护膜，所以用热水加肥皂洗脸之后，人的皮肤会感到非常紧绷难受。其实，即便是在严冬也用不着用热水洗脸，只用冷水就能把脸上的浮尘洗去，同时还锻炼了面部血管和神经，清醒了大脑

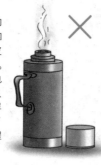

不该用肥皂

面部皮肤有大量的皮脂腺和汗腺，每时每刻都在合成一种天然的"高级美容霜"，在皮肤上形成一层看不见的防护膜。偏碱性的肥皂不但破坏了它的保护作用，而且会刺激皮脂腺多多"产油"。你越是用肥皂"除油"，皮脂腺产油就越多，最后难以收拾

不该用脸盆

且不说脸盆是否清洁，单说其中的洗脸水，在手脸互动之后，越来越浑，最后以不洁告终。远不如用手捧流水洗脸：先把手搓洗干净，再用手洗脸，一把比一把干净，用不了几把，就全干净了

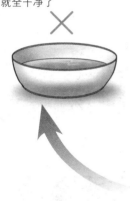

四不该

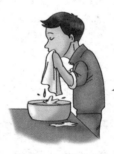

不该用湿毛巾

久湿不干的毛巾容易滋生各种微生物，用湿毛巾洗脸擦脸无异于向脸上涂抹各种细菌。毛巾应该经常保持清洁干燥，用手洗脸之后用干毛巾擦干，又快又卫生

太累了喝点酸梅汤

从营养成分上来说，酸梅汤中的有机酸如柠檬酸、苹果酸等，含量非常丰富。其中，有一种特殊的枸橼酸，它能有效地抑制乳酸，并驱除使血管老化的有害物质。身体内乳酸含量过高，是使人疲劳的重要原因。因此，当熬夜工作或觉得精神疲惫时，喝杯酸梅汤可以起到很好的提神作用，让肌肉和血管组织恢复活力。另外，酸性物质还可以促进唾液腺与胃液腺的分泌，不仅生津止渴，出外游玩时也能避免晕车，或者在喝酒过多后，起到醒酒的作用。

酸梅汤中含有多种维生素，尤其是

酸梅汤含有机酸非常丰富，能有效地抑制乳酸，并驱除使血管老化的有害物质。可以起到很好的提神作用，让肌肉和血管组织恢复活力

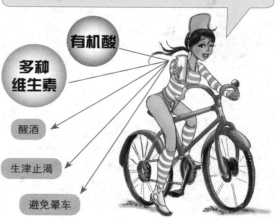

有机酸

多种维生素

醒酒

生津止渴

避免晕车

维生素 B_2 含量极高，是其他水果的数百倍。虽然味道酸，但它属于碱性食物，肉类等酸性食物吃多了，喝点酸梅汤有助于体内血液酸碱值趋于平衡。

从中医学上来讲，肝火旺的人更宜多喝酸梅汤。它不但能平降肝火，还能帮助脾胃消化，滋养肝脏。另外，酸梅汤还是天然的润喉药，可以温和滋润咽喉发炎的部位，缓解疼痛。

值得注意的是儿童最好少吃活梅类食品。因为他们的胃黏膜结构薄弱，抵抗不了酸性物质的持续侵蚀，时间久了，容易引发胃和十二指肠溃疡。

别让大脑长期负重

工作强度大，经常加班加点，大脑就容易产生疲劳，就会对工作产生抵触，这时应该停止工作。此时，若强制大脑继续工作，则会加重心理疲劳，造成脑细胞的损伤，或使脑功能恢复发生障碍。

那么如何科学用脑呢？

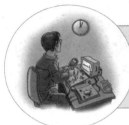

不要在饥饿时和饭后工作
人在饥饿状态下工作，脑细胞正常活动所需的能量不能得到满足，大脑的神经细胞就逐渐走向抑制，再加上空腹造成的饥饿刺激不断地作用于大脑，使注意力分散，工作效率会受到影响。一般说来，饭后半个小时左右再工作为好

要保持良好的工作情绪
工作时精神过度紧张、忧郁、焦躁，会引起脑细胞能量的过度消耗，并且使注意力无法集中、活动被抑制。所以，在工作时，要调节好自己的情绪，以最佳的状态投入到用脑的工作中去

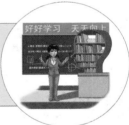

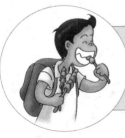

保证大脑的营养需求
大脑的神经细胞在进行工作时，要消耗大量的能量，除需要大量的氧气外，还需要大量的葡萄糖、蛋白质等营养成分。可多吃一些坚果，如松子、核桃等，多吃鱼、动物肝脏、深色的蔬菜等

多活动
我们的大脑只占体重的 2%，但是却要消耗摄入氧气的 20%。这就是长时间坐办公室用脑过度的人，会觉得特别容易疲倦的原因。要改善这种长期坐姿带来的慢性疲倦，除了增加身体的摄氧能力，做到每周至少30 分钟的运动之外，还可以每 15 ~ 20 分钟小小伸展 15 ~ 30 秒，或者让眼睛离开电脑，全身放松，看着远处做几个深呼吸

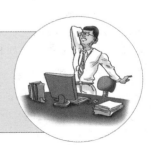

长期饱食损害大脑

日本专家发现，有 30% ~ 40% 的阿尔茨海默病患者，在青壮年时期都有身体肥胖或长期饱食的习惯。下面我们来看看长期饱食的坏处及如何做出改进。

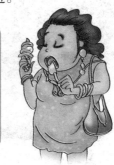

经常饱食，尤其是晚餐吃得过饱，或喜爱吃过甜、过咸、过腻食品，因摄入的总热量远远超过机体的需要，致使机体脂肪过剩，血脂增高，脑动脉容易硬化，引起"纤维芽细胞因子"明显增加，这种物质能使毛细血管内皮细胞的脂肪细胞增生，促使动脉粥样硬化的发生

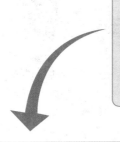

长期进食过量，使体内的血液包括大脑的血液大部分调集到胃肠道，以满足胃肠蠕动和分泌消化液的需要。而人的大脑活动方式是兴奋与抑制相互诱导的，若主管胃肠消化的神经中枢——自主神经长时间兴奋，其大脑的相应区域也会出现兴奋，这就必然引起语言、思维、记忆、想象等区域的抑制，就会出现肥胖和"大脑不管用"现象

目前，还没有有效的药物来控制长期饱食导致的"纤维芽细胞生长因子"增加，但通过调节饮食，可减少"纤维芽细胞生长因子"在大脑中的分泌，所以古人说的"人带三分饥和寒，岁岁保平安"也就是这个道理

消除脑疲劳不能靠睡觉

很多上班族在一天劳累的工作后，常挂在嘴边的一句话就是："回家好好地睡上一觉。"

睡觉看似是最能让人快速解除疲劳的好方法，但仍然有不少人在醒来后还是犯困，甚至觉得更累。脑力工作者长时间用脑，容易引起脑的血液和氧气供应不足而使大脑出现疲劳感。这种疲劳为脑疲劳，常表现为头昏脑涨、食欲缺乏、记忆力下降等。此时，消除疲劳的最好方法不是睡觉，而是适当地参加一些体育活动，如打球、做操、散步等强度不大的有氧运动，以增加血液中的含氧量，使大

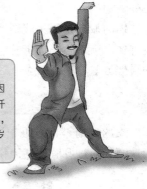

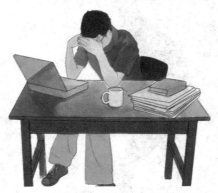

现代人工作紧张压力大，常常会感到非常疲劳

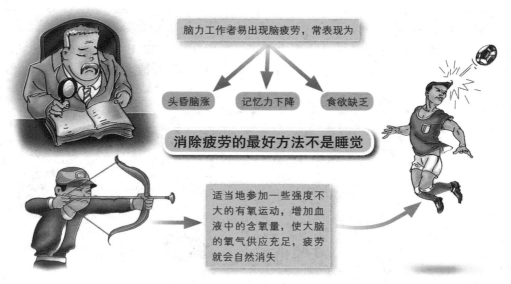

脑力工作者易出现脑疲劳，常表现为

头昏脑涨　　记忆力下降　　食欲缺乏

消除疲劳的最好方法不是睡觉

适当地参加一些强度不大的有氧运动，增加血液中的含氧量，使大脑的氧气供应充足，疲劳就会自然消失

脑的氧气供应充足，疲劳就会自然消失。

　　同样，对于心理疲劳，靠单纯的睡眠休息也解决不了问题，这时应及时宣泄自己的不良情绪，可以找朋友聊聊天或参加一些文体娱乐活动，将不良情绪释放出来，不要一个人独处。

　　体力疲劳是因为代谢产物在血液和肌肉里堆积过多，肌肉正常的功能信息无法传到中枢神经，就产生了疲劳感。主要表现为四肢乏力、肌肉酸疼，但精神尚好，此时消除疲劳的最佳方法才是睡眠。

一次醉酒，数万肝细胞死亡

　　酒的代谢是在肝脏中进行的，健康成年人的肝脏，每天可以代谢 50 ~ 60 毫升酒精，当饮酒量超过肝脏代谢酒精的能力时，就会引起肝脏损害，导致酒精性肝病的发生。

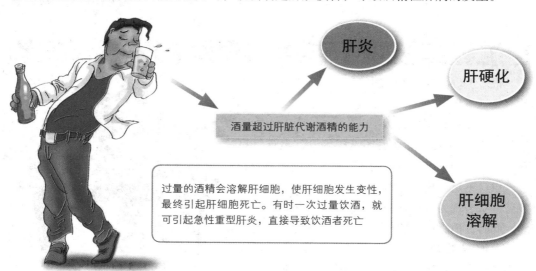

肝炎

肝硬化

酒量超过肝脏代谢酒精的能力

过量的酒精会溶解肝细胞，使肝细胞发生变性，最终引起肝细胞死亡。有时一次过量饮酒，就可引起急性重型肝炎，直接导致饮酒者死亡

肝细胞溶解

40 岁以后，人的肝细胞数量开始减少，老年人的肝细胞数量比年轻人减少 20% ~ 30%。因此，老年人的肝脏对酒精的代谢能力明显下降，一次过量饮酒可使数万个肝细胞死亡。当肝细胞死亡数量超过肝细胞总数的 15% 时，就会发生脂肪肝，进而出现酒精性肝炎和肝硬化。

饮酒过量大脑易萎缩

曾有不少科学研究结果表明，一天喝上一两杯酒或许能对心脏产生一些有益的作用。然而，美国科学家公布的一项研究结果则表明，即使适量饮酒也会对大脑产生不利影响。

研究人员介绍说，长期酗酒会降低人的脑量，这已是一个不争的事实，即使适量饮酒都会引起某些人发生卒中。此外，长期酗酒还会导致人的大脑萎缩。

研究发现，无论是轻度还是中度饮酒都不能避免酒精对人的大脑产生不利的影响。一周饮酒量在 1 ~ 6 杯之间的人被视为轻度饮酒者，中度饮酒者则是一周饮用 7 杯以上酒的人。根据磁共振成像检查的结

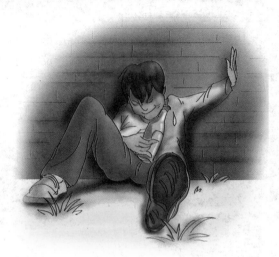

长期酗酒会降低人的脑量，引起大脑的萎缩

果，轻度和中度饮酒者在饮酒后的确会引起脑量的萎缩。研究还发现，这种情况不分男女，也不分种族。

还要注意，酒后不要服用安眠药，这是因为酒精有麻痹和镇静作用，使人的血压降低，产生低氧，严重者可能导致死亡。

不要用浓茶解酒

人们通常认为，醉酒后饮浓茶有利于解酒，而医学专家指出，用浓茶解酒等于火上浇油。

酒精进入人体内对神经系统有兴奋作用，会使心跳加快、血管扩张、血液流动加速。当人醉酒时，这种兴奋作用会加剧转变为一种不良刺激。而茶叶中所含茶碱、咖啡因同样具有兴奋作用，这对醉酒人的心脏来说，等于火上浇油，更加重了心脏负担。

专家还指出，酒后喝茶，特别是醉酒后饮浓茶，茶叶中的茶碱等会迅速通过肾脏产

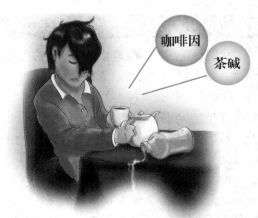

咖啡因
茶碱

醉酒后饮茶，人体内的酒精会在尚未被分解为二氧化碳和水时，过早进入肾脏，危害人体健康

生强烈的利尿作用，这样一来，人体内的酒精会在尚未被分解为二氧化碳和水时，过早进入肾脏，对人的健康产生危害。

饮酒过量者，立即吃香蕉 3～5 个，可清热凉血，润肺解酒。另外。喝点蜂蜜效果也比较好，因为在蜂蜜中含有一种大多数水果中不含有的果糖，其主要作用是促进酒精的分解和吸收，因此，它有利于快速醒酒，并解除饮酒后的头痛感。

喝酒时吸烟毒害大

喝酒的同时又吸烟，会使毒性加重，对身体的危害更大。烟草含有多种致癌物质，这种物质被吸入口腔、鼻、咽喉、气管及肺内，以焦油形式沉积在器官表面，而酒是良好的有机溶剂，可以将沉积的焦油充分溶解，有利于其穿过黏膜，扩散到体内，因此烟的毒害增强了。此外，烟草还能使肝脏无法及时对酒精进行分解代谢，而加重酒精中毒。所以，有抽烟习惯的人，不宜在饮酒时吸烟。

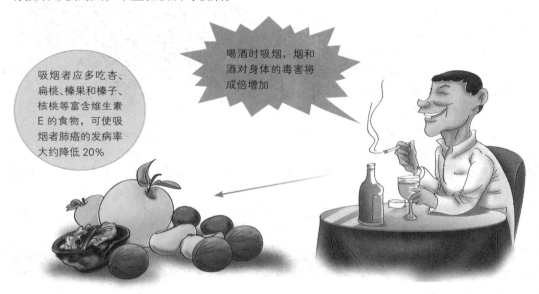

吸烟者应多吃杏、扁桃、榛果和榛子、核桃等富含维生素 E 的食物，可使吸烟者肺癌的发病率大约降低 20%

喝酒时吸烟，烟和酒对身体的毒害将成倍增加

正确呼吸，强身健体的好方式

我们每天都在不断地呼吸，呼吸的次数达到了一天大约 2 万次。假设一个人的寿命是80 岁，那么他一生将呼吸 6 亿次左右。

呼吸对于生命来说至关重要。当我们呼吸时，吸入的氧气可以为身体内的每一个细胞提供营养，从而有助于维持我们的健康。

不正确的呼吸方式表现为：呼吸太短促——往往在吸入的新鲜空气尚未深入肺叶下端时，就匆匆呼气了。

现在很多办公环境的通风条件不太好，人员密度大。长时间处于这种工作环境，如果呼吸方法不正确，随着呼吸效率的降低，呼吸器官的功能会慢慢衰退，全身组织器官也会随之产生退行性改变，易引发动脉硬化、高血压、冠心病、充血性心力衰竭、大脑供血不足等多种疾病。

下面介绍一些健康的呼吸方法：

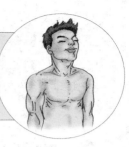

深呼吸

先慢慢地由鼻孔吸气，使肺的下部充满空气。继续吸气，使肺的上部也充满空气，最后屏住呼吸 5 秒钟。经过一段时间的练习，可以将屏气时间增加到 10 秒钟。肺部充满氧气后，慢慢吐气，肋骨和胸腔渐渐回到原位。停顿 1 ~ 2 秒钟后，再从头开始，这样反复 10 分钟

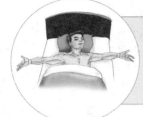

睡前呼吸

临睡前这样做，对失眠者特别有效。躺在床上，仰面朝上，两手平放在身体两侧，闭上眼睛，然后开始做深呼吸，同时慢慢抬起双臂，举过头部，紧贴两耳。这一过程约 10 秒钟。双臂还原，反复 10 次。睡前呼吸有助于消除一天的疲劳，并使自己渐入梦境，安然入睡

腹式呼吸

腹式呼吸法是指吸气时让腹部凸起，吐气时压缩腹部使之凹入的呼吸法。正确的腹式呼吸法为：开始吸气时全身用力，此时肺部及腹部会充满空气而鼓起，然后屏住气息 4 秒，此时身体会感到紧张，接着利用 8 秒的时间缓缓地将气吐出。吐气时宜慢且长而且不要中断

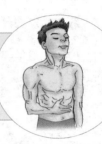

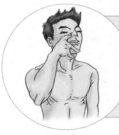

静呼吸

用右手大手拇指按住右鼻孔，慢慢地由左鼻孔吸气，有意识地让空气朝前额流去。可闭上眼睛，想象吸进的空气流入身体各部分，这样会使人感到全身放松，重新恢复精力。当肺部空气饱和时，用右手的示指和中指把左鼻孔按住，屏气 10 秒钟，然后吐气，想象把体内充满的种种烦恼一起吐出。做 5 遍为止

研究认为，正常的胸式呼吸一次约 5 秒钟，吸入约 500 毫升空气；而平卧状态时做腹式呼吸，一次为 10 ~ 15 秒钟，吸入 1000 ~ 1500 毫升空气。而腹式呼吸可最大限度地利用肺组织，充分进行气体交换，使肺组织得到健康的锻炼。腹式呼吸时胸腔容积扩大还能使心脏得到充分舒张，使大肠的功能增强。

体育锻炼是保持和增进呼吸系统健康的根本方法。它能改善血液循环和心肺功能，提高机体抵抗力，减少呼吸系统疾病。

过度节俭不利健康

节俭作为中华民族的一种传统美德纵贯中华上下五千年的沧桑历史，它传承着一代又一代的文明，支撑起一个地广物博的泱泱大国。然而，我们在充分肯定这一消费观的同时，也不能不看到过度节俭在现代家庭生活中的负面影响。过度节俭，会为疾病埋下了隐患。

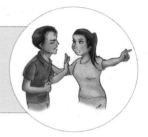

省药费

有的人患了病，为节省医药费，硬撑着不去看病，结果耽误了治疗时机，不但身体吃亏，还增加了后期的治疗费用。还有人生病后，不去正规医院治疗，而是找"收费便宜"的江湖游医。钱花了，病却没治好，还可能染上其他的疾病，甚至为此付出了生命代价

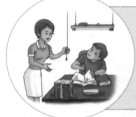

省电

有的人家为了省电，灯泡的瓦数太小，使得房间里照明度很低。这样虽然节省了电费，却对人的视力，尤其是儿童的视力造成伤害。老年人还会因照明不好而发生磕磕碰碰的事故。有的人家做饭时舍不得开抽油烟机，殊不知，油烟气的长期刺激会损害人的呼吸道黏膜，导致疾病的发生，得不偿失

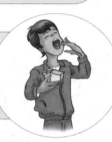

服用过期药品

有的人家里备用的药物过了期也舍不得丢掉，生病时吃了反而误事，因小失大。例如，硝酸甘油是冠心病患者防治心绞痛的常备药，该药很容易因保管不当或贮藏时间过长而受潮变质，如不及时更换，一旦急需服用，就会误事

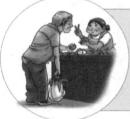

专买次品

有的人买东西专挑便宜货，其实便宜没好货，吃亏的还是自己。就以配老花镜为例，有人图便宜随便在地摊上买一副了事，殊不知，老年人配花镜也要经过医生验光，确定度数，要是度数不对，越戴视力越差。又如，谁家都需要用插头、插座，要是贪便宜，买回假冒伪劣产品，在安全方面就会留下很大的隐患，甚至引起火灾，后果不堪设想

老年人更应该适度关注自己的生活、身体状况，增强自我保护意识，千万不要过度节俭，这样也能减少子女们的忧虑。

目常运，近视花眼远离身

眼睛是五官之首、心灵之窗。现代信息社会，健康的眼睛对于人们越来越重要。与此同时，长时间注视电脑、电视，忽视眼睛卫生，让越来越多都市人的眼睛处于疲劳状态。视物模糊，视力下降，眼睛干涩、发痒等状况，几乎人皆有之。

为了让你的眼睛更加明亮，请你在日常生活中养成善待眼睛的好习惯。

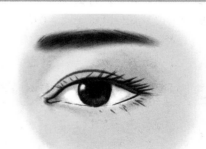

拥有明亮的眼睛和良好的视力是健康的重要标准

日常护眼要诀

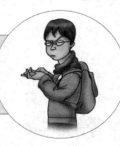

改掉皱眉、眯眼等不良习惯

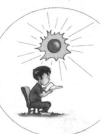

不要让眼睛长时间在阳光照射下工作

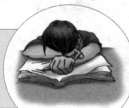

小憩或午休时不要把眼睛直接压在手臂上

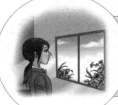

不长时间连续用眼，阅读或看荧光屏时每隔一段时间向远处眺望或闭目数秒休息一下

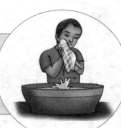

洗头和洗脸时不用为了怕水和泡沫进到眼睛里而用力闭眼

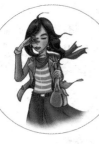

避免用力揉眼睛，化妆或佩戴隐形眼镜时动作要轻柔，不要过于剧烈地拉扯眼部皮肤

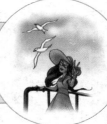

在阳光充足时外出要戴太阳镜，尤其是沙滩、雪地、水面等反射强烈的地方

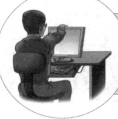

注意调节日常使用的荧幕亮度与清晰度，以及桌椅的高度及舒适度，让荧光屏处于视平线下方

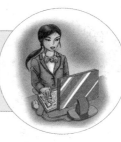

看电视和使用电脑时最好能保持柔和的光线，避免完全黑暗或强光直射

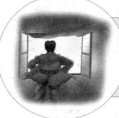

注意多通风，让室内空气流通，避免污浊空气对眼睛的伤害；如有条件，可到户外稍作活动，让眼睛得到充分的调节和休息

使用眼药水最好选择不含激素成分的，以免导致高眼压，形成激素性青光眼。如确实需要使用激素类眼药水，一定要在医生指导下使用

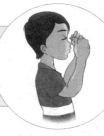

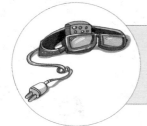

目前，市场上不少眼睛按摩仪器、护眼营养品等，都没有经过确切的临床验证，在购买时应慎重

对抗眼睛疲劳四妙招

眼睛疲劳是一种眼科常见病，它所引起的眼干、眼涩、眼酸胀、视物模糊甚至视力下降直接影响人们的工作与生活。眼睛疲劳的产生主要是由于我们平时全神贯注看电脑屏幕时，眼睛眨眼次数减少，造成眼泪分泌相应减少，同时闪烁荧屏强烈刺激眼睛。它会导致人的颈、肩等相应部位出现疼痛，还会引发和加重各种眼病。缓解和治疗眼睛疲劳，不妨试试下面的四个方法。

眼睛体操

中指指向眼窝和鼻梁间，手掌盖脸来回摩擦 5 分钟。然后脖子左右慢慢移动，接着闭上双眼，握拳轻敲后颈部 10 下

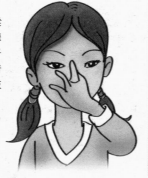

热冷敷交替法

一条毛巾浸入比洗澡水还要热一点的热水，另一条毛巾浸入加了冰块的冷水，先把热毛巾放在眼睛上约 5 分钟，然后再放冷毛巾 5 分钟

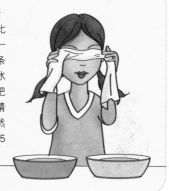

眼珠运动

头向上下左右扭转时，眼珠也跟着一起移动。每天分时间段做此动作10次

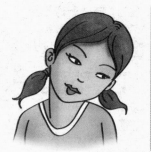

看远看近

看远方3分钟，再看手掌1～2分钟，然后再看远方。这样远近交换几次，可以有效消除眼睛疲劳

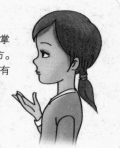

不要随便挖耳屎

很多人有挖耳朵的习惯，有的甚至拿木柴梗或其他又细又硬的东西，伸到耳朵里，七掏八掏，非把耳屎全部掏出来才感到满足。其实，耳屎对人的健康并没坏处，有时还会对耳朵起到保护作用。

适量的耳屎在耳道中，有时还会带来意想不到的好处。例如，一只小虫子钻进耳道，如果让它长驱直入，进入中耳，可能对耳膜造成伤害。一旦耳膜被损害，还会发生中耳炎，引起听力减退。但是，耳道中有了耳屎，就能防止这种意外发生，因为耳屎带有特殊的苦味，小虫子遇到后会自动退出。

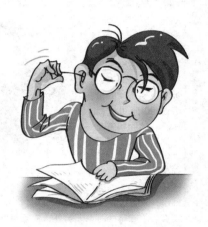

耳道里的皮肤非常娇嫩，一不留神就会碰破，容易感染细菌，发炎化脓。若是戳破了鼓膜，问题就更严重了。

挖耳朵的最大危害是容易损伤耳道

如果耳屎积得太多，确实痒得难受，听声音不大灵便，当然也可以挖一挖。但是，用干净的棉花签伸进去卷几下就行了，千万不要用树枝或带尖的东西去挖。

耳常弹，耳聪目明精神健

耳朵像眼睛一样，是人体与外界保持联系的最重要的门户。中医学认为耳朵是人体重要经脉和神经的汇聚之地，堪称"微型人体健康图""健康晴雨表"。一旦受损，会造成各种耳疾。因此，我们要格外爱护耳朵。

（一）少掏耳

许多人耳朵痒了，爱用指甲或火柴棍挖耳朵。事实上，挖耳容易将耳道深处的鼓膜刺破，从而造成外耳腔和中耳腔之间相通，导致病原菌乘虚而入，在中耳腔内引起感染，严重的甚至会造成鼓膜穿孔，耳道内感染、流脓，影响听力，严重的甚至导致耳聋。清洁耳道时，应该用消毒棉签，并且避免过分用力。"耳不挖不聋"，挖耳的不良习惯一定要改掉

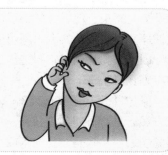

（二）及时治疗耳疾

要随时关注耳朵和听力，因为耳部任何部位的病变都可能造成不同程度的耳聋。长期抽烟、酗酒、熬夜及服用某些对听神经有损害的药物等也会导致耳疾，应慎重对待

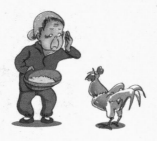

（三）慎选游泳场所

只有选择环境安全、卫生、水质洁净的游泳场所，才会免受细菌感染。患中耳炎者不宜游泳。游泳时最好戴耳套以保持耳朵干燥，避免细菌感染。如耳朵进水，可采用单脚侧跳的方法将水震出，以免引发中耳炎或外耳道炎等疾病

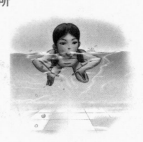

（四）远离噪声

年轻人热衷时尚，喜欢蹦迪、K 歌、在嘈杂的游艺厅打游戏……完全是把噪声当享受。人的听觉所能承受的极限是 90 分贝，而歌厅、迪厅和游艺厅的声音强度却超过了 115 分贝。不规律、刺激强度高的噪声，不但会引起人心理不适，还会损伤听力。因此，不要频繁置身于这种嘈杂的环境，即便是偶尔，也要隔半小时就到外面透透气，缓解一下耳朵的压力。另外，在噪声中娱乐，特别是工作的人，最好戴上耳塞或耳罩，可起到一定的保护作用

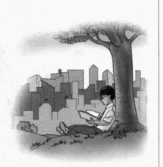

（五）拍耳朵有益处

中医学认为，人体耳朵上分布有 79 个穴位，而人体各部分都通过经络与耳朵有着密切的联系。经常拍打耳朵，可刺激穴位，按摩经络，促使气血运行，保持相对的生理平衡，使耳膜保持良好功能；还能消除疲劳，振奋精神、促进思维、清神醒脑；活跃肾脏内气，抗衰防老；促进胆汁分泌，有利于胆管的通畅，防治胆囊炎、胆石症等疾病的发生、发展；能促进血液循环，防止动脉硬化，抑制高血压形成。拍打时掌距 10～15 厘米，每次拍打 100 次，注意不可用力过猛

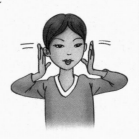

耳洞太多，有了个性伤了健康

如今，有的年轻人喜欢在一个耳朵上扎七八个耳洞，再穿上各色各样的耳钉、耳环、耳线，看起来真有个性，但是，也因此产生了一些健康隐患。

一些耳钉、耳环都是长期暴露在空气中的，这样的饰品不经过消毒直接戴在破损、流血的耳洞上，病毒和细菌自然容易侵入，极有可能造成感染，甚至引发传染性疾病。

另外，过多地扎耳洞危险性非常大。软骨非常脆弱，一旦刺破软骨，细菌极易侵入造成发炎、感染，使软骨的伤口溃烂，很难治疗。而且，一旦发炎，发炎的软骨就会被炎症侵蚀掉，整个耳郭就会出现畸形，在发炎的部位会出现凹陷。

因此，扎耳洞一定要选择在耳垂上扎，并到正规的医院用高压消毒的器具，由专业的医生来扎。

保护耳朵，还要远离 CD、MD、MP3、MP4，长时间戴耳机会对听力造成伤害。专家告诫，选择耳机时要挑质量好、杂音少的。戴耳机时切不可音量太大，耳朵毫无不适的感觉最好，尤其是在公交车或大街上，别为了盖过噪声就开更大的音量。同时，不要长时

间用耳机听音乐，每次最好不超过 1 小时，1 天不要超过 2 小时，尤其是睡觉时一定要把耳机摘掉。

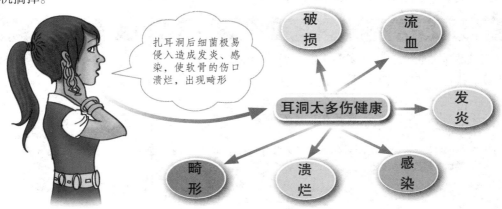

扎耳洞后细菌极易侵入造成发炎、感染，使软骨的伤口溃烂，出现畸形

耳洞太多伤健康

破损 流血 发炎 畸形 溃烂 感染

保护健康从保养鼻子开始

鼻子是具有多种功能的调节器，对吸入的空气起到净化、调温、湿润的作用。当人体的抵抗力下降时，聚集在鼻腔的细菌就会通过鼻腔入侵身体各个部位，导致多种疾病产生，因此鼻子的保健十分重要。

浴鼻保健法

鼻腔黏膜具有一定的过滤、清洁作用，平时经常洗鼻，就会使鼻腔更好地发挥过滤、清洁功能。洗鼻的方法是：用掌心盛温水或浓度适当的温盐水，低头用鼻将水轻轻吸入，再经鼻擤出，反复数次，长期坚 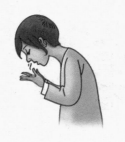 持可有效地改善鼻腔内黏膜的血液循环，增强鼻腔对天气的适应能力，能很好地预防感冒和其他呼吸道疾病

气功健鼻法

晚上睡觉前，先将两手拇指擦热，指擦鼻头 36 次；然后排除杂念，二目注视鼻端，默数呼吸次数 3 ~ 5 分钟；俯卧于床上， 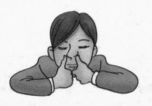 两膝弯曲使足心向上，用鼻子深吸气 4 次，呼气 4 次，然后恢复正常呼吸。这种方法可润肺健鼻，预防感冒和呼吸道疾病

药物健鼻法

鼻腔内应尽量保持适当湿度，过于干燥会使鼻内黏膜破裂出血，在气候干燥的季节，可以根据自己的情况，配合药物保健，如使用复方薄荷油或服用维生素 A、维生素 D 等。中药也有很好的效果，下面的健鼻汤可供参考：

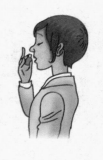

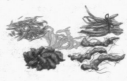

润鼻汤：天冬、沙参、麦冬、黄精、玉竹、生地、川贝母各 9 克，黑芝麻 15 克。水煎服。此方有润肺、养脾、护鼻的功效

健鼻汤：苍耳子 27 克，蝉衣 6 克，炙甘草 4.5 克，薏苡仁 12 克，防风、玉竹、百合、 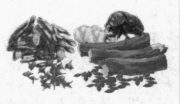 白蒺藜各 9 克。水煎服。本方使人肺气和，脾气充，御风健鼻，有良好的保健作用

另外，还应纠正用手挖鼻孔、拔鼻毛或剪鼻毛等不良习惯。因为损害鼻毛和鼻黏膜不但会影响鼻的过滤功能，引起鼻腔内细菌感染，还可能引起颅内和耳的疾病。

正确排便可防病

虽然排便是人与生俱来的本能，但遗憾的是，由于种种原因，很多人不会正确排便。正确的排便方法应包括以下几个要点。

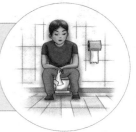

一天大便掌握在 1 ~ 2 次。排便时用力最小，持续时间最短，排出通畅，便后有轻松感为最佳

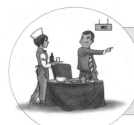

早餐前后是排大便的最佳时间，因为符合人体的生理规律。食物的刺激可加速胃肠蠕动，这种胃肠反射性的蠕动容易产生便意，故早餐后20分钟左右排便最适宜。另外，早上起床后的直立也可出现结肠运动，故不少人起床后就要上厕所，对肛门保健和增强体质有一定意义

按照大便的规律进行排便，即在前一个排便动作完成后安静休息一会儿，待粪便从直肠上部下移产生第二次排便感时，再做第二个排便动作，慢慢增加力度，顺势排出大便。不要在两次排便动作的间歇期间过分用力强行排便，否则容易造成肛门损伤、松弛或直肠脱出等不良后果

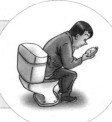

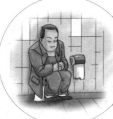

宜打速决战。实际排便动作所需时间极短，每一个排便动作只有几秒钟，2~3 个排便动作的时间加起来也不过 1 分钟左右。如果蹲厕时间超过3~5 分钟仍无便意，就应结束。蹲厕过久容易诱发痔疮

细节提醒

在解大便时常常看书或看报，会使大脑皮质对排便动作产生影响，从而抑制排便。时间久了，就会使直肠对粪便的压力刺激渐渐失去正常的敏感性，造成粪便在大肠内停留过久，水分吸收过多，粪便变得干燥而使排便发生困难。

而且，解大便时看书、看报后，会使大便时间延长，坐或蹲的姿势会导致盆腔瘀血，痔静脉曲张，最后形成痔疮。

容易导致胆病的不良习惯

胆病主要是指胆囊炎和胆结石，致病的原因大多是不良的生活习惯。经常不吃早餐，会使胆汁中胆酸含量减少，胆汁浓缩，胆囊中形成结石。另外，晚饭后常躺着看电视、报刊，饭后立即睡觉，晚餐摄入高脂肪等，也会使胃内食物消化和排空缓慢，食物的不断刺激又引起胆汁大量分泌，这时由于体位处于仰卧或半仰卧，便会发生胆汁引流不畅，在胆管内淤积，导致形成结石。如果经常吃甜食，过量的糖分会刺激胰岛素的分泌，使糖原和脂肪合成增加，同时胆固醇合成与积累也增加，造成胆汁内胆固醇增加，易导致胆结石。

因此，日常饮食应限制高胆固醇食物，多吃植物纤维类、富含维生素类食物；饮食以温热为宜，以利胆管平滑肌松弛，胆汁排泄；少量多次喝水可加快血液循环，预防胆汁瘀滞，利于消炎排石。

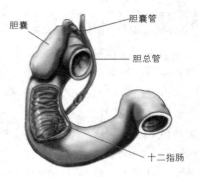

胆囊示意图

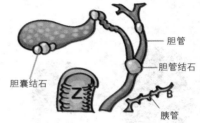

胆结石示意图

胃经当令在辰时，不吃早餐最伤胃

胃经在辰时当令，就是早晨的 7:00 ~ 9:00，这段时间大家都非常忙碌，赶着去上学、上班，但是不管多忙，早饭都一定要吃好，而且最好是在这段时间吃。

很多人以为不吃早饭就可以减肥，其实这是非常错误的观念。早饭即使吃得再多也不会胖，因为上午是阳气最足的时候，也是人体阳气最旺盛的时候，食物很容易被消化。胃经以后是脾经当令，脾可以通过运化将食物变成精血，输送给人体五脏。如果不吃早饭，9:00 以后，脾就是在空运化，它也没有东西可以输送给五脏，这时人体会有不适现象产生，比较明显的表现就是头晕。所以，早饭一定要吃，而且要吃好。中医说脾胃是"后天之本"，也是这个道理。因为人维持生命靠的就是食物，而脾胃负责食物的消化吸收，脾胃不好，人体运转就会出问题。

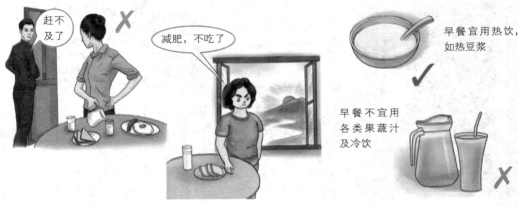

饭前先喝汤，胜过补胃良药方

有人说"饭前先喝汤，胜过良药方"，这话是有科学道理的。这是因为，从口腔、咽喉、食道到胃，犹如一条通道，是食物必经之路。吃饭前，先喝几口汤，等于给这段消化道加点"润滑剂"，使食物能顺利下咽，防止干硬食物刺激消化道黏膜。

我们要想健康，就一定要先喝汤后吃饭。但需要注意的一点是，饭前喝汤并不是说喝得多就好，要因人而异，一般中晚餐前以半碗汤为宜，而早餐前可适当多些，因经过一夜睡眠后，人体水分损失较多。进汤时间以饭前20分钟左右为好，吃饭时也可缓慢少量进汤。总之，进汤以胃部舒适为度，饭前饭后切忌"狂饮"。

最后，我们还要知道怎么熬肉汤最科学合理。

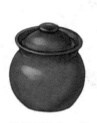
熬汤用陈年瓦罐效果最佳

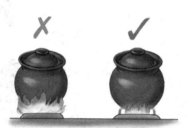
火候要适当，熬汤的要诀是旺火烧沸，小火慢煨。熬制时间不宜过长

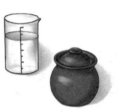
配水要合理，熬汤不宜用热水，水量一般是原料重量的3倍

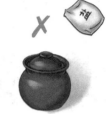
熬汤时不宜先放盐

关门闭窗，留住了温度溜走了健康

三伏天，热浪一阵高过一阵，为了阻隔室外热气，让空调发挥最好的效用，你可能紧闭了门窗；冬天降临，采暖期到了，为了节能，防止热量散失，你可能又加强了房间的密封性，关门关窗。在关门关窗的时候，你可否想到，你同时也把健康关在了门外。

科学研究表明，一个密闭的房间，只要6个小时不通气，其氧气含量就会下降到20%，会造成人体缺氧。现

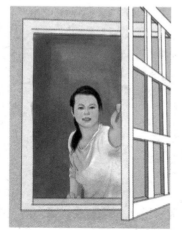

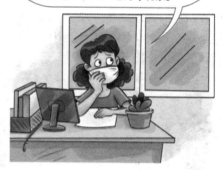
空气缺氧，人们会产生疲劳乏力、精神不振、胸闷、气短、头痛等症状，不少人甚至感觉到呼吸有压力，还有人出现嗜睡、反应迟钝等现象。

代社会，封闭的环境，除了会缺氧，还有另一个健康隐患。现代室内建筑采用了不少含有放射性物质的材料，如马赛克、大理石、花岗岩、瓷砖等，同时家具、办公设备等也会排放大量的有害气体，如果长时间紧闭门窗，通风不良就会使得各种污染物难以稀释和扩散。如果长时间吸入这

样的有害气体，就会破坏人体的基本功能。

此外，通风不畅、冷气暖气开放、相对封闭的环境，容易使细菌、病毒、霉菌、螨虫等微生物大量繁殖，引发流行感冒、呼吸道感染等。

开门开窗，让室内空气流通，是健康的基本需要。实验表明，室内每换气一次，可除去室内空气中60％的有害气体。因此，不管天气多热多冷，都要经常开窗，以保持空气流通。

另外，保持室内空气清洁还有几点要注意：其一，开窗通风本身不能杀灭病菌，但是通风可以将有害气体甚至病原体通过空气的流通排到室外。其二，不能盲目依赖熏香、臭氧空气过滤器等。其三，夏天空调开启后，应定时打开窗户通风。另外，空调开启持续时间最长不应超过12小时。

老年人避免心脑血管病突发，做好"三个半分钟，三个半小时"

对于心脑血管病的高发人群——老年人，要注意"三个半分钟，三个半小时"。

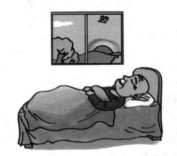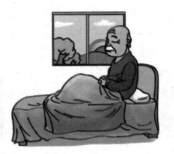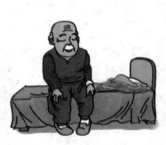

"三个半分钟"就是醒过来不要马上起床，在床上躺半分钟；坐起来又坐半分钟；两条腿垂在床沿又等半分钟。经过这三个半分钟，不花一分钱，脑缺血没有了，心脏不仅很安全，还减少了很多不必要的猝死、不必要的心肌梗死、不必要的卒中

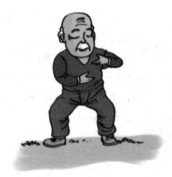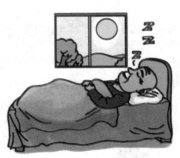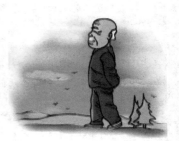

"三个半小时"，就是早上起来运动半小时，打打太极拳、跑跑步，但不能少于3千米。或者进行其他运动，但要因人而异，运动适量。中午睡半小时，这是人体生物钟的需要，老年人更是需要补充睡眠，因为晚上老年人睡得早，早上起得早，中午非常需要休息。晚上6～7时慢步行走半小时，老年人晚上睡得香，可减少心肌梗死、高血压发病率

总之，健康的钥匙在自己手里。当身体健康的时候，总以为能一直健康下去，不去在意，也不去关心它，殊不知健康正从身边悄悄地溜走。而一旦失去了健康，疾病缠身的时候，才能懂得健康的珍贵。健康要靠自己维护！

给身体"缓带"，隐患少了健康就会多一些

睡眠在养生中至关重要，但是很少有人关心睡眠的科学性问题。《黄帝内经》里提到"缓带披发"，这其实是在放松身体，睡眠养生更要如此，科学合理的睡眠方式应该是身体完全处于放松、宽松的状态。

（一）睡觉时不戴胸罩

戴胸罩睡觉容易导致乳腺癌的发生。其原因是长时间戴胸罩会影响乳房的血液循环和淋巴液的正常流通，不能及时清除体内有害物质，久而久之就会使正常的乳腺细胞癌变

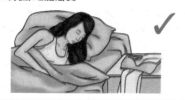

（二）睡觉时不戴假牙

戴着假牙睡觉是非常危险的，极有可能在睡梦中将假牙吞入食管，使假牙的铁钩刺破食管旁的主动脉，引起大出血。因此，睡前取下假牙清洗干净，这样做既安全又有利于口腔卫生

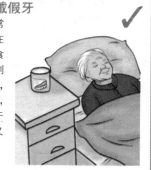

（三）睡觉时戴隐形眼镜

睡觉时戴隐形眼镜，会使眼角膜的缺氧现象加重，如长期使眼睛处于这种状态，轻者会代偿性使角膜周边产生新生血管，严重者则会发生角膜水肿、上皮细胞受损发炎

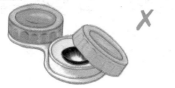

（四）戴手表睡觉

睡眠时戴着手表不利于健康。因为入睡后血流速度减慢，戴表睡觉使腕部的血液循环不畅。如果戴的是夜光表，还有辐射的作用，辐射量虽微，但长时间的积累也可导致不良后果

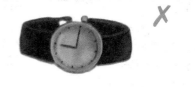

少酒——挽救沉溺于壶觞的浑噩人生

我国的酒文化源远流长，无论是文人墨客、达官贵族，还是乡村草民，酒都在人们的生活中扮演着重要角色。大量事实证明，少量饮酒可活血通脉、助药力、增进食欲、消除疲劳、使人轻快，有助于吸收和利用营养，而长期过量饮酒会引起慢性酒精中毒，对身体有很多危害。

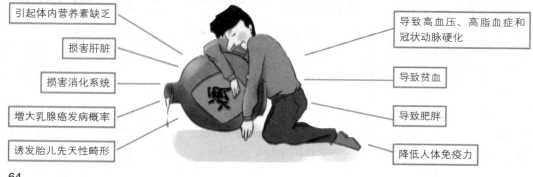

引起体内营养素缺乏

损害肝脏

损害消化系统

增大乳腺癌发病概率

诱发胎儿先天性畸形

导致高血压、高脂血症和冠状动脉硬化

导致贫血

导致肥胖

降低人体免疫力

戒烟——拔除健康头上的达摩克利斯之剑

目前，我国不仅年卷烟产量和销量均居世界首位，而且还是世界上最大的烟草进口国之一。据估计全世界有500万人死于吸烟导致的肺癌，其中中国有100万人，烟草已经成为我国人民健康的主要杀手。

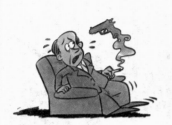
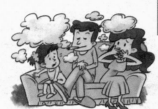

> 拔除健康头上的魔剑
> 戒烟是唯一的出路

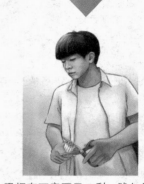

烟草燃烧后产生的烟雾中92%为气体，如一氧化碳、氢氰酸及氨等，8%为颗粒物，内含焦油、尼古丁、多环芳香羟、苯并芘及β-萘胺等，已被证实的致癌物质约40余种，其中最危险的是焦油、尼古丁和一氧化碳。吸烟对人体的危害是一个缓慢的过程，需经较长时间才能显示出来，尼古丁又有成瘾作用，使吸烟者难以戒除。吸烟可诱发多种癌症、心脑血管疾病、呼吸道和消化道疾病等，是造成早亡、病残的主要病因之一

吸烟对妇女的危害更甚于男性，吸烟妇女可引起月经紊乱、受孕困难、宫外孕、雌激素低下、骨质疏松及更年期提前。随着围产医学的发展，发现大量不良围产事件的发生与孕妇孕期吸烟有关。烟雾中的一氧化碳等有害物质进入胎儿血液，形成碳氧血红蛋白，造成缺氧；同时尼古丁又使血管收缩，减少了胎儿的血供及营养供应，影响胎儿的正常生长发育。吸烟致自然流产、胎膜早破、胎盘早剥、前置胎盘、早产及胎儿生长异常等发生率增加，围产儿死亡率上升

吸烟有百害而无一利，犹如悬在人们头上摇摇欲坠的达摩克利斯之剑，随时都可能斩落。为了自己和家人的健康，是时候拔除这把剑了

幸福生活来自关爱"性福"的食物

医学专家认为：常食某些食物，也有助于增强性功能。欧洲的性学专家艾罗拉博士认为，至少有以下几种食物可以"助性"。

（一）麦芽油

麦芽油能够预防性功能衰退，防止流产和早产；防止男女两性的不育不孕症；增强心脏功能和男性的性能力等。所以，在日常生活中应该常食些含麦芽油丰富的食物，如小麦、玉米、小米等

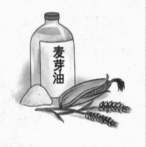

（二）香蕉

香蕉中含有丰富的蟾蜍色胺——一种能作用于大脑使其产生快感、自信和增强性欲的化学物质。香蕉还含有菠萝蛋白酶酵素，这个被认为能够增强男性的性欲。此外，它还含有钾元素和维生素B，可增强身体的整体功能

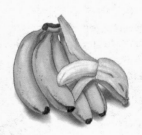

（三）海藻类

甲状腺活力过低会减少性生活的活力、降低性欲，而海藻中含有丰富的碘、钾、钠等矿物元素，正是保障甲状腺活力的重要物质。海藻类食物包括海带、紫菜、裙带菜等

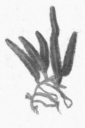

（四）大葱

研究表明，葱中的酶及各种维生素可以保证人体激素正常分泌，从而壮阳补阴

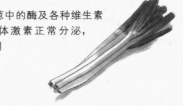

（五）鸡蛋

鸡蛋是性爱后恢复元气最好的"还原剂"。鸡蛋富含优质蛋白，它是性爱必不可少的一种营养物质。它可以增强元气，消除性交后的疲劳感，并能提高男性精子质量，增强精子活力

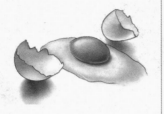

（六）蜂蜜

蜂蜜中含有生殖腺内分泌素，具有明显的活跃性腺的生物活性。因体弱、年高而性功能有所减退者，可坚持服用蜂蜜制品

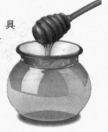

大脑很不喜欢你这些坏习惯——损伤大脑的十大"杀手"

脑为人体"元神之府"，精神意识、记忆思维、视觉器官，皆发于脑。脑对于人的重要性可见一斑，科学用脑尤为重要。为了保持年轻而充满创造力的头脑，你就必须摒弃不良的生活习惯。

（一）长期饱食

研究发现，长期饱食会导致脑动脉硬化，出现大脑早衰和智力减退现象

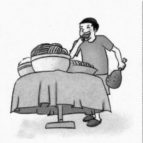

（二）轻视早餐

不吃早餐会使机体和大脑得不到正常的血糖供给。营养供应不足，久而久之对大脑有害

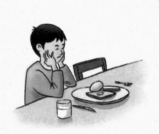

（三）嗜酒、嗜甜食

酒精使大脑皮层的抑制减弱，酗酒对大脑的损害尤其严重。甜食会损害胃口，降低食欲，导致机体营养不良，影响大脑发育

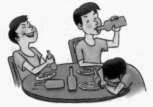

（四）长期吸烟

长期吸烟可引起脑动脉硬化，日久导致大脑供血不足，神经细胞变性，继而发生脑萎缩

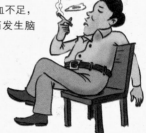

（五）不愿动脑

思考是锻炼大脑的最佳方法。只有多动脑，勤于思考，人才会变聪明。反之，越不愿动脑，大脑退化越快

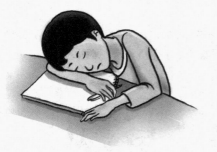

（六）带病用脑

在身体不适或患疾病时，勉强坚持学习或工作，不仅效率低下，而且容易造成大脑损害

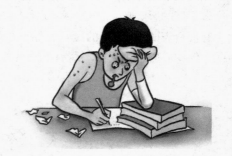

（七）蒙头睡觉

随着被子内的二氧化碳浓度升高，氧气浓度会不断下降。长时间吸进潮湿的含二氧化碳浓度高的空气，对大脑危害极大

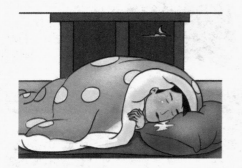

（八）睡眠不足

大脑消除疲劳的主要方式是睡眠。长期睡眠不足或睡眠质量太差会加速脑细胞的衰亡，聪明的人也会变得糊涂起来

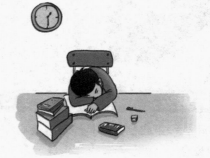

（九）少言寡语

经常说话尤其是多说一些内容丰富、有较强哲理性或逻辑性的话，可促进大脑专司语言的功能区发育。整日沉默寡言、不苟言笑的人，这些功能区会退化

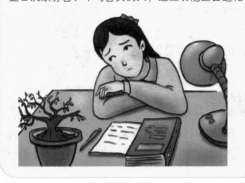

（十）不注意用脑环境

大脑是全身耗氧量最大的器官，只有保证充足的氧气供应才能提高大脑的工作效率。因此用脑时，要特别讲究工作环境的空气卫生

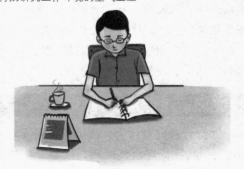

　　需要特别注意的是，大脑是非常复杂的，它的某些损伤也许无法修复，所以我们应该加倍养护它。

小心！暴饮暴食易引发心脏病

不良饮食习惯会对健康造成损害是众所周知的事情，但当与朋友聚会时，大量的美食放在你的面前，你能管住自己的嘴吗？这时你也许会想，偶尔暴食一顿应该不会给身体带来什么不好的影响吧，于是，就开始大快朵颐。

有资料表明，大部分的冠心病都和吃有关系。不当的饮食是导致心脏疾病的主要原因，因此，保护心脏最重要的场所就是餐桌。日常在餐桌上，应注意三少、两多：

少饮酒

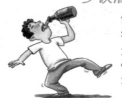

饮酒会伤害心脏，尤其是烈性酒，应不喝

少盐

盐摄入过多可引起血压增高，加重心脏负担，应少吃

少脂肪

脂肪和胆固醇摄入过多，可引起高血脂和动脉硬化，应少吃

多杂粮

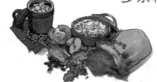

杂粮、粗粮营养齐全，B族维生素丰富，纤维素有益于心脏，这类食物应多吃

多纤维

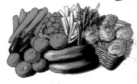

由于维生素C、纤维素、优质蛋白、维生素E等对心血管均有很好的保护作用，这类食物应多吃

饭局越多，患病机会也越多

审视一下自己是不是经常有饭局，或因工作应酬，或与朋友聚餐等，这极易对健康产生危害。

在外就餐时，大量的高蛋白、高脂肪、高能量食物进入我们的体内，会增强血脂的凝固性，使它沉积在血管壁上，促使动脉硬化和血栓的形成，又可导致肝脏制造更多的低密度和极低密度脂蛋白，把过多的胆固醇运载到动脉壁堆积起来，形成恶性循环。每天的热量供应集中在晚餐，会使糖耐量加速降低，加重胰岛负担，促使胰腺衰老，导致糖尿病的发生。

因此外出用餐时，要注意饮食均衡，尽量挑选少油少糖的健康食品，如蔬菜、鱼类等。

调查发现，20%的受访者患有高血压和心脏病等代谢综合征，而1个星期外出用餐4晚上的男士，患代谢综合征的比例较非经常外出用餐者高1倍

亲吻拥抱可促进身体健康

性行为研究者认为，接吻能使男女双方心跳提高到每分钟110次，从而促进血液循环。接吻带来的皮肤肌肉活动加强和充血过程的加快，能减少皮肤皱纹，减轻脸部衰老。

拥抱，是人们传递、寄托、交流、释放感情的最佳方式。夫妻之间拥抱，家庭显得更加温馨、幸福；朋友之间拥抱，友谊显得更加牢固、真诚；恋人之间拥抱，爱情得到进一

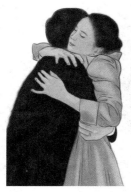

渴望得到爱的双方，6秒钟的拥抱，就可以使双方得到爱的滋润。心跳加快，血压上升，幸福的暖流顷刻便会流遍全身

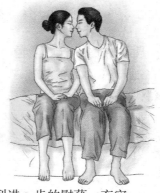

接吻还可以使人呼吸加快，增加肺活量，改善氧气供应。接吻时双方性激素分泌加快，体内释放出的神经肽使身体的各个器官处于快乐状态，因此也不失为一种健身运动

步的交融、升华；母子之间拥抱，心灵得到进一步的慰藉、充实。

心理学家研究发现，夫妻之间在性生活之外的身体接触，有助于爱情的巩固和发展，更可以使双方精神更加饱满、容光焕发、身心健康。假如丈夫因事而迟归，迎接他的妻子不是满腹牢骚的责问，而是对丈夫温情而热烈的拥抱，这一对夫妻，此时享受的一定是人间最大的乐趣和幸福。

房事也应依四季的变化来调节

一年四季的变化，不仅影响自然界的植物，而且影响人的房事。人的机体也是一个小天地，和自然界一样有四季的变化，而且受自然界变化的影响。人应该根据四季的变化来调节自己的房事，以适应自然界春生、夏长、秋收、冬藏的变化规律。

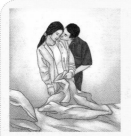

春天，万物复苏，人的生殖功能、内分泌功能也相对旺盛，性欲相对高涨。春天赋予人生发之气，适当的性生活有助人体气血调畅，是健康的。必须注意，过分频密，势必损伤身体

夏季天气炎热，生物茂盛，人体气血运行加速，新陈代谢加快，身体处于高消耗的状态，房事应适当减少。如果这时过度房事，无疑会增加能量消耗，损伤阳气，不利于身体健康

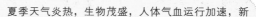
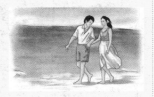

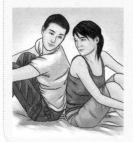

秋季，天高气爽，秋风劲急，万物肃杀。这时期，减少房事，以保精固神，蓄养精气

冬季，天气寒冷，万物闭藏。人也不例外，冬季气温较低，人的新陈代谢也随之降低，与此相应，适当节制房事，以保肾阳之气，使精气内守，避免耗伤精血

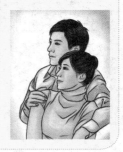

性生活后喝冷饮是在饮鸩止渴

在性爱过程中，周身的血液循环加快，表现为血压升高、心跳加快、胃肠蠕动增强、皮肤潮红、汗腺毛孔开放而多汗等。因此，在性交结束后，会感到燥热、口渴欲饮。有的

人就急于去喝冷饮，或为了除去汗水而去洗冷水澡，这样对身体健康是十分不利的。

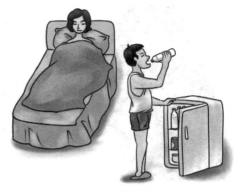

因为在性生活过程中，胃肠道的血管处于扩张状态，在胃肠黏膜充血未恢复常态之前，摄入冷饮会使胃肠黏膜突然遇冷而受到损害，甚至引起胃肠不适或绞痛。同样道理，在性交过程中，周身的皮肤血管也充血扩张，汗腺毛孔均处在开放排汗状态，此时受凉风吹拂或洗冷水澡的话，皮肤的血管会骤然收缩，使大量血液流回心脏，加重心脏的负担，同时还会造成汗腺排泄孔突然关闭，使汗液潴留于汗腺而有碍健康。

性生活结束后马上喝冷饮对健康十分不利

如果感到口渴，不妨先饮少量温热的开水。在房事后 1 小时左右，当身体各系统器官的血液循环恢复常态之后，再喝冷饮或洗冷水澡为宜。

夫妻分床睡对健康更有益

从多方面来看，夫妻分床就寝有益双方的身心健康。对于感情基础深厚，但夫妻性生活处于相对平淡期的夫妻而言，分床而居相当于一剂良药，可以使双方重燃爱火。但如果夫妻本来关系就冷淡、紧张，分床久了，有可能使本来就冷淡的夫妻关系更加冷淡，加大裂痕，造成更深的隔阂，甚至会使第三者乘虚而入。因此，有矛盾的夫妻要把握好分床睡的尺度，不要让暂时的分开成为永久的分离。

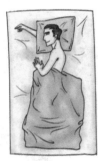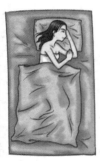

要注意的是，分床而居是现代夫妻选择的一种生活方式，但并不适用于所有人

（一）避免性生活过频。若分床，性刺激大大减少，过着有节制的性生活，养精蓄锐，有利于保护肾气

（二）保证充足睡眠。若分床休息，可避免对方的打扰，加强睡眠的深度、熟度，保证睡眠质量

（三）有利女方四期保健。妇女的月经期、孕期、产褥期、哺乳期称为"四期"，在此期间妻子需要得到最妥善的卫生保健。如果夫妻分床睡，则可避免种种不妥，有益于妻子的"四期"保健

（四）有效避免传染疾病。若夫妻分床就寝，很容易实行有理智的隔离，有效地避免相互传染或交叉感染

第三章

美容化妆与健康

——只有健康的才是最美的

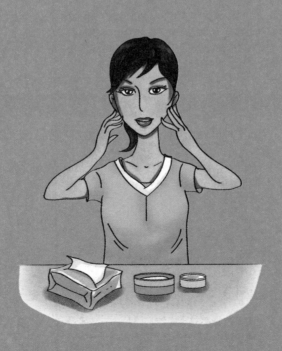

每天应让肌肤喝足水

保养肌肤最基础的应对办法就是多喝水。因为保持一定的饮水量，不仅能有效地改善机体的新陈代谢和血液循环，还能促进体内代谢产物的排泄。

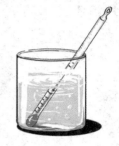

饮用水的温度要适中
一般以 20 ~ 25℃为宜。因为沸水经自然冷却至此温度时，溶解在水中的气体会较煮沸前减少二分之一，水的内聚力增大，与人体细胞内的水分子结构非常接近，容易渗透到皮肤组织内部，有利于补充皮肤水分，减少细纹的出现

最好在早晨起床后喝一杯水
早晨起床后喝一杯水不仅可以清洁胃肠，对肾也有利。饭后和睡前不宜多喝水，以免导致胃液稀释、夜间多尿，防止诱发眼睑水肿和眼袋。每日应喝 6 ~ 8 杯水，水分对皮肤的滋润作用不亚于油脂对皮肤的保护作用。体内有充足的水分，才能使皮肤丰腴、润滑、柔软，富有弹性和光泽

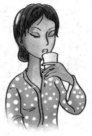

多吃蔬菜和水果
应多吃含水分多的蔬菜和水果，注意保持室内适宜的湿度，这些对皮肤美容都是有益的。在饮用水中加入花粉，可保持青春活力并抗衰老。花粉中含有多种氨基酸、维生素、矿物质和酶类。天然酶能改变细胞色素，消除色素斑、雀斑，保持皮肤健康

肌肤也需常呼吸

肌肤也需要呼吸。可是怎样才能让肌肤舒适健康地呼吸呢？让肌肤呼吸顺畅要注意以下几个方面：

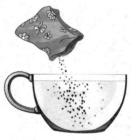

清洁肌肤要及时、彻底——每天至少清洁两次面部皮肤，每三天至少洗一次澡

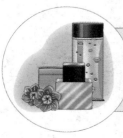

谨慎选择高效、提纯护肤品——根据自己的年龄和肤质特点选用护肤品

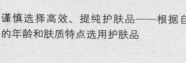

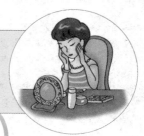

日间以清爽类护肤品为主——清爽类护肤品通常触感轻柔、通透性好，以水、露、乳质为最佳，部分结构好的霜质产品也不错

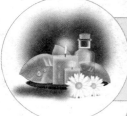

晚间以修护类护肤品为主——这里的晚间指晚上 7 ～ 10 点，因肌肤细胞在晚间吸收营养的能力较强

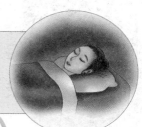

睡眠时让肌肤充分"裸露"——夜间 11 点至凌晨五六点的睡眠时间是肌肤细胞最活跃的时间，也是肌肤最需要顺畅呼吸的时间，最好让肌肤处于洁净的"裸"状态

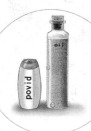

适当使用油质护肤品——不要一味认为油质护肤品会让肌肤腻得透不过气，其实，在春、秋、冬干燥又多风的季节里，肌肤需要适量油质化妆品的保护

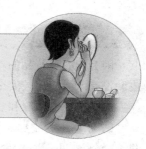

用粉底及干粉前的正确护肤程序——在使用易使肌肤毛孔堵塞的粉底及干粉前应先采用正确的护肤程序，使肌肤具有一定通透性和适应性

洗脸方法不当会揉出皱纹

洗脸是我们每日的必经步骤，直接将洁面乳涂在脸上搓揉几下，或者用手掌把洗面乳揉出细致的泡沫，然后用蘸满泡沫的手掌在脸上揉搓几下洗净，这是否是你每天洗脸的手法？

其实这种洗脸方式是错误的。也许这些你会不屑一顾：洗脸就是洗脸，洗干净就行了，讲究那么多干吗？其实不然，洗脸可是一门大学问。作为一种最基础的清洁和保养皮肤的工作，洗脸很有讲究。正确的洗脸方法可以帮助你更好地清洁和保养皮肤；不正确的洗脸方法则会损伤皮肤，加速皮肤的老化。

正确的洗脸方法是：

首先，用中指和无名指洗脸。手掌的操作表面和力度都不适合女性细致的面部肌肤，而中指和无名指是女性的美容手指，无论是洗脸、面部按摩还是涂抹护肤品，都应该用这两个手指来操作

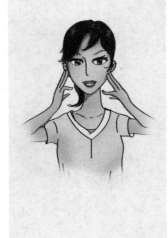

其次，用洗面乳洗脸时，手指轻揉的方向不该是毫无规律的，应该顺着毛孔打开的方向揉，即两颊由下往上轻轻按摩，从下巴揉到耳根，两鼻翼处由里向外，从眉心到鼻梁，额头从中部向两侧按摩。只有这样，才能够将毛孔里的脏东西揉出来，并且起到提升脸部肌肉的作用。不正确的手法不但清洁不干净，还会揉出皱纹，加速面部肌肤松弛

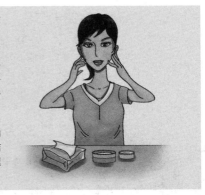

最后，用冷热交替法洗脸。凉水具有清凉镇静的作用，但用来洗脸清洁得不够彻底。因为凉水会使皮肤的毛细血管紧缩，使脸上的污垢甚至是洁面产品的残余不易清洗干净，而残留在毛孔内，久之会堵塞毛孔，引发各种肌肤隐患。正确的方法应该是先用温水，让毛孔张开，然后涂上洗面奶把毛孔里的脏东西洗出来，再用冷水洗，以收缩毛孔

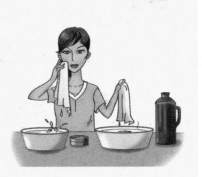

完成了上面几步，脸部的清洁工作就算是结束了。但是，如果你想让肌肤更白更嫩，那么可以再用醋水洗一遍：放少许醋于温水中，轻轻搅拌后开始蘸水拍打脸部，最后用清水冲洗去脸上的醋味即可。

婴儿护肤品不适合成人

因为担心化妆品的不良反应，很多成年人喜欢用婴儿护肤品，觉得婴儿产品温和，对皮肤没有刺激，比较安全，而且会让自己的皮肤像婴儿那样细腻娇嫩。但是专家提醒，成年人皮肤的代谢状况和婴儿皮肤有很大的不同，婴儿护肤品并不适合成年人。

因为婴儿皮肤白嫩、水分多，对护肤品要求少，只要做到滋润、保湿就可以了，所以婴儿的护肤品比较温和、无刺激，同时，其功效也相对单一。

而成年人的皮肤护理比较复杂，需要修复、锁水、抗皱、美白等多种营养修护，这些都是婴儿护肤品难以做到的。尤其是随着年龄的增长、精神紧张的增强和环境污染的加重等，成年人皮肤中的自由基越来越多，皮肤会起皱纹、色斑、松弛，肤色晦暗，而婴儿护肤品中常缺乏抑制自由基的成分，长期使用不能防止皮肤进一步粗糙或衰老。

另外，成人用婴儿护肤品也不容易吸收，因为婴

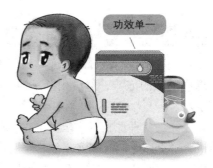

婴儿护肤品功效单一，成年人的皮肤护理比较复杂，需要修复、锁水、抗皱、美白等多种营养维护

儿皮肤厚度明显低于成人，皮肤薄且柔嫩，水分充足，很容易吸收护肤品中的营养物质，而成年人皮肤水分缺乏，要吸收婴儿护肤品中的营养成分就较难了。

成人化妆品的选择也不是长期不变的，要根据自己的皮肤特点、年龄段、季节和环境的变化以及个人护肤的侧重点来选择，适时更换护肤品对皮肤的保养很有好处。

油性皮肤经常洗不管用

脸部泛油光是很多女性夏日的噩梦，那种油脂混合着汗水的感觉，着实让人难以忍受，更别说上了妆之后毛孔被油脂撑大的惨状。有些人忍不住会经常洗脸，希望可以洗去油光。这其实是个误区。

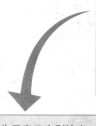

事实上，正常肌肤的油脂和水分分泌应处于一种平衡状态，如果只是简单地将肌肤表面的油分洗去或者吸掉，会造成脸部暂时丧失油分，反而会刺激皮脂腺分泌更多的油脂。所以，从这个意义上说，补水才是控油的关键。除多喝水外，还要用保湿效果好的护肤品，只有提供给肌肤适度的不含油的滋润保湿条件，才能将肌肤调理到水油平衡的最佳状态

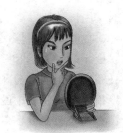

为了真正告别油光，还要一至两周敷一次面膜，并且选择可以吸附油脂的高岭土或天然泥等成分做成的泥膏面膜，帮助角质剥落，改善粉刺。要注意多敷保湿面膜，但不要选择太黏稠的精华液面膜。至于太营养的面膜，还有密封式的果冻面膜，都不适合敷太多。观察敷完后的肌肤几天内油脂的分泌是不是旺盛，就可以判断一个面膜是否适合自己的皮肤

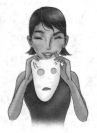

皮肤呈油性的人可用鸡蛋防皱、润肤，具体做法是：取一个鸡蛋的1/4，快速将蛋白或蛋黄涂抹在脸上，10～15分钟内不要说笑，等到皮肤收敛后，再用清水洗干净，每星期1～3次

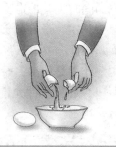

男性其实也需要护肤

因为男性的皮肤厚度和密度都大于女性，所以男性的皮肤看起来更加富有弹性，于是很多男性就认为自己不需要有意保护皮肤。但是他们不知道，皮肤更加富有弹性的同时也影响皮肤新陈代谢产物的排泄，容易使一些物质滞留体内，造成皮肤疾患。而且，男性的皮肤脂腺和汗腺都比女性发达，在提供了对皮肤的保护和营养的同时，分泌旺盛的腺体也会因为未被及时清洗、疏导而堵塞，导致暗疮、黑头等显露于面容，

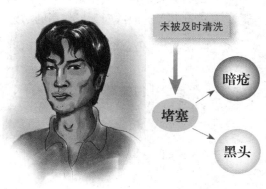

男性皮肤多偏油性，这种状态的皮肤更需护理

因而需要毛孔清洁鼻贴及清爽型深层磨砂膏来清除黑头。皮肤偏油性的男性，需要每天洗脸两次，入夜时抹上晚霜。如果面部有粉刺或痤疮，不能用磨砂膏洁面，每天洗脸不要超过两次，以防止皮肤过度干燥。

补水的同时别忘了锁水

长期对着电脑屏幕，待在空调房里，皮肤容易干燥紧绷，于是很多女性都为自己准备了保湿喷雾，隔两小时往脸上喷一喷，干燥的肌肤立刻变得滋润起来。但你是否想过，补水后不锁水，会起到相反的作用！

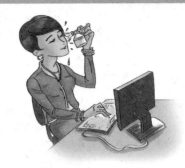

喷了保湿雾，如果不及时锁水，会让肌肤更干燥

在脸上喷了保湿雾，如果不及时锁水，会让肌肤更干燥。补水和锁水是两个概念，补水是为肌肤补充水分，但水分子只能停留在肌肤表层，空气蒸发很容易将肌肤中的水分带走，使皮肤更"口渴"；锁水则是将肌肤内的水分留住，不让补充的水分再次流失掉，因此，锁水这一步骤比补水更重要。

正确使用保湿喷雾的方法是，喷头离脸部15～30厘米，由下往上均匀喷射，几秒钟后用面巾纸将残留在脸上的水分吸干，否则这些水分在蒸发的同时也会带走脸表皮的水分，导致肌肤干燥。

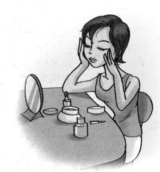

最好的锁水办法是补水后涂上保湿霜，以有效锁水

其实，最好的锁水办法是涂上具有锁水作用的面霜。保湿喷雾虽然写着保湿，但属于水质保养品，主要作用是补水，而能够保湿的必须是油质护肤品。所以，如果条件允许，补水后最好涂上保湿霜，以有效锁水。

远离面霜的四个使用误区

年轻的时候我们可以不用眼霜，但不能不用面霜。和眼霜一样，面霜也需要远离一些误区，才能起到保养肌肤而无反作用的功效。

误区一：洁面后先擦面霜

很多人擦面霜不讲究顺序，乱用一气，其实保养品的使用应该是先水后霜的，因为越是偏向霜状的产品，滋润度越高，会在肌肤外层形成一层保护膜。如果你先使用滋润性高的面霜，它在肌肤表层形成了一层保护膜，小分子的精华液便无法渗透肌肤，也就不能发挥作用

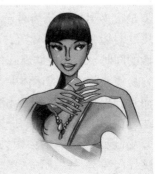

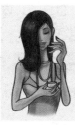

误区二：把面霜当面膜使用

有些女性觉得把面霜涂得厚厚的就可以当面膜了，其实这样做是很不科学的。面膜的作用是补充，面霜的作用是保护。只有免洗面膜可以当面霜使用，面霜却不可以当面膜使用，否则只会适得其反，堵塞你的毛孔

误区三：将面霜擦在眼睛周围

有些人总是有意无意地将面霜擦在眼部。殊不知，眼部周围皮肤比较薄、脆弱，面霜营养成分比较高，长期用面霜代替眼霜，可能会使眼部周围营养过剩，长出一些白白的小颗粒。在擦面霜时最好不要接触到眼部，可以试试先擦眼霜，然后擦面霜，自己感觉一下，有眼霜的地方就不要再擦面霜了

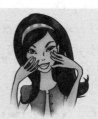

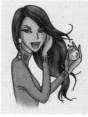

误区四：用过面霜后就按摩

很多女性朋友觉得擦完面霜按摩一下，会让面霜吸收得更好，其实这个观点不完全正确。因为专为按摩而设的面霜油分较高，较容易推开，可减少面部在按摩时产生的摩擦力，不会拉伤皮肤。若使用了不合适的面霜做按摩，容易产生细纹，结果适得其反

黑头千万不能用手挤

黑头是很常见的皮肤问题，如果将痘痘比作活火山，那么黑头就好比死火山，应引起特别关注，它是想拥有凝脂肌肤的女性之大敌，所以女性要美丽就得清除黑头。

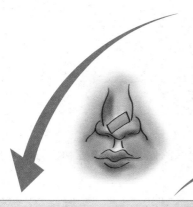

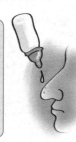

（1）清除黑头有很多方法，但你千万不能用手挤，否则会严重损伤皮肤的结缔组织。另外，指甲内藏污纳垢，容易导致皮肤发炎，使得毛孔越变越大。你可以想象一个油棕果，当我们挤后放松，它会流出更多油脂。而且，挤压也会使年轻细嫩的皮肤留下粗毛孔和瘢痕

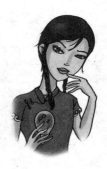

（3）对付黑头，这里有个很简单的方法：每次洁面后，在黑头密集的地方涂上几滴纯牛奶，轻轻打圈按搓5分钟再用清水洗净，坚持一周你就会有惊喜

（2）清除黑头最好不要用鼻贴。这是因为如果一旦养成了用鼻贴的习惯，可能就要忍受黑头粉刺一直绵延不断的恶性循环了。如果你已习惯用鼻贴了，那么做完鼻贴一定要做好毛孔的收缩工作，最好用收缩水，省钱的办法则是用纱布裹一个冰块在鼻头上熨一熨，这也能起到收敛作用

如果你从没整理过你鼻头上的黑点，或你最近皮肤特糟糕，可以天天做，慢慢的，你就会发觉间隔时间可以拉长了，最后可能变成一个星期做一次，或者两个星期做一次。

不化妆也要卸妆

很多女士喜欢素面朝天，因此"卸妆"这个词对她们也很陌生：既然都不化妆，当然用不着卸妆，每天只是把脸洗干净，搽上护肤品就可以了。

其实，即使不化妆也要卸"妆"。

举个简单的例子：当你的手碰到机油或油漆的时候，光用肥皂清洗，油污仍然无法完全脱落；但如果先用松香油清洗双手，再用肥皂洗一次，就很容易将油分都洗干净了。

同样的道理，脸上的污垢除了肌肤主要的分泌物——油脂、汗液，还有灰尘、粉底等等。现在的环境污染很严重，空气中的脏物很多，这些东西会直接附着于你的皮肤上，所以，建议你先用卸妆品溶解它们，让它们浮出肌肤表面，然后以面巾纸拭净或以水冲洗，最后再用洁面乳洗脸，以达到彻底清洁的目的。

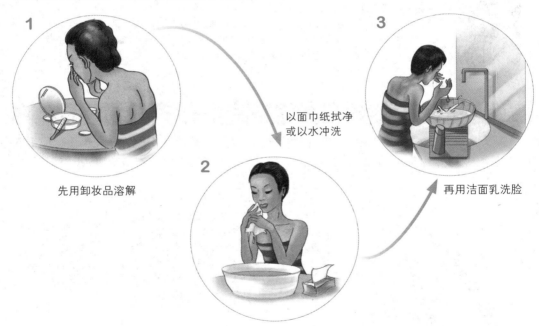

1 先用卸妆品溶解

以面巾纸拭净或以水冲洗

2

3 再用洁面乳洗脸

懒惰是美丽最大的敌人，为此奉劝所有爱美的女同胞们，千万不要怕麻烦，不要不"卸妆"。

痤疮不仅妨碍容貌，也是健康问题

痤疮即暗疮，名称较多，"青春痘""粉刺""面疮"均是。中医原称作"肺风粉刺"。痤疮是一种毛囊皮脂腺的慢性炎症性疾病。

本病的发生和雄激素关系密切，由雄激素分泌过多，令皮肤的皮脂腺肥大，皮脂分泌增加，堵塞毛囊所引起。预防痤疮要注意以下问题：

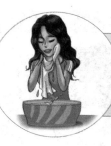

预防一定要注意脸部的清洁：常用热水和肥皂洗涤患处

注意多吃含维生素 A、维生素 B$_1$、维生素 B$_2$、维生素 B$_6$ 等食品，或者吃维生素丸

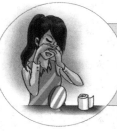

尽量不使用油脂类化妆品，避免用手挤捏患部；不用手抓，避免合并感染；不要随意使用外用药品涂搽

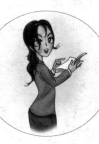

便秘时，肠内粪块会使皮肤新陈代谢衰退，令表皮角质层增加而引起炎症。因此，必须保持每天大便通畅

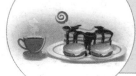

尽量减少脂肪、糖果、巧克力、咖啡、花生和含糖多的食物的摄入，避免饮酒及食用辛辣刺激性食品，少吃姜，因其能增加雄激素分泌；忌吃虾、蟹等物

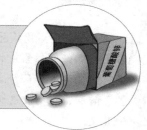

锌治此病效果颇佳，可口服葡萄糖酸锌，每次 20 毫克，每日两次，至少连续服用 1～2 个月。还可以用中药补充，麦冬 15 克、玄参 15 克、丹参 20 克、白花蛇舌草 30 克，水煎两次，每日分两次服，持续服用 1 个月以上

刚洗完澡后不宜立即化妆

　　沐浴可以美肤，可以清洁和放松身体，许多女性朋友更是会乘兴给自己化妆，这看似小事，实际上对肌肤的伤害却很大。

　　洗澡不单是一个去除皮肤外层老化表皮以及洗去灰尘的过程，它对人体的自律神经、内分泌系统、皮肤的酸碱度、皮肤温度、酸化还原能力以及皮肤的水分量和发汗量等都有影响。在洗澡的时候，水的温度和湿度会改变正常皮肤的酸碱度，同时由于人为的反复清洗使表面老化的死皮及表面保护性的油脂层消失，皮肤几乎处于不设防的状态。

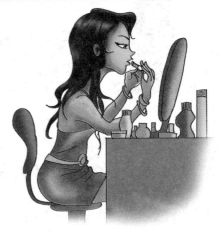

　　洗澡后立即化妆不仅起不到及时补充水分、滋润皮肤的效果，相反，由于沐浴会使毛细血管扩张，化妆品中的细菌或化学物质极易侵入皮肤，造成感染。所以，女性朋友千万不要在洗澡后马上化妆。

沐浴会使毛细血管扩张，洗澡后立即化妆，化妆品中的细菌或化学物质极易侵入皮肤，造成感染

　　即使洗澡后需要化妆，也应在 1 小时后进行。这个时候，皮肤的酸碱度恢复到了原来的状态，化妆品对皮肤的伤害不会太大。

选购、鉴别护肤类产品要注意哪些事项

　　面对市场上众多的化妆品品牌，消费者选购、鉴别护肤类产品时应注意以下几方面：

在选用润肤乳液时要注意

外观洁白美观，或浅色的天然色调，富有光泽，质地细腻。手感良好，质地均匀，黏度合适，膏体易于挑出，乳液易于倾倒或挤出。易于在皮肤上铺展和分散，肤感润滑。使用后能保持一段时间持续湿润而无黏腻感，具有清新怡人的香气

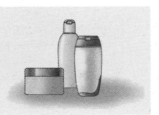

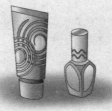

在选用洗面奶时要注意

质地细腻均匀，色调自然。涂在皮肤上，应融化或变软。在皮肤上易于分散，不会过于拖沓，不应感到油腻。水分蒸发后，残留物不应变黏。对皮肤和毛孔的作用应是将其污垢乳化或溶解，而不是被皮肤所吸收。使用后在皮肤上留下一层薄的护肤膜，不会造成脱脂。对皮肤作用温和，不会引起刺激和致敏作用，可长期安全使用

　　另外，在购买化妆品时一定要选择具有合法经营资格的商场、超市、市场、化妆品店、美容美发店，并且索取购物发票或有效凭证；还要仔细辨认外包装上的标志（生产日期、产地、产品名称、厂址、卫生许可证号等）是否完整；凡用于育发、染发、烫发、脱毛、美乳、健美、除臭、祛斑、防晒的特殊用途化妆品，在产品上必须标注特殊用途化妆品卫生批准文号。

使用化妆品时有哪八忌

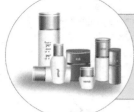

一忌使用多厂家的化妆品
搽抹不同厂家生产的化妆品，容易引起化学反应。一般说来，基础化妆品最好选择同一厂家生产的系列化妆品。尤其是夏秋季节，由于汗腺、皮脂腺的分泌功能旺盛，皮肤处于易起斑疹的状态中，再加上受强烈紫外线的照射，极易因化妆品使用不当而引发皮炎等病症

二忌使用过期的化妆品
护肤型化妆品多含脂肪、蛋白质、维生素等营养素，放置时间过久，可因日晒、氧化而变色、变味，使用这类化妆品可使皮肤发生过敏反应。粉底霜、色粉、唇膏、胭脂、指甲油、眼影等彩妆，也可因时间过久而影响美容效果

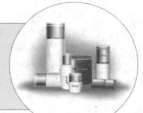

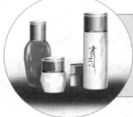

三忌使用劣质化妆品
为防止化妆品中的有毒物质，如水银及致癌物质的危害，应选用经卫生部批准的优质产品

四忌用手指直接挑用化妆品
化妆品是非常精细的，如果不注意卫生，就会引起化学反应而导致化妆品变质。用手指直接勾取化妆品，不管是乳液，还是面霜，都会把细菌带入化妆品中。因此，使用时宜用竹签挑出来。化妆品一旦沾手，绝对不要再送回瓶内，尤其是液态化妆品

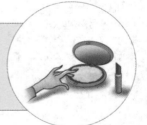

五忌过量使用化妆品
过量使用化妆品，会影响皮肤的呼吸、排泄功能，特别是过量擦用粉质、霜类化妆品，易堵塞皮脂腺与毛孔，降低皮肤的代谢与吸收功能，甚至诱发色斑。大多数化妆品都含有防腐剂、香精、色素等人工合成添加剂，过量使用不利于皮肤防护

六忌迷信进口化妆品
有人迷信西方进口化妆品，殊不知化妆品上市前需要经过人体皮肤试验，确认其是否安全可靠。西方国家的化妆品是在白种人身上做试验，适合白种人皮肤。而东方人与西方人的肤质不同，相比之下，东方人的皮肤对某些化妆品易于过敏，所以不能不加选择地使用进口化妆品

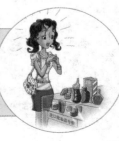

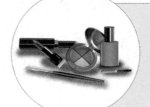

七忌化妆工具久用不换

粉扑、海绵等使用一次后，会沾染上皮脂、汗液和细菌。因此，化妆用的工具应经常更新。两用型的粉底和水粉饼，假如用浸过水的海绵蘸拭，用毕应洗干净，完全甩干后放于阴凉处，以防长霉斑。海绵稍微变色或变硬，就要换新的。此外，化妆用的狼毫笔、牙签、眉笔等，用后都应及时清洗干净，并注意定期更换

八忌常用药效化妆品

药效化妆品处于医药品与化妆品之间。它在化妆品中加入了药剂，以使之作用于皮肤。由于人的皮肤上有许多种类的常在菌，起着防止其他细菌和真菌繁殖侵入的作用，如果常用药效化妆品，就会杀灭这些常在菌，并致使病菌产生抗药性，给治疗疾病增加难度。因此，药效化妆品不可乱用、常用

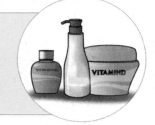

孕妇禁用哪些化妆品

　　爱美的女性都喜欢化妆，因为装扮以后，显得更加年轻漂亮、容光焕发。可是，当你怀孕之后，就要警惕某些化妆品中包含的有害化学成分。孕妇应该禁用哪些化妆品呢？

染发剂

据国外医学专家调查，染发剂不仅会引起皮肤癌，而且还会引起乳腺癌，导致胎儿畸形。所以孕妇不宜使用染发剂

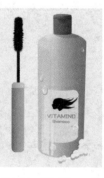

冷烫精

据法国医学专家多年研究，妇女怀孕后，头发不但非常脆弱，而且极易脱落。若是再用化学冷烫精烫发，会加剧头发脱落。此外，化学冷烫精还会影响孕妇体内胎儿的正常生长发育，少数妇女还会对其产生过敏反应。因此，孕妇也不宜使用化学冷烫精

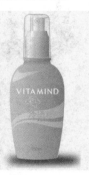

口红

口红由各种油脂、蜡质、颜料和香料等成分组成。其中，油脂通常采用羊毛脂，羊毛脂除了会吸附空气中各种对人体有害的重金属微量元素，还可能吸附大肠杆菌进入胎儿体内，而且还有一定的渗透性。孕妇涂抹口红以后，空气中的一些有害物质就容易被吸附在嘴唇上，并随着唾液侵入体内，使孕妇腹中的胎儿受害。鉴于此，孕妇最好不涂口红，尤其是不要长期抹口红

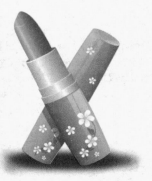

指甲油

孕妇也不应涂指甲油，以免伤害胎儿。目前市场上销售的指甲油大多是以硝化纤维为基料，配以丙酮、乙酯、丁酯、苯二甲酸等化学溶剂和增塑及各色染料制成的，这些化学物质对人体有一定的毒害作用。孕妇在用手吃东西时，指甲油中的有毒化学物质很容易随食物进入体内，并能通过胎盘和血液进入胎儿体内，日积月累，就会影响胎儿健康。此外，有的孕妇指甲脆而易折断，往往也是由涂指甲油造成的

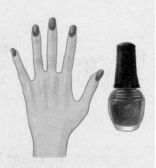

孕妇去医院做产前检查时，尤应注意不要涂指甲油，因为指甲的颜色有时需要作为医生诊断参考的资料，如贫血、心脏病等，涂了指甲油就无法做出正确的判断了。

洗头发还是要水洗

干洗头发是发廊流行的洗头方式，直接将洗发产品挤在头发上，然后喷少许水揉出泡沫，按摩十几分钟后冲洗掉。边享受舒服的按摩边看着满头丰富的泡沫，很是惬意。其实这是一种错误的做法。

干燥的头发有极强的吸水性，直接使用洗发剂会使其表面活性剂渗入发质，而这一活性剂只经过一两次简单的冲洗是不可能去除干净的，它们残留在头发中，反而会破坏头发角蛋白，使头发失去光泽。

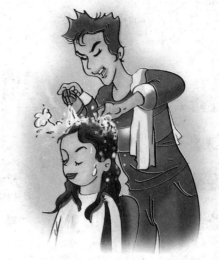

干发直接使用洗发剂会使其表面活性剂渗入发质，破坏头发角蛋白，使头发失去光泽

另外，中医认为洗头发的时候做按摩很容易使寒气入侵。理发师在头发上倒上洗发水，就开始搓揉头发，再按摩头部、颈部。按摩使头部的皮肤松弛、毛孔开放，并加速血液循环，而此时头上全是冰凉的化学洗发水，按摩的直接后果就使吸收化学洗发水的时间大大延长，张开的毛孔也使头皮吸收化学洗发水的能力大大增强，同时寒气、湿气也通过打开的毛孔和快速的血液循环进入头部。

由此可见，洗头发还是要水洗，同时在洗头时不要做按摩。

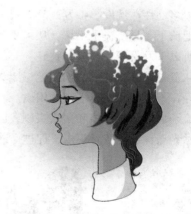

张开的毛孔也使头皮吸收洗发剂

常喷发胶会给健康带来危害

发胶是一种能固定和美化发型的美容化学用品，但是不合理使用，或缺乏自我保健意识，也会给健康带来危害。

发胶大多含有酒精溶剂和具有致癌作用的乳胶微粒，并以氟利昂、二氯甲烷为助喷剂。而发胶在使用过程中，有害化学物质会产生大量微细颗粒悬浮于空气中，对眼睛、鼻腔、咽部、气管产生很强的刺激，不仅能引起眼睛畏光、流泪、疼痛、充血等角膜刺激症状，还可破坏呼吸系统，使黏膜组织产生炎症和反应，削弱局部抵抗力，诱发或加重过敏性鼻炎、咽炎、气管炎和哮喘。一些发胶中所含的有机溶剂还具有麻醉效果和较强的致癌作用，长期习惯性吸入其溶剂或气体，有可能成瘾或引发肺癌。

因此，在使用发胶时要尽量减少使用次数，缩短喷射时间；避免喷射到眼睛、鼻子、嘴唇等处；患过敏性疾病和呼吸道疾病的患者不要使用。

此外，有的染发剂也是潜在的致癌物，经常使用染发剂可以加大女性患乳腺癌、子宫颈癌、皮肤癌、肾脏癌的概率，甚至使胎儿的大脑发育不全，所以要少用染发剂。

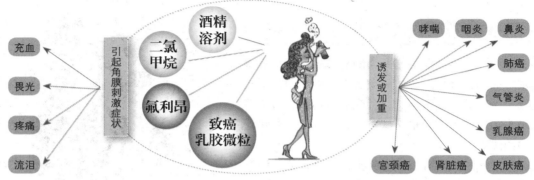

发胶含有大量有害化学物质，会对眼睛、鼻腔、咽部、气管产生很强的刺激，诱发或加重过敏性鼻炎、咽炎、气管炎和哮喘。经常使用染发剂会加重或引发各种癌症

梳子的选择不能太随便

很多女性在洗发、护发产品上很讲究，而对梳子的选择则很随便，往往是一年到头使用一把梳子，只要梳子不坏就从来不换。我们知道，梳子在头发护理中具有举足轻重的作用，所以千万不能一"梳"到底。

从造型上分，梳子有宽齿梳、密齿梳、圆筒梳、鬃毛梳等；从材质上分，有塑胶梳、木梳、角梳等，不同的梳子有不同的用途。

梳子最好选用木梳和猪鬃头刷，因为这类梳头用具不产生静电，既能去头屑，又能增加头发光泽，还能按摩头皮，促进血液循环。

洗头发和吹湿发的时候，最宜使用宽齿扁梳将湿发梳顺，这时候用其他的梳子对头发的摩擦较大，容易令头发打结、折断

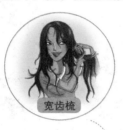
宽齿梳

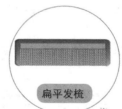
扁平发梳

想把直发吹得更加服帖，可用扁平发梳垂直梳理头发，同时将风筒吹向梳齿的底部，便可以吹出更直顺的效果

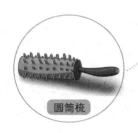
圆筒梳

想令短发更有层次感，或是达到卷曲的效果，圆筒梳是理想的选择

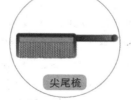
尖尾梳

尖尾梳在扎发辫、分发际时最管用

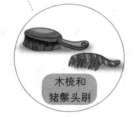
木梳和猪鬃头刷

梳齿端呈球形的发梳能很好地按摩头皮，有助于减少头皮屑，令发质更动人

护发素要彻底冲净

很多人认为，自己的头发开叉或过度蓬松等都是因其干枯而产生的，他们坚信，如果能在头发上保留大约 25% 的护发素，就可以对头发起到保养作用。

其实这种想法完全是错误的，护发素一定要冲洗干净，因为它只能在一定时间内对头发进行养分补给，一旦超过有效的时间，非但不能滋养秀发，还容易使其打绺，造成分叉、干燥。所以，洗完头发后，一定要将护发素冲干净。

另外，还要注意一种牌子的护发素，在成分、配方上往往比较固定、单一，所以使用护发素不要总是局限在一种品牌、一种功效上，应该在使用 3 ~ 6 个月后，适当更换其他品牌或具有其他功效的护发素。

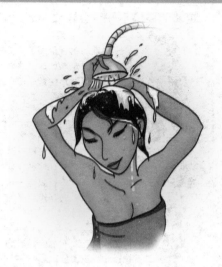

护发素只能在一定时间内对头发进行养分补给，一旦超过有效的时间，非但不能滋养秀发，还容易使其打绺，造成分叉、干燥。所以，洗完头发后，一定要将护发素冲干净

最后，油性头发者使用护发素时，一定要当心，过多使用，会滋生头皮屑。使用时只要涂抹在较为干燥的发梢处即可，头皮部分尽量少用护发素。

适量的油脂可以给头发必要的滋养，让头发柔顺。而头发和肌肤一样，健康的前提是水油平衡。如果含水质不足，便不会饱满柔润，所以"保湿"才是美发的要诀。因此，除了日常多摄取蔬菜、水果，多喝水外，还要选择具有保湿作用的护发用品，让头发的皮质层中饱含水分，这样头发才可以常保滋润而富有光泽。

嘴唇脱皮，不要用手撕

由于各种原因，我们的嘴唇会出现脱皮的现象，无论怎么涂口红还是很难看，于是就有很多人用手撕翘起的唇皮。这是个很不好的习惯，手上有很多细菌，唇皮一旦被撕破导致流血，很容易感染细菌。

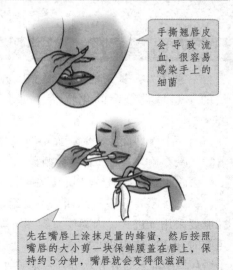

手撕翘唇皮会导致流血，很容易感染手上的细菌

其实，嘴唇干燥的原因大概有以下几种：暴饮暴食导致胃黏膜状态不好、缺乏维生素 E、食用过多辛辣的食物、在太阳下暴晒、长时间待在干燥的环境中等。

针对这些情况，推荐大家使用蜂蜜。其实很早以前就有人建议往干燥的嘴唇上涂抹蜂蜜，而且含有蜂蜜的唇膏也已经问世。蜂蜜是纯天然的滋润剂，所以舔进嘴里也不必担心。

先在嘴唇上涂抹足量的蜂蜜，然后按照嘴唇的大小剪一块保鲜膜盖在唇上，保持约 5 分钟，嘴唇就会变得很滋润

错误走姿让你变成大象腿

走路的姿势不好，会导致腿部的肥胖，这里介绍几种容易使腿肥胖的错误走路姿势。

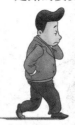

压脚走。这种走路的方式是双脚着地的时间比较长。走路的时候身体重量会整个压在脚尖上，然后再抬起来。时间长了，会导致腿肚的肌肉越来越发达，产生萝卜腿

踢着走。有些人因为怕地上的脏水或脏东西弄脏鞋子或裤子，常常踢着走。踢着走的时候身体会向前倾，走路时只有脚尖踢到地面，然后膝盖一弯，脚跟就往上一提。所以，走路的时候腰部很少用力，容易使整条腿都变胖

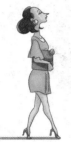

踮脚尖走。有的人踮着脚尖走，本意是想让步伐更美妙。但由于过于在脚尖上用力，会使膝盖因为脚尖用力的关系而太用力于腿肚上，很容易导致萝卜腿

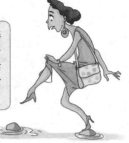

内八字走法。如果长期以内八字走路，会形成 O 型腿

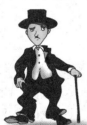

外八字走法。外八字走法会使膝盖外向，破坏气质，腿形也会变难看，甚至产生 X 型腿

细节提醒

如果你想拥有一双健美的腿，可以试试这个方法：仰卧在床，双手左右伸直，右腿伸直高举，然后向左边直压下。左腿再绕过右腿向右边伸直压下。左右腿反复做 10 次。

仰卧可以减少皱纹

专家认为，真正能减少皱纹甚至消除面部皱纹的不是种类繁多的化妆品，而是正确的睡眠姿势。

当一个人仰面睡觉时，面部肌肉是松弛的，侧着睡或趴着睡时，面部自然会绷紧。

去除眼睛四周皱纹必须戒除日常的不良行为习惯。例如：不要眯眼看东西；不要经常刻意眨眼；减肥要采用渐进式，因为体重骤然下降，皮肤没有足够时间适应体内脂肪的减少，也会造成皱纹；在干燥环境中应及时补充水分，否则皱纹会增多。

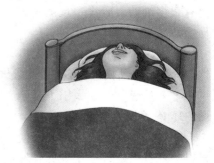

坚持仰面睡觉，面部皱纹就会逐渐消失。如果不用枕头，效果会更佳。如果枕头太高，头部会下滑，时间长了就会出现双下巴

四个要点，轻松缔造完美胸部

在生活中，只要注意以下几点，就可以轻松缔造完美胸部。

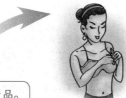

正确穿戴胸罩。胸罩不可过松或过紧，胸罩如果太大，起不到支撑乳房的作用，太小则会妨碍乳房的发育。胸罩夏天应每天换洗，冬天每周至少换两次，以保持乳房的清洁

定期使用丰胸产品。使用丰胸产品时，配合由上往下、由外往内的正确按摩，植物精华能快速渗透表皮，促进乳腺发育，增加脂肪体积存量使胸部丰满。停经 5 天后，荷尔蒙分泌比较旺盛，胸腺细胞也比较活跃，这时用一些丰胸的产品，能起到很好效果

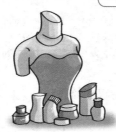

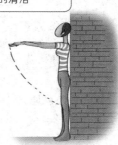

适当运动。驼背或姿势不好最容易影响乳房的正常发育。矫正方法是：腰、背挺直贴在墙上，双手置于膝盖上；然后，举起双手到垂直位置，头、手尽量向上伸，但腰部必须保持直立

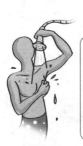

沐浴健胸按摩。沐浴时以莲蓬头冲洗胸部，使用温水，每次至少冲洗 1 分钟，能促进胸腺发育，刺激血液循环。这样不仅能保持清洁，还能增强乳房的柔韧性，预防乳房下垂

剔牙不当损害健康

有些人有饱餐之后就拿起牙签，在牙缝间这里剔剔那里剔剔的坏习惯。殊不知，使用错误的剔牙方式或每天无故乱剔牙，牙缝会越剔越大，也很容易导致牙周疾病。饭后最好的牙齿保健方法是刷牙或漱口，既能清除食物残渣，又能清洁口腔。

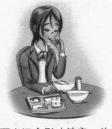

剔牙不当还会影响健康。首先，消毒不彻底的牙签易引起疾病。任人抓取的牙签上附带的各种各样的细菌、病毒会通过牙签进入人体内

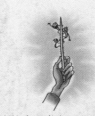

消费者协会调查表明，目前市场上的牙签多为"三无产品"，根本没有卫生许可证号，牙签包装和消毒也达不到要求，有的放在盘中，人人随手取用，曾有化验表明，一根小小的牙签上竟"藏"着几万个细菌

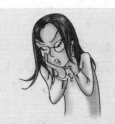

无塞牙现象而乱剔牙，或牙签使用不当，极易引发牙龈炎、牙龈萎缩而导致牙周疾病，切不可将牙用力压入牙间乳头区，因为这样会使本来没有间隙的牙齿间隙增大造成牙周病

常拔眉毛害处多

眉毛不仅能表情达意，还能让人显得面容清秀，在面部占有重要位置。不过，常用眉钳拔眉毛会刺激眼部皮肤，引起不必要的麻烦。

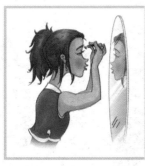

首先，拔眉时一般都是连根拔起，毛囊必然遭到破坏，不仅不会再生，还会使细菌乘虚而入，使毛囊感染，甚至发生蜂窝织炎，或导致疖疮

其次，拔眉毛要频繁牵动眼睑，会使皮肤皱纹增多、加深，还会引起眼肌运动失调，使眼睑周围的皮肤松弛，容易出现皱纹和眼睑下垂

另外，眉毛还是身体健康的标志，观察眉毛的变化可以诊断某些疾病，如甲状腺功能减退的人，眉毛的外侧脱落；有白癜风的人，眉毛的根毛首先变白；斑秃的患者，眉毛常在一夜之间突然脱落

由此可见，拔眉毛对身体健康是不利的，不仅能使眼睛失去屏障作用和表情作用，而且因眉毛周围的神经、血管很丰富，拔眉毛时对神经、血管产生一种损害，会引起面部的感觉运动失调，产生疼痛、视力模糊、出血、皮炎、毛囊炎等一些不良症状。

如果要拔眉毛，最好顺着眉毛的生长方向拔除。拔眉前要用温水敷眉，让毛孔张开。拔的时候不要太用力，可以用另一只手稍微固定住局部的皮肤，不要过度牵拉。如果能用透明眉毛定型液或者睫毛膏给眉毛定型，也同样可以不用拔眉毛，减少对眼部皮肤的损害。

香水不宜直接洒在皮肤上

香水可以使女人更具魅力，然而，你知道吗？香水并不是胡乱用的，使用香水也颇有讲究。一旦你不注意，不但会落入俗套，还可能对人体健康造成伤害。

很多人喜欢将香水直接喷在皮肤上，觉得这样香气会更加浓郁，其实这种使用方法是完全错误的。

香水直接与皮肤接触时，当人出汗后，香水会与皮肤上的汗液起化合作用，不仅会使香气大打折扣，还容易使皮肤受到刺激而感到不适。

香水宜淡不宜浓，使用太浓的香水会令人反感，这就失去了用香水的意义了，尤其是工作时间或参加重要会议的时候，更忌用过浓的香水，而清新淡雅的香水会给人一种舒适的感觉。

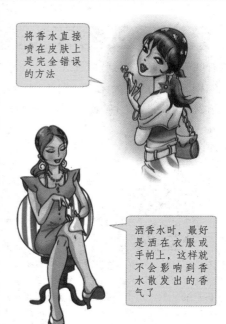

将香水直接喷在皮肤上是完全错误的方法

洒香水时，最好是洒在衣服或手帕上，这样就不会影响到香水散发出的香气了

随便除痣不可取

大多数人身上或脸上都或多或少地长有几颗痣。痣是皮肤中的色素细胞在表皮与真皮交界处不断地增殖形成的。据统计，平均每个人身上有大约 40 个色素痣。有些人担心身上的痣会发生癌变，或者觉得痣长在脸上影响美观，或听别人说自己长的是"克夫痣""克妻痣"或"丧门痣"等，于是就想方设法要将脸上的痣除掉。其实，这样做大可不必。

痣可在人体皮肤的任何部位出现，绝大部分是先天性的，也有少数是在后天发育过程中逐渐形成的。绝大多数痣对人体健康没有影响，色素痣变成癌的概率非常小。据专家估计，大约 100 万个痣中才有 1 个会转变成癌。而"克夫痣"或"克妻痣"的说法更是无稽之谈，完全没必要理会。如果自己除痣心切，随便用手抠、掐、抓，或用针来挑除痣，则有可能引起出血、感染、溃烂等，既痛苦，又影响美观。也不要听信江湖游医的所谓"家传秘方"，否则可能因清除不彻底而使痣变得比原来的更大更黑，若伤口感染化脓，则会造成瘢痕增生等，还可能诱发黑色素瘤，严重危害身体健康。

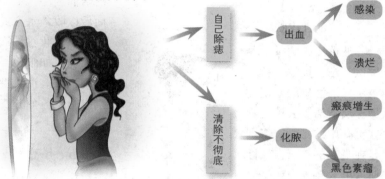

自己用手抠、掐、抓，或针挑来除痣，可能会引起出血、感染、溃烂等。清除不彻底会使痣比原来的更大更黑，易引起化脓，造成瘢痕增生等，还可能诱发黑色素瘤，严重危害身体健康

用淘米水洗脸能洗出雪白肌肤

每天早晚用淘米水洗脸，可达到脸部肌肤水润嫩滑的效果。但要注意淘米水应冷藏存放使用，且在冰箱冷藏不能超过两天。

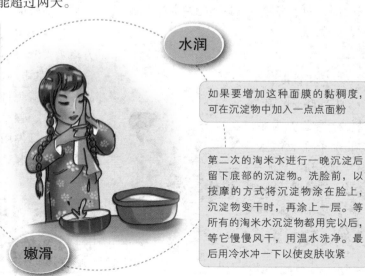

留下第二次淘米水备用。将留下的淘米水经过一夜沉淀后，取乳白色状的淘米水，倒入洗脸盆中。加入量约为淘米水 1.5 倍的温水

淘米水还可以做成面膜，即运用淘米水的沉淀物敷脸，每周一次，效果也不错

如果在第二次淘米时，以"白酒"取代清水，得到的"白酒淘米水"更有营养

水润

如果要增加这种面膜的黏稠度，可在沉淀物中加入一点点面粉

第二次的淘米水进行一晚沉淀后留下底部的沉淀物。洗脸前，以按摩的方式将沉淀物涂在脸上，沉淀物变干时，再涂上一层。等所有的淘米水沉淀物都用完以后，等它慢慢风干，用温水洗净。最后用冷水冲一下以使皮肤收紧

嫩滑

皮肤如何护理应该由皮肤的类型决定

皮肤分为 5 种类型：中性皮肤、油性皮肤、干性皮肤、混合性皮肤以及敏感性皮肤。接下来我们就针对这几种类型讲一下皮肤的护理。

一、中性皮肤

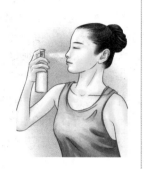

中性皮肤的养护以保湿为主，如果处理不当很容易因缺水缺养分而转为干性肤质，因此应该使用锁水保湿效果好的护肤品。

二、油性皮肤

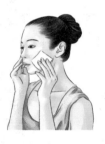

油性皮肤的日常养护以清洁、控油、补水为主。油性皮肤要定期做深层清洁，去掉附着在毛孔中的污垢。特别是在炎热的夏天，油性肌肤的人每天应该多洗几次脸，洗脸后以收敛水收敛粗大的毛孔。不多食油腻、辛辣的食物，多吃蔬菜、水果和含维生素 B 的食物。另外，少用手触摸脸部，如果有痘痘就更不能经常用手触碰，以免感染。

三、干性皮肤

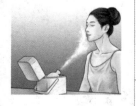

干性肤质的保养以补水、营养为主，防止肌肤干燥缺水、脱皮或皲裂，延缓衰老。洗脸时动作要轻柔，选用高保湿的乳液。

四、混合性皮肤

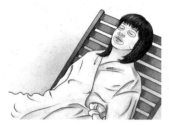

混合性皮肤的日常护理以控制 T 区分泌过多的油脂为主，而干燥部位则要滋润，所以护理上要分开。选用性质较温和的洁面用品，定期深层清洁 T 字部位，洁面后以收敛水帮助收敛毛孔，干燥部分则用一般化妆水滋润。要特别注意干燥部位的保养，如眼角等部位要加强护养，防止出现细纹。混合性肌肤的保养之道是"分别对待，各个击破"。

五、敏感性皮肤

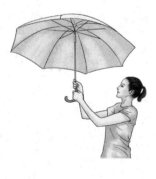

这类肌肤最需要小心呵护，在保养品的选择上避免使用含有香料、酒精的产品，尽量选用配方清爽柔和、不含香精的护肤品，注意避免日晒、风沙、骤冷骤热等外界刺激。发现过敏症状立即停用所有护肤品，情况严重者要到医院寻求专业帮助。

注意：无论何种类型的皮肤都要注意防晒，这是皮肤护理的一个重点。紫外线是无时无刻不存在的，不要认为只是夏天需要防晒，即使是冬天、阴天，紫外线也会对皮肤造成伤害。

养好头发，解决你的"头"等大事

头发伴随着人的生长而生长，也是人体中唯一不腐烂的东西，不易被降解，比人的寿命还长。头发在中医里是一味药，叫血余。血余就是血剩余的东西，血足了以后长出来的东西叫头发。民间有个止血的妙方，用的就是头发。当头被碰破时，把伤口周边的头发剪下来，用火点着，烧成炭糊涂在伤口上，就可以达到止血的目的。

头发还是观察人体健康状况的一扇窗户，从头发我们可以知道身体可能出现了哪些状况。例如，人老了以后，身体的各项功能都不如以前了，体内也没有多少元气可以消耗了，气血不足，头发也逐渐变白，这属于正常的生理现象。

头发是观察身体健康状况的重要途径，我们要好好保养它，以便让它发挥应有的作用。那么，具体该怎么保养呢？

（一）经常按摩头皮

按摩头皮是保养头发最简便也是最有效的方法。头皮上有很多经络、穴位和神经末梢。按摩头皮能刺激头皮，使头皮上的毛细 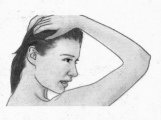 血管扩张、血液循环加快，使毛囊所需的营养物质增加，有利于头发的生长，并能防止头发变白、脱落。可以在每日早晚用双手手指按摩头皮，从额骨攒竹穴开始按摩，经神庭穴、前顶穴到后脑的脑户穴，用手指各按摩数十次，直至皮肤感到微微发热、发麻为止。

（二）洗发方式要正确

用温水从头皮往下冲洗头发，然后用十指指肚轻柔地按摩头皮几分钟，再用手指轻 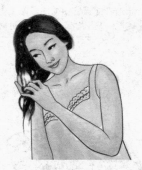 轻捋发丝，不要将头发盘起来或搓成一团，保持发丝垂顺。中医认为，洗头发的时候做按摩很容易使寒气入侵。由此可见，洗头发还是水洗的好，同时在洗头时不要做按摩。

洗头发时最好用水洗。干洗直接将洗发产品挤在头发上揉搓的洗头方式会破坏头发角蛋白，使头发失去光泽。

（三）睡觉时要把头发散开

人工作了一天，晚上要睡觉休息，头发也一样，扎了一整天，晚上一定要散开来。尤 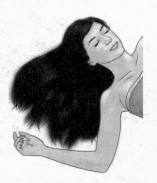 其在春天生发的季节，不管是晚上还是白天，都不要把头发扎成马尾辫，而要散开，这样才能让它生发起来。睡觉时把头发散开可以让头皮更放松、呼吸更顺畅，头发绑在一起睡在枕头上肯定会让头皮感到紧绑，散开才能保证头发充分生长。

（四）等头发干了再去睡觉

洗完头发没等头发干就去睡觉，大量的水分滞留于头皮表面，遇 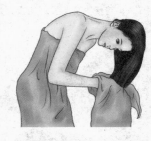 冷空气极易凝固，残留水凝固于头部，会导致气滞血瘀，经络阻闭，淤积成患。特别是冬天寒湿交加，更易成病。另外，湿发睡觉，轻者容易引起轻微的头痛，严重的会导致感冒，更有甚者还会引发头皮静脉炎等。所以，洗完头发后一定不要马上睡觉，要等到头发干了再睡。最好是晚上不要洗头，第二天早上洗就不会有此顾虑了。

嫩肤养颜饮食五注意

健康的肌肤才是好的肌肤，那么如何通过饮食来保持健康的肌肤呢？

多吃含铁质的食物
要想皮肤光泽红润，需要供给充足的血液。铁是构成血液中血红素的主要成分之一，故应多吃富含铁质的食物，如动物肝脏、蛋黄、海带、紫菜等

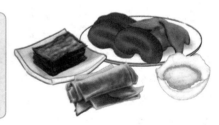

注意对碱性食物的摄入
日常生活中所吃的鱼、肉、禽、蛋、粮谷等均呈生理酸性。生理酸性食物会使体液和血液中乳酸、尿酸含量增高。当有机酸不能及时排出体外时，就会侵蚀敏感的表皮细胞，使皮肤失去细腻感和弹性。为了中和体内酸性成分，应吃些生理碱性食物，如苹果、梨、柑橘和蔬菜等

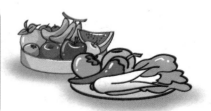

多吃富含胶原蛋白和弹性蛋白的食物
胶原蛋白能使细胞变得丰满，从而使肌肤充盈、皱纹减少；弹性蛋白可使人的皮肤弹性增强，从而使皮肤光滑而富有弹性。富含胶原蛋白和弹性蛋白的食物有猪蹄、动物筋腱和猪皮等

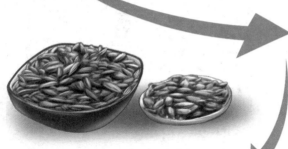

适时摄入含锌食品
葵花子和南瓜子富含锌，人体缺锌会导致皮肤迅速长皱纹。为此，人们每天吃少量葵花子或南瓜子，可使皮肤光洁，延缓皱纹的形成

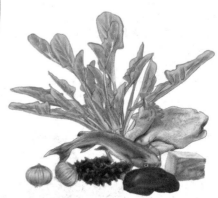

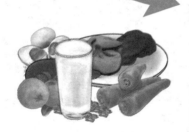

常吃富含维生素的食物
维生素对于防止皮肤衰老、保持皮肤细腻滋润起着重要的作用。含维生素 E 多的食物有卷心菜、葵花子油、菜籽油等。维生素 A、维生素 B$_2$ 也是使皮肤光滑细腻不可缺少的物质。当人体缺乏维生素 A 时，皮肤会变得干燥、粗糙有鳞屑；缺乏维生素 B$_2$，会造成口角乳白、口唇皮肤开裂、脱屑及色素沉着。富含维生素 A 的食物有动物肝脏、鱼肝油、牛奶、奶油、禽蛋及橙红色的蔬菜和水果。富含维生素 B$_2$ 的食物有肝、肾、心、蛋、奶等。每天早晚各吃一个猕猴桃，猕猴桃富含维生素 C，有助于血液循环，能更好地向皮肤输送营养物质

第四章

家居与健康

——学会和生活约法三章

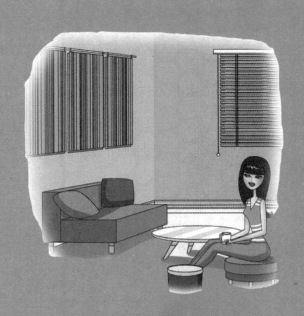

充满阳光的居室更健康

灿烂的阳光能让人心情愉快,阴晦的天气使人情绪低落。日照与健康有着密切的关系,所以我们一定要让居室充满阳光。

(一)日照,这是指阳光照在居室内的时间和强度。太阳光中含有紫外线,人的皮肤经过阳光照射后能产生维生素D,能起到预防小儿佝偻病的作用;太阳光可杀灭空气中的致病微生物,提高机体的免疫力。人们经过研究发现,居室内每天光照两小时是维护人体健康和发育的最低需要,所以我们应把居室内在冬至日中午前后连续照射两小时作为居室日照的标准。在选择住房时,光照应该作为一个主要的参考因素

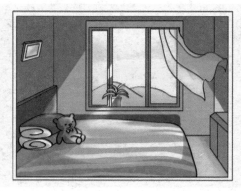

(二)采光,指的是住宅内可得到的光线。采光的多少常和住宅的进深、窗户、地面面积比值有关。采光好的房间对身体的健康更有利

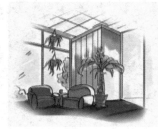

(三)层高,指的是地面到天花板或房檐的高度。人们在室内生活,呼吸会造成一定高度范围内的空气成分的改变,这一范围医学上称为呼吸带;经测定,在呼吸带内,二氧化碳和其他有害气体的含量大大高于其他地方,因此南方住宅的层高不应低于2.8米,北方在2.6～3.0米最为适宜

住宅空气质量决定人体健康

生命源于呼吸,空气质量的好坏决定人体的健康与否,因此我们要保证住宅良好的空气质量。

可选择一些能除异味的植物摆在家中,还能美化居室。

吊兰能有效地吸附有毒气体,一盆吊兰等于一个空气净化器,就算没装修的房间,放盆吊兰也有利于人体健康

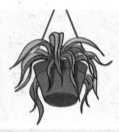

芦荟有吸收异味的作用,且能美化居室,作用时间长久

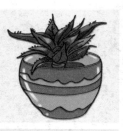

仙人掌。一般植物在白天都是吸收二氧化碳,释放氧气,到了晚上则相反。但是芦荟、虎皮兰、景天、仙人掌、吊兰等植物则不同,它们整天都在吸收二氧化碳,释放氧气,且成活率高

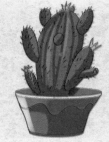

平安树,又称"肉桂",它能散发出清新气味,使人精神愉悦。在购买时,要注意盆土,如果土和根是紧凑结合的,那就是盆栽的,相反,就是地栽的。要选盆栽的购买,因其已被本地化,成活率高

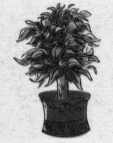

硬木家具有益健康

什么样的木料有益于我们健康呢？下面就选购家具介绍几点健康常识。

专家认为，用檀香木、紫檀、黄花梨等名贵材料制成的传统硬木家具不仅从审美、文化等多方面给人们以艺术的享受，更重要的是具有一定的环保性能，这一点是现代家具不能达到的。不仅如此，传统的硬木家具还具有独特的药理作用，长期生活其间，有益身体健康。

人们对樟木的认识比较普遍，日常用于防虫的樟脑就取自樟木，用樟木制作的家具自然也有防虫的作用。而紫檀不同于樟木，香气比较淡，但好闻、优雅、沁人肺腑，衣服纳于其间，日久生香。另外，酸枝木与香枝木类也都有一些淡淡的清香，弥漫在空气中对人的身心都有益。

当然，在众多的硬木材料中，对身心最有益的首推海南降香黄檀，俗称黄花梨，亦称"降压木"，原产于海南岛罗山尖峰岭低海拔的平原与丘陵地区，《本草纲目》中称为降香，即有降血压、血脂及舒筋活血等作用。

海南降香黄檀入药一般情况下是用其木屑泡水，可以降血压、血脂；用木屑填充做枕头更有舒筋活血之功效，尤其适合于老年人使用。用海南降香黄檀制成的家具，如床榻与椅凳之类，对睡眠与养神是最为有益的，悠悠降香吸入体内直达肺腑，长久使用会使筋骨舒活、气血充沛。

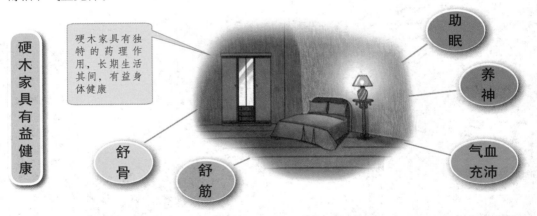

硬木家具有独特的药理作用，长期生活其间，有益身体健康

硬木家具有益健康

助眠

养神

气血充沛

舒骨

舒筋

新房不要急于入住

一些人在购买了新房之后，便急于入住，这样做对身体是很不利的。盖房所用的建房材料都含有害物质，刚盖好的房子内，有大量挥发性有害气体，人若马上住进去，很容易因为吸入这些有害物质而患病。另外，家庭装修过程中需要使用各类装饰材料，特别是化学合成材料，其中所含有害物质在室内挥发后会形成刺鼻气味，对人的身心非常有害。刚装修好的居室应尽量通风散味，做好空气净化工作，一般需要 5 ~ 10 天，也可根据室内空气质量情况适当延长。室内使用含有苯、甲醛及酚等物质的涂料时，通风晾置时间需要1 个月左右，才能搬进去居住。在通风晾置期间可以买些洋葱切碎放在盆里，然后放在新房的角落里，过一个星期便可以除去装修时的异味。

新居有刺鼻味道，想要快速除去它，可让灯光照射植物。植物在光的照射下，生命力旺盛，光合作用加强，放出的氧气更多，比起无光照射时放出的氧气要多几倍。

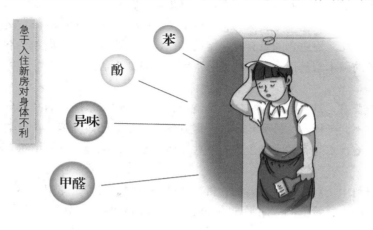

急于入住新房对身体不利

苯
酚
异味
甲醛

刚盖好的房子，室内使用含有苯、甲醛及酚等物质的涂料，会有大量挥发性有害气体，人若马上住进去，很容易因为吸入这些有害物质而患病

如何进行家庭消毒

日常生活中，家庭成员不可避免地要与外界环境频繁接触，常易将呼吸道传染病病菌带入家庭。家庭中消毒方法有以下几种：

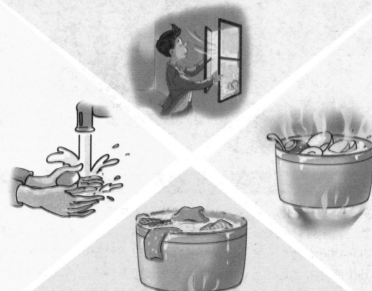

空气消毒
可采用最简便易行的开窗通风换气方法，每日上午 10 时空气最好，在此时开窗 10 ~ 30 分钟，使空气流通，让病菌排出室外

手消毒
要经常用流动水和肥皂洗手，在饭前、便后、接触污染物品后最好用250 ~ 1000 毫克/升的1210 消毒剂或有效碘含量为250 ~ 1000毫克/升的碘附或用经批准的市售消毒剂消毒

餐具消毒
可连同剩余食物一起煮沸 10 ~ 20 分钟或用 500 毫克/升的有效氯，或用浓度 0.5% 的过氧乙酸浸泡消毒 30 ~ 60 分钟。餐具消毒时要全部浸入水中，消毒时间从煮沸时算起

衣被、毛巾等消毒
将棉布类与尿布等煮沸消毒 10 ~ 20 分钟，或用 0.5% 过氧乙酸浸泡消毒 0.5 ~ 1 小时，对于一些化纤织物、绸缎，只能采用化学浸泡消毒方法

要使家庭中消毒达到理想的效果，还需注意掌握消毒药剂的浓度与时间要求，这是因为各种病原体对消毒方法抵抗力不同。

另外，消毒药物配制时，如果家中没有量器，也可采用估计方法。可以这样估计：1杯水约250毫升，1盆水约5000毫升，1桶水约10000毫升，1痰盂水2000～3000毫升，1调羹消毒剂相当于10克固体粉末或10毫升液体，如需配制1万毫升0.5%过氧乙酸，即可在1桶水中加入5调羹过氧乙酸原液。

早晚开窗通风只会适得其反

很多人习惯于早晚开窗通风，其实，在这种时间开窗会适得其反。

专家说，清晨不宜开窗是因为天没亮之前，空气中的氧气并不多，因为晚上树木产生的二氧化碳排放到空气中，只有经太阳的光合作用后才能变成氧气。再者，清晨是空气污染的高峰期，此时空气中的有害气体聚集在离地面较近的大气层，当太阳升起、温度升高后，有害气体才会慢慢散去。

天黑前后，随着气温的降低，灰尘及各种有害气体又开始向地面沉积，也不适宜开窗换气。

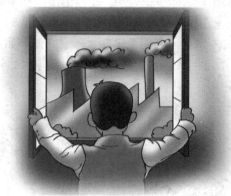

开窗换气的最佳时间是上午9～10点钟和下午3～4点钟，因为这两段时间内气温升高，逆流层现象已消失，沉积在大气底层的有害气体已散去

室温20℃左右最合适

严冬季节，室内温度到底多高合适？根据人体的生理状况和对外界的反应，18～22℃最为适宜。如果室温过高，室内空气就会变得干燥，人们的鼻腔和咽喉容易发干、充血、疼痛，有时还会流鼻血。如果室内外温差过大，人在骤冷骤热的环境下，容易伤风感冒。对于老年人和患高血压的人而言，室内外温差更不能过大。因为室内温度过高，人体血管舒张，这时要是突然到了室外，血管猛然收缩，会使老年人和高血压患者的大脑血液循环发生障碍，极易诱发卒中。

此外，室内温度过高，家具、石材及室内装饰物中有毒气体释放量也随之增加，而冬季大多数房间都门窗紧闭，有害物质更容易在室内聚积，影响人体健康。

再者，如果室温过低，人久留其中自然容易着凉感冒。而且由于寒冷对机体的刺激，交感神经系统兴奋性增高，体内儿茶酚胺分泌量增多，会使人的肢体血管收缩，心率加快，心脏工作负荷增大，耗氧量增多，严重时心肌就会缺血低氧，引起心绞痛。

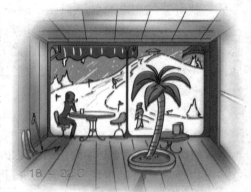

室内温度为18～22℃最为适宜

夏天不宜在室内泼水降温

盛夏时节，室内温度高。为了解暑，有些人便在室内地板上泼水，以此达到降低室温、提高室内空气清洁度的目的。其实，用这种方法降温效果并不理想。

一般来说，水汽的蒸发可带走一些热量，从而起到降低室温的作用。但室内水汽的散发，有赖于空气的流通，而在室外温度高、风力小的情况下，室内空气流通较为困难，常常处于相对静止的状态。此时，在室内泼水，水汽难以向外散发而滞留在空气中，使室内湿度不断增大。室温高加上空气湿度大，就会使人感到比平时更加闷热难耐。与此同时，由于温度高，水分蒸发快，室内的细菌和尘埃能随着水汽进入空气中，造成空气比泼水前更浑浊。因此，夏天不宜在室内泼水降温。

室内可利用风扇和水蒸发降温，如在室内用湿拖布擦地后开启吊扇使地面水分蒸发，带走热量；也可在风扇前置一盆凉水，开启风扇，使水分蒸发，这样均可起到降低室温的作用。

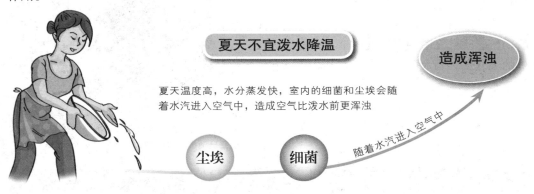

夏天不宜泼水降温

造成浑浊

夏天温度高，水分蒸发快，室内的细菌和尘埃会随着水汽进入空气中，造成空气比泼水前更浑浊

尘埃　　　　细菌　　　随着水汽进入空气中

不要在室内摆放太多家具

现在有些人喜欢在室内摆很多家具，留给人活动的空间就很有限，这对居住者的身心健康很不利。

如果屋子内的空间被各种家具侵占，就大大减少了人的居住面积，会使人吸收不到充足的新鲜空气，也照射不到充足的阳光。居室空间越小，空气对流、交换速度越慢，纯净程度也就越低。人长年活动在阳光不充足、空气不够新鲜的房间里，对健康的影响就可想而知了。

所以，为了保持室内空气的质量，一定不要在居室内摆放太多的物品和家具，在并不宽敞的房间里，摆上必用的物品就可以了，这样可以使居住者的生活变得轻松舒适些，有利于身心健康。

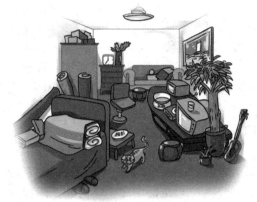

屋内的空间摆放物品太多，会使人吸收不到充足的新鲜空气，也照射不到充足的阳光，居室空间越小，空气对流、交换速度越慢，纯净程度也就越低

如何减少家庭噪声

安装双层玻璃窗。双层玻璃窗可使外界噪声减至一半，特别是邻街居住时，隔音效果非常显著

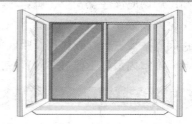

多用布艺和软性材料做家居装饰。布艺产品具有良好的吸音效果，而在多种布艺产品中又以窗帘的隔音作用最为明显，因此应选用软而厚的布料作为窗帘来使用。多选用木制家具，也能达到一定的吸收噪声的效果

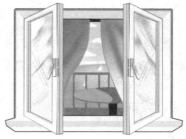

要选用质量好、噪声小的家电。尽量不要把家中的所有电器集中在一个房间内。冰箱最好不要放置于卧室内。如果家中有高频立体声音响，应将音量控制在 70以内

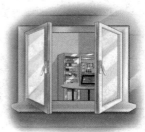

临街窗台上最好养植物

临街居住的人，如果觉得吵闹或者灰尘大，不妨在阳台或窗台上摆放一些阔叶植物，叶面错落交叠的植物效果最佳，可以使户外嘈杂的声音在传入室内的过程中受到茎叶阻隔。

此外，由于临街居室很容易受到粉尘污染，在窗台上养些阔叶植物，还可以形成一道天然屏障。大多花卉通过光合作用，可吸收多种有害气体，吸附粉尘，净化空气，对大气中的一氧化碳、二氧化硫等污染物质起到很好的抑制效果。

临街窗台养植物好

经常养花赏花，可使大脑处于舒展、活跃、兴奋的状态，所有这些对保护人的身心健康、增强机体的免疫功能都能起到很好的作用

吸附粉尘

净化空气

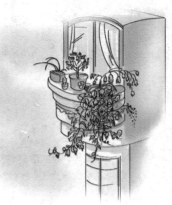

适合窗外养植的植物有龟背竹、金绿萝、常青藤、文竹、吊兰、秋海棠、菊花等。但高层居民应该注意安全，避免花盆掉落伤人。

大多数花卉白天在光照下主要是进行光合作用，吸收二氧化碳，放出新鲜氧气，而在夜间则主要进行呼吸作用，吸收氧气，放出二氧化碳。花卉夜间在室内是与人争氧的，因此，卧室内最好不要过多放置花卉。

不要长期使用室内照明

生活中，我们选择灯具大多习惯注意外形是否漂亮，却忽略了灯具最基础的照明寿命和健康照明的问题。

室内照明缺乏阳光中的紫外线，会使人对钙的吸收量大大减少。长期使用室内照明会使人生理节奏失调，造成心慌胸闷，精神萎靡。调查表明，我国城市居民因为照明问题而引起的眼睛干涩、酸痛、头晕、头痛、紧张、疲劳等症状明显增多。

为营造"光与空间"的和谐与健康，有关专家提出以下照明建议。

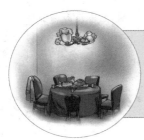

客厅照明

一般客厅的照明需要多样化，有基本的照明，还要有重点的照明和比较有情趣的照明，方便营造气氛。餐厅的照明应将人们的注意力集中到餐桌，光源宜采用向下直接照射配光的暖色调吊线灯

书房照明

书房的基础照明部分一般选用的是吸顶灯，安置在书房中央。光源推荐使用显色性强，且让人长时间工作也不容易产生眼睛疲劳的三基色灯管系列。在书房的重点照明部分，建议使用护眼型以及节能型台灯系列，在硬件上充分保障眼睛的健康

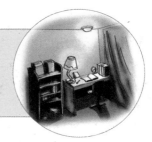

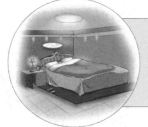

卧室照明

专家建议用一盏吸顶灯作为主光源，设置壁灯、小型射灯或者发光灯槽、筒灯等作为装饰性或重点性照明，以降低室内光线的明暗反差。如果你有在床上看书的习惯，建议在床头直接放置一个可调光的台灯，灯具内安装节能灯泡或冷光卤素灯泡，可避免眼睛疲劳

厨房照明

首先，要有足够的亮度，尤其是在操作区不能有阴影和眩光，这关系到你在发挥刀功的同时会不会伤害到手指。其次，厨房里经常需要煎炸烹煮，油烟等物自然是少不了的，所以在选择灯具的时候，也要选择密封性好、易于清洁且耐腐蚀的产品

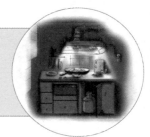

居室慎用电感镇流器日光灯

居室要慎用电感镇流器日光灯，它所发出的光线每秒会产生 100 次明暗变化，长时间在这种光照环境下，人的眼睛极容易疲劳，产生近视；如果灯、灯具、窗子或其他区域的亮度比室内一般环境的亮度高得多，人们就会感受到眩光。眩光使人产生不舒适感，严重的还会损害视觉功能。

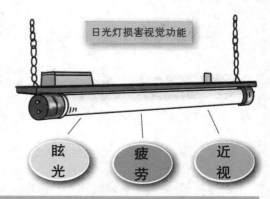

日光灯损害视觉功能

眩光　　疲劳　　近视

留意家中六大卫生死角

出于对个人健康的考虑，我们必须留意家里的六大卫生死角，这几大死角包括：

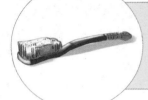

牙刷
牙刷用上 1 个月左右，就会有大量的细菌生长繁殖于其上，其中有许多致病菌。这些细菌会通过口腔直接侵入人体消化道和呼吸道，引起肠炎和肺部感染等症，同时还可通过口腔黏膜破损处而进入人体血液，引起败血症及组织脓肿等。因此，应将牙刷放在阳光下曝晒，最好每月更换一把牙刷

笤帚
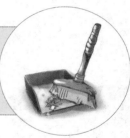

笤帚表面上显得干干净净，却会扬起无数细菌。所以，家中最好多备几把笤帚，厨房、寝室等分别用不同的笤帚。用后要及时洗净、晒干

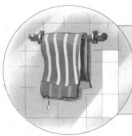

毛巾
一般家庭使用的毛巾都是放在室内甚至卫生间里，由于空气流通不好，毛巾每天要用几次，难有干的时候，极容易滋生、繁殖病菌，对人体健康不利，可导致皮肤病等。毛巾洗干净后要经常拿到室外进行"日光浴"消毒或进行高温消毒

盆、桶
家庭使用的脸盆和脚盆，有的是分人使用的，有的是众人共用的，用久了以后都会积累污垢，滋生病菌，影响人体健康。盆、桶应经常洗净并晒干，以保众人平安

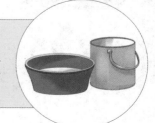

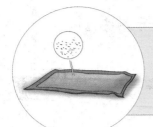

地毯

有一种叫蜱螨的生物大量繁殖在地毯上，专靠吃人皮肤上掉落的微型鳞状物维持生命，一旦接触人体，会趁机侵入肺腑和支气管，小孩更容易患此病。所以，地毯要经常吸尘、清洗、消毒

拖鞋

尤其是供客人使用的拖鞋，极易由有脚病的客人留下病菌，家人或其他客人再使用后就会被传染上脚病，于己于人均为不利。因此，拖鞋应常清洗，还要进行"日光浴"消毒，或用消毒液消毒

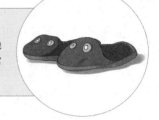

让细菌无处藏身的居家好习惯

日常居家中，养成一些好习惯，并不会让生活发生翻天覆地的改变，但它们确实多多少少为我们的身心健康做着贡献。

筷子适时烫洗、更换

在一日三餐中，筷子很容易受到细菌的浸染，尤其是长年不换的筷子，更容易让感冒、胃病等疾病在家人中传染。因此，筷子应每日烫洗，定期更换。另外，存放筷子的笼子或盒子也要注意清洁

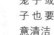

切菜板常清洗消毒

据有关部门检验，每平方厘米的切菜板上有葡萄球菌200多万个、大肠杆菌400多万个，还有其他的细菌。生、熟食物交叉污染是食物中毒的主要原因之一。因此，切菜板应该经常刷洗消毒，必要时可以将表面刨去一层

给新餐具消毒

碗、碟、筷等餐具，一般都经过了多次加工、装运、出售，会有不少细菌。所以，餐具买回家后，不能简单洗刷，放入锅内用盐水煮沸消毒后方可使用

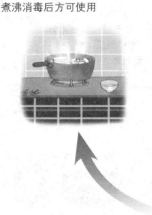

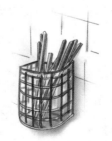

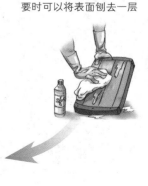

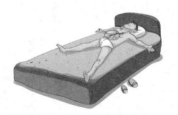

出汗多，用竹炭床垫

竹炭的多孔结构，使床垫可以吸附皮肤排出的二氧化碳、氨及高湿的汗气，使人睡眠时身体舒爽

抹布最好"各尽其责"

很多家庭用抹布，既擦家具，又抹水池、刀具和锅盆。而抹布自身的干净，就靠"洗"是远远不够的。研究发现，每平方厘米的抹布上有各种细菌 $1 \times 10^4 \sim 1 \times 10^8$ 亿个，大肠杆菌 $1 \times 10^3 \sim 1 \times 10^7$ 个。即使是表面看起来很干净的抹布，因为反复使用，也都藏着有害细菌。

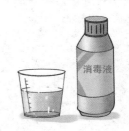

每平方厘米

细菌

$1 \times 10^4 \sim$
1×10^8 个

大肠杆菌

$1 \times 10^3 \sim$
1×10^7 个

即使是看起来很干净的抹布，也都藏着大量有害细菌

每周应将抹布煮沸或放在微波炉里灭菌 1 ~ 2 次，之后在阳光下曝晒 1 天，并经常更换。此外，抹布最好"各尽其责"，如擦卫生间的抹布只用来擦卫生间，擦起居室的抹布只用来擦起居室，不要混在一起用。

学会正确使用洗涤剂

我们要学会正确使用洗涤剂，这样才能保证身体的健康。

消毒液

消毒液中起消毒作用的主要成分是氯系、氧系或阳离子表面活性剂，根据不同的消毒物，如水果、蔬菜、内衣、餐具等，有不同的使用方法。一般是先将消毒液按比例稀释，将消毒物放于消毒液中浸泡、擦洗，然后漂洗。消毒液可以与洗衣粉同时使用，但用量一定要控制

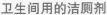

卫生间用的洁厕剂

洁厕剂按配方组成大致可分为三大类：酸性产品、中性产品及碱性产品。目前，市场上的洁厕剂以酸性产品为主，清洗效果最佳。次氯酸钠遇到酸时会释放出有毒的氯气，而影响人体的健康。一般洁厕剂的生产厂家在洁厕剂的使用注意事项中常会注明：勿与漂白类化学品混用。洁厕灵是人们常用的一种洁厕剂，其主要成分是：各种无机酸和有机酸、缓蚀剂、增稠剂、表面活性剂、香精等。一般除酸对皮肤有一定刺激和腐蚀外，其他物质对人体是安全的。因此，使用时勿与皮肤、衣物接触，一旦接触应立即用大量清水冲洗

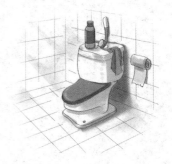

厨房用的各类洗涤剂

厨房里使用的洗涤剂通常有两大类：一类是用于清洗食具的洗涤剂（如洗洁精），因其重要成分是化学合成的烷基类活性剂，所以不仅对皮肤有刺激性，而且用于洗涤蔬菜、水果和餐具时，残留的烷基苯磺酸盐对人体也有一定的危害，必须用大量的水进行冲洗才能去除有害物质。洗涤后的水果、蔬菜应反复擦洗彻底去除残留物，以免影响健康；另一类是用于清洗灶具、排气扇油垢的清洗剂。它渗透能力、脱脂能力均很强，碱性也强，使用时需将清洗剂直接喷洒到油垢表面，人手不宜接触，因为它对皮肤会有损伤

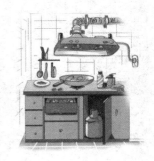

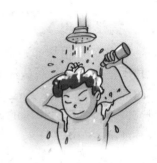

洗浴用的各类日化产品

洗发液、浴液等是人们常用的日化产品，种类较多，有适合中性油脂发质、皮肤的，也有适合干性发质、皮肤的；有适合老年人用的，也有适合儿童用的。购买时应该根据不同情况进行选择。洗衣粉是常用家庭洗涤剂，一般是碱性的，不宜用来洗羊绒制品。因为羊绒表面有一层弱酸性保护层，羊绒组织结构中含有蛋白质，使用碱性较强的洗衣粉会使其受到破坏

如何保持卧室的卫生

　　人的大部分时间是在室内度过的，因此，讲究卧室卫生，对保护家庭成员的健康有着非常重要的作用。促进和保持卧室的卫生是人们健康的保证，而如何保持卧室的卫生，是要讲究科学和方法的。

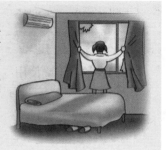

注意空气卫生

卧室内存在多种污染物，它们有的来自室外大气污染，有的来自厨房的燃料燃烧和烹调油烟，有的来自人体呼吸时排出的污染物；有室内产生的，也有由室外带进的灰尘、细菌、病毒、寄生虫卵等。如果通风不良，卧室中的污染物可长时间停留在室内。要改善卧室空气卫生质量，需注意增加通风换气时间。早晨起床后和晚上睡觉前，应开窗通风或用排气扇换气，自然通风需30分钟，机械通风需15分钟。安装空调的家庭还应每星期清洗一次空调器的过滤网。清洁卧室家具和清扫地面垃圾，宜经常用湿抹布或拖把进行"湿式"清洁

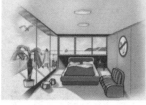

不要在卧室内吸烟

吸烟可释放大量的污染物，据估计有几千种之多，均是对人体有害的物质。室内香烟烟雾中的这些污染物，大部分可被吸附或降落在衣物、床上用品和家具上，或散落在陈列品和装饰品上，影响室内空气的质量，威胁人体健康。为此，在增加卧室内通风换气时间的同时，不要在卧室内吸烟

不要随便在床上坐卧

外出归来，身上沾有大量的灰尘。这些灰尘成分十分复杂，有皮屑、毛发等碎屑，有动植物成分如各种花粉、绒毛，有燃料及香烟燃烧的烟尘和烟雾，有人体呼吸、咳嗽、打喷嚏时形成的飞沫，有建筑材料和地面摩擦产生的扬尘，有衣物、被褥、纸张等脱落的毛絮等。所以，从外面回到家后，不要和衣在床上坐，更不要就这样睡在床上，以免身上和衣物上的灰尘污染床上用品，影响人体健康

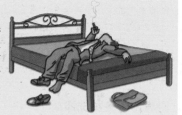

关注家具材料

卧室空气污染的另一个来源，是合成建筑材料、装饰材料的使用，以及选用仿木的合成家具。这类建筑材料、装饰材料和家具，含有对人体有毒、有害的化学物质，如甲醛、甲醇、酚、苯、铅、镉等，可引起呼吸道刺激症状、过敏反应、中毒等。如果卧室从地面、墙壁、天花板到放置的家具，都采用此类物质，就会把卧室变成一个化学匣，家庭成员长期在这个"匣子"里休息、睡眠，是很可怕的

定期清洗床上用品

床上用品直接与人体接触，而人体脱落的皮屑和死亡的上皮细胞、空气中的灰尘均会落在床上用品上。因此，床上用品应定期清洗和晾晒，每星期至少在室外晾晒1次，每2～3星期清洗更换1次

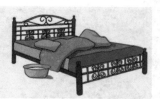

如何打造健康的床

打造健康之床要遵循三原则：

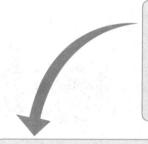

床头以舒适为主

在床上，我们总是喜欢半倚半靠，当我们不得不用脑袋靠在床头上支撑起半个身体时，脊椎的疾病也许就离我们不远了，是软、是硬、是直、是斜，床头的设计决定了我们日常使用中背颈的舒适度

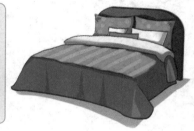

床垫使用别超过20年

以下这些情况，都说明你该更换床垫了：晚上常睡不好，一觉醒来浑身乏力，如果睡姿正确，很可能是床垫出了问题；减肥成功或发福了，最好换个适合你身体状态的床垫；出现凹陷，说明内部结构已有所损害，赶快换个床垫；床面有很多污渍清洗不净，当心滋生细菌

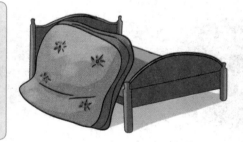

硬床、厚床并不理想

专家提醒：床垫太硬，虽不至于严重影响脊椎健康，但肩膀和臀部受力，会让人感觉不舒服。某些人腰脊痛的话，更不宜睡硬木板床，以免病情恶化，睡床垫比不睡床垫要健康多了

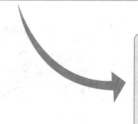
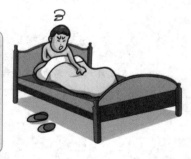

相信，只要你能坚持上面的方法和原则，你的卧室就一定是既健康又舒适的。

此外，打造健康之床还应注意以下细节：

在换洗床罩和床单的同时，不妨顺便用吸尘器或微湿的抹布，将床垫上残留的皮屑、毛发等清理干净。

如果床垫上有污渍，可用肥皂涂抹脏处，再用布擦干净，或用吹风机把湿渍吹干，这样就不会发霉并产生异味了。

有条件的话，可以在床垫和床单之间加一层保洁垫。保洁垫内置特殊的棉层，可防止潮气进入床垫，以保持床垫的清洁干燥，并具有保暖和吸汗的功能，而且易于清洗。

床的摆放有哪些不宜

从科学角度来看，床的摆放有以下不宜：

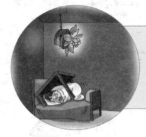

床上方不能放置吊灯
吊灯的造型和重量都容易给人带来不安全感，因此，床的正上方最好安装轻型灯具

床下不要堆放杂物
床下清理不便且通风不畅，杂物容易在此滋生细菌，卧室卫生死角会直接影响健康

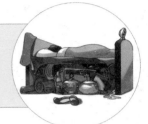

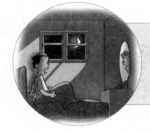

床的摆放不宜正对梳妆镜
这主要是因夜晚人起来时，特别是睡眠中的人朦胧醒来时或噩梦惊醒时，在光线较暗的地方，容易受惊

床头不宜设在卧室门或窗的通风处
客厅里的人一眼就能看见卧室的床，会使卧室缺乏宁静感，影响睡眠，人们在卧室里穿着睡衣来回走动，看上去也不雅观

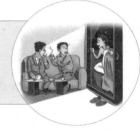

被子晒后别拍打

晒被子的时间以上午 11 时到下午 2 时为佳，不能晒得太久。棉被在阳光下晒 3 个小时，棉纤维就会达到一定的膨胀程度，如果继续晒下去，棉纤维就会紧缩、容易脱落；若是合成棉的被子，只要稍晒一下，除去里层的潮气就行；对于羽绒被或羊毛被，由于高温会使羽毛及羊毛中的油分起变化，产生腐臭味，不需频繁晾晒，更不可暴晒，在通风处晾晒 1 小时就行了；以化纤面料为被面的棉被，同样不宜在阳光下暴晒，以防温度过高破坏化学纤维。晒被时，可在上面覆盖一层薄布进行保护。

大家都习惯晒完被子后，用手反复拍打，以去掉灰尘，使被子蓬松。实际上，这样的做法并不科学。晒好的被子，只要用软毛的刷子轻轻刷一遍表面，去掉浮尘就可以了。

　　棉被的纤维粗短易碎，用力拍打会使棉纤维断裂变成粉尘从棉层跑出来；合成棉被的合成纤维细而长，容易变形，一经拍打，纤维紧缩了就不再复原，成为板结的一块；羽绒被拍打后，羽绒会断裂成细小的"羽尘"，影响保暖效果。

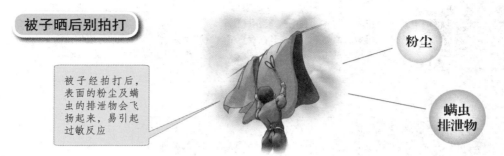

被子晒后别拍打

被子经拍打后，表面的粉尘及螨虫的排泄物会飞扬起来，易引起过敏反应

粉尘

螨虫排泄物

卫生间其实不卫生

　　家庭生活中不能少了卫生间，它是人们排泄大小便和清洁洗浴的地方。但卫生间很容易产生污染，人的排泄物、洗涤的脏水、清洁消毒的化学品、热水器的气体燃烧，再加上较密闭的环境、较大的湿度、较小的空间等，往往使卫生间的空气更容易变得污浊而成为家中的一个污染源。

卫生间的异味
卫生间中常有异味，许多人对这种异味只是出于嗅觉上的不适而不喜欢，实际上这种异味是一种有毒气体。卫生间的异味是由多种物质和因素共同形成的，其中有较高浓度的氨气、硫化氢、甲烷、二氧化碳和各种化学品中散发出来的混合有害气体

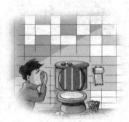

卫生间是最容易让人患癌症的地方
卫生间的环境密闭、湿度大、空间小，也为致病细菌、真菌、螨虫等有害生物创造了良好的滋生条件，导致产生大量室内致病原和变应原，使得卫生间成为最容易让人生病的地方。国外有的医学专家甚至认为，卫生间是最容易让人患癌症的地方。因为卫生间的化学物品实在是太多了，而有的人又喜欢在卫生间里冥想和看报纸、看小说，这等于增加了自己患癌的概率

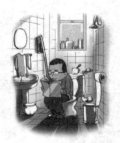

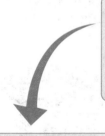

氨气给你带来的健康危害
氨气是卫生间空气中的主要污染物，有强烈的刺激性气味。在冬季的建筑施工中，人们会使用含氨的尿素来作为水泥的防冻剂，因此在一些建筑物中会释放出高浓度的氨，成为室内空气污染的有毒成分。氨具有很强的刺激性，可对皮肤、呼吸道和眼睛造成刺激，严重时可出现支气管痉挛及肺水肿。长期受到过多氨气污染，会使人出现胸闷、咽痛、头痛、头晕、厌食、疲劳、味觉和嗅觉减退等症状

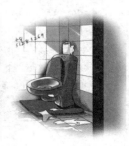

厨房里的保健小常识

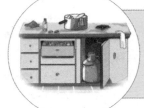

必须勤擦、勤洗、勤消毒

厨房里的灶具、餐饮具、台面等，经常受到煤气、油烟的污染和侵蚀，容易发生油垢积聚、铁器皿生锈，这些物品必须勤擦、勤洗、勤消毒

炒菜时油温不要太高

食用花生油、豆油的发烟温度分别是150℃和160℃，精制菜油为200℃。为了减少厨房空气污染、降低住宅空气中苯并芘等致癌物质的浓度，除了要选用含杂质较少的精制烹饪油外，炒菜时应使油温控制在200℃以下

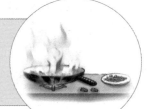

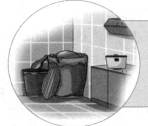

不宜在厨房腌菜

雪里蕻、白菜、萝卜叶、韭菜等叶菜，在腌渍过程中会生成较多的亚硝酸盐，其生成量与室内温度及食盐浓度关系很大。一般在20℃、4%的食盐浓度的条件下腌的菜，亚硝酸盐生成得最多。因此腌渍时要把菜洗干净，放盐要适量，吃时用水把含亚硝酸盐的咸汁洗掉

厨房垃圾不宜过夜

厨房垃圾一般包括菜叶、菜根、剩饭、剩菜等。这些物质，在适宜的温度、湿度条件下，很容易腐烂变质，特别是夏天。垃圾中的细菌不仅污染厨房空气，还会随气流流入主室使室内细菌含量增加。所以，厨房垃圾应该当日清除

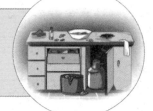

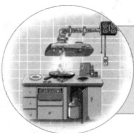

厨房要有良好的通风换气措施

如在炉灶上安装抽油烟机和排风扇，经常开窗通风换气，以便将炒菜时产生的油烟及时排走。每次做饭后也不要马上关掉抽油烟机。
在使用厨房抽油烟机时不宜紧闭窗门，因为抽油烟机在向外排油烟时，需要补充足够的新鲜空气，否则会造成室内负压，使排烟效果变差

不宜用钢丝球擦拭铝锅

铝锅、铝盆、铝饭盒等，在使用一段时间后，表面变暗发黑，表面会生成一层氧化铝的保护膜。这个保护膜可防止和降低酸、碱溶液对铝制品的侵蚀，同时还增加了铝制品的硬度。如果用钢丝球把这层保护膜擦掉，会增加铝器皿的溶解性，从而对健康产生危害

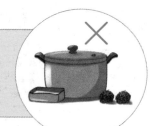

色彩与人类健康息息相关

　　色彩美化人们的生活，如果没有色彩，我们的生活就会变得黯然失色。因为色彩能给我们带来蓬勃的生机，令人精神振奋，心情愉快，增强人的生命力。

　　在人们的日常生活中，吃的食物、穿的衣服、居住的房间、使用的物品，可以说样样都离不开颜色的点缀，颜色渗透到我们生活的方方面面。所以，人们对色彩有着特别的敏感度。

　　色彩会影响人的情绪，作用人的心理，通过心理作用又影响到生理。所以，色彩对人体的身心健康都会有很大的影响。

　　色彩还能影响人的智力和注意力。其原因是人的视觉器官到大脑皮层视觉中枢的色彩感受系统与大脑皮层的其他部分以及神经体液调节系统都有着广泛而又密切的关系。

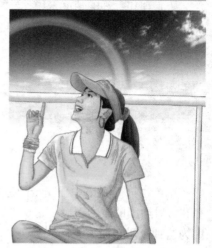

不同的色彩会引起不同的心情，既可令人心情平静，又可以令人兴奋；既能产生温暖的感觉，又能产生凉爽、寒冷的感觉

五颜六色藏着健康的秘密

　　色彩具有生理和心理的特质，光谱中的红色或者暖色端的色彩更具有生理特质，表现外在的自我；而青色或者冷色端的色彩更具有心理特质，显示内在的自我。

一、红色

　　红色是对感官刺激性很强的色彩，可以激起很强的生理反应，但红色也是一种冲击力很强的色彩，如果身患高血压或者心脏病，或脾气暴躁，正在发火或者心情烦躁的时候，就不能使用红色，否则会使病状加剧。

> 红色疗法可改善下列状况：
> 身体状况不佳：精力不够，贫血，血液循环不畅，低血压，感冒
> 心理状态不佳：冷漠，忧郁，恐惧，缺乏信心，缺乏动力

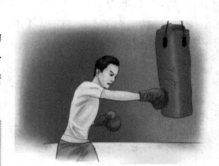

红色能使人燃起斗志

二、橙色

　　橙色在色彩转盘中，介于红色和黄色之间，因此，它同时具有红色的生理特性和黄色的智慧。同红色一样，橙色是具有很强冲击力而令人激动的色彩，因此要慎用。我们通常把橙色与健康、活力联系在一起。

> 橙色疗法可改善下列状况：
> 身体状况不佳：缺乏活力，胃口不好，消化不良，哮喘，腹部绞痛，胆石症
> 心理状态不佳：无精打采，亲友过世，压抑，悲伤，厌倦

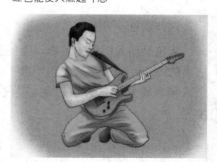

橙色有助于排解消极的感觉或减轻创伤。与橙色有关的特质：开阔视野，开始新生活

三、黄色

从心理和生理的角度来说，黄色具有推动事业前进，排除消极思维和消极情绪的作用。而消极思维和消极情绪会使人降低对自身的评价。

黄色疗法可改善下列状况：
身体状况不佳：便秘，肠胃气胀，糖尿病，皮肤病，精神疲惫。
心理状态不佳：压抑，自我评价过低，注意力集中时间过短，手指发肿，考试紧张。

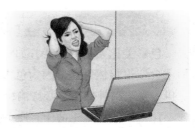

如果有胃病，过于激动或烦躁不安，压力过大，难以放松，难以入睡，则应该避免黄色

四、绿色

绿色也许是光谱中最安全的色彩。但是当需要灵敏机智，对周围的事物予以快速反应时，最好不要用绿色，因为这种色彩会使人放松。

绿色疗法可改善下列状况：
身体状况不佳：心脏不好，支气管炎，流感，幽闭恐惧症。
心理状态不佳：不稳定，沮丧，害怕投入感情，嫉恨。

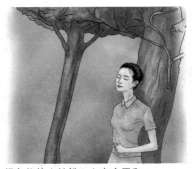

绿色能使人放松，心态变平和

五、青色

青色是天空和海洋的色彩，抬头放眼望着无云的天空，或者青色的海洋，会使人感到身心放松。但是，如果情绪低落，感到寒冷，肌肉紧张，应该避免青色。

如果觉得很难表达内心想法，或者找不到合适的语言来表达，就可以用青色治疗。

青色疗法可改善下列状况：
身体状况不佳：高血压、喉炎、发热、外伤、蜇伤或烧伤、月经不调、偏头痛；孩子患病，如麻疹、腮腺炎、牙病。
心理状态不佳：胆怯，缺乏性感，害怕在公众面前说话，害怕面对他人，对他人不信任。

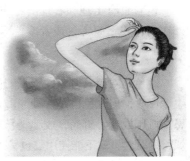

青色可以消除表达障碍，包括喉咙痛或嘶哑等生理障碍，以及羞于在公众场合演说的心理障碍

六、紫色

紫色是助人沉思的色彩，能促进精神升华，或者创造力的产生，如果想远离物质世界，或者清静无为，可摄入紫色食物，这样可以使心态趋于平静，提高精神境界。

紫色疗法可改善下列状况：
身体状况不佳：脑震荡，癫痫症，神经痛，多发性硬化。
心理状态不佳：神经衰弱症，失去信念，绝望，自暴自弃。

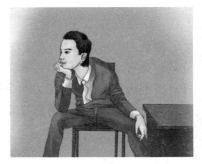

紫色有助于人们提高精神升华和找到生活的意义

七、白色

雪花莲那纯白色的花象征着寒冷马上过去，春天即将来临，希望就在眼前。人们一般会对白色有积极的反应，因为白色包含了光谱中所有的色彩，同时白色还反射光线。白色是新娘礼服、牧师长袍和浪花的色彩。

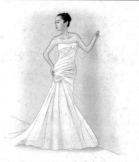

白色经常与精神境界相联系，心理医生往往采用白色进行治疗。人们可以用白色进行沉思性治疗，从而净化全身，促进系统功能的正常运转

白色能使人的身心得到净化

最健康的家居色彩搭配常识

家是远离周围世界的避风港，居室的色彩很重要。这些色彩能够影响人的身体、情感、心理和精神状态。所以我们要选择好房间的色彩。不过，要设计房间的色彩，还必须根据房间的用途来确定。

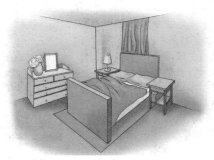

（一）卧室

主要是采用宁静的色彩，以便夜晚能够安静地入眠。卧室中采用粉红色较好，因为粉红色较柔和，使人感觉良好。蓝色是宁静的色彩，但又是冷色，如果卧室太冷，则不宜采用蓝色。如果想创造出充满激情的格调，可以添入红色。如果只是用红蜡烛、红床单则更合适。

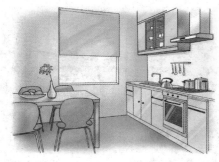

（二）厨房

厨房是家的色彩，要温暖，要给人以欢乐。红色会提供能量，橙色能刺激食欲且助消化，黄色有助于交谈。厨房的地砖如果是土红色，会使人们在工作了一天之后，仍旧能有精力在家里活动。厨房中摆放装水果和蔬菜的盘子及各种器皿，可采用对比色或辅助色。

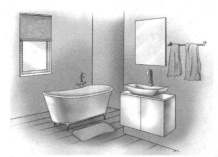

（三）浴室

许多浴室都很狭小，甚至没有窗户，这时色彩的选择就很重要。目的是要使浴室显得相对明亮、宽敞。较合适的色彩是大海般的蓝色或淡绿色，这些色彩可以使人身心放松。但是浴室不能给人以过于寒冷的感觉，可用浴垫、毛巾和浴袍的柔和色彩缓和浴室中的冷色。

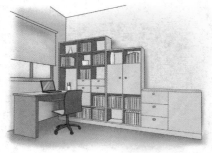

（四）书房

需要思考、阅读、写作或想出新思路，黄色就一定能够激发思维。如果工作性质是艺术性的，采用紫色较好。紫色可以激发创造力，同时能够避免干扰。如果空间足够大，可以在房间的一角留出休息或沉思的地方。那么蓝色、绿色或松绿色都是较好的选择。

室内环境中的健康杀手

　　室内某些材料、装置所造成的空气污染、电磁辐射等也不容忽视，相对封闭的空间则会使这些污染更加严重。

　　一般室内的二氧化碳大大高于室外，大气中的二氧化碳是 0.03% 左右，室内可达 0.1%。如果超过 0.2%，人则会发困、精神不振。

　　除醛类外，其他挥发性有机物常见的还有苯、甲苯、二甲苯、三氯乙烯、三氯甲烷等，主要来自各种溶剂、黏合剂等化工产品。此外，苯类等环烃化合物还可来自燃料和烟叶的燃烧。挥发性有机物具有臭味、刺激性，能引起免疫水平失调，影响中枢神经系统功能，使人出现头晕、头痛、嗜睡、无力等症状，亦可影响消化系统，表现为食欲缺乏、恶心、呕吐，严重者会有肝脏和造血系统的损伤。

燃料的燃烧

生活用燃料有煤，液化石油气，煤制气及植物的枝干、茎、叶等。燃煤的厨房空气中含苯并芘每立方米 0.5 微克，二氧化氮每立方米 0.3 毫克，二氧化硫每立方米 6.9 毫克，一氧化碳每立方米 4.2 毫克，颗粒粉尘每立方米 0.8 毫克；使用液化气 1 小时、10 小时的厨房，一氧化碳密度分别可达每立方米 3.5 毫克和每立方米 8 毫克

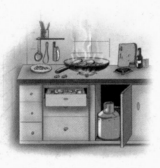

室内的装饰材料

包括塑料地板、化纤地毯、化纤窗帘、壁纸、塑料用品、家具等。其中的甲醛是一种挥发性有机化合物，无色，有强烈的刺激性气味，是室内的主要污染物之一，主要来自建筑材料、装饰品及生活用品等化工产品，如黏合剂、隔热材料、化妆品、消毒剂、防腐剂、油墨、纸张等。加强室内通风可降低甲醛浓度

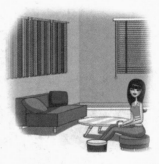

第五章

家电使用与健康
——精致生活，健康有方

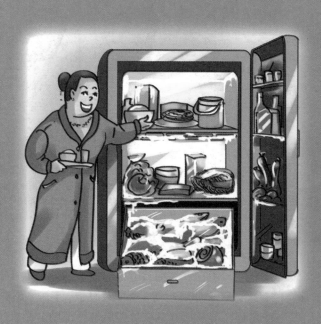

家电勤"洗澡"可除尘降辐射

电视机、计算机上蒙了灰尘，很多人以为这只是卫生问题。事实并没有这么简单。研究证明，灰尘是电磁辐射的重要载体。如果你的家电不经常擦拭，那么，即使它们关掉了，电磁辐射仍然留在灰尘里，继续对你全家人的健康造成不良影响。

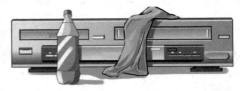

经常擦拭、清除电器上的灰尘可以有效地减少辐射危害，使全家健康

我们每天都要面对各种各样的辐射，家用微波炉、计算机、电视、空调、电褥等都会放出电磁波。电磁辐射会对人的身体产生不同程度的危害，如头痛、失眠、心律不齐、视力下降、皮肤病等。

防范电磁辐射，除了避免和电磁波的"亲密接触"外，在饮食上也应采取一定措施对抗电磁辐射对机体的危害。

电脑族：靠垫一定要放在腰部

靠垫的确可以对腰肌劳损起到缓解的作用，但是也不能随便拿过来就用，而需要讲究科学。

首先，靠垫一定要放在腰部，放到背部是无效的。这是因为正常人体的脊柱共有三个生理弯曲，因生理的需求它们并不生长在一条直线上，胸椎向后凸，颈椎和腰椎向前凸，从侧面看，脊椎犹如两个S的连接。由于这个生理特点，腰、背不能置于同一平面。因此，坐电脑椅时，如果在腰部放上一个靠垫，可以使腰部得到有效的承托，维持腰椎的前屈生理，均衡腰椎、腰部肌肉的压力，减轻劳损，增加舒适度，预防和改善腰椎不适，对稳定脊柱有好处

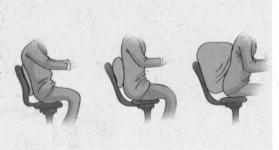

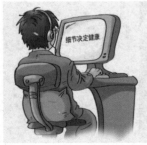

其次，靠垫的厚度要合适，不能太薄太软，这样起不到托起腰部的作用；也不要太厚太硬，太厚可能会造成腰椎的过度前屈；而太硬则会硌得难受。在挑选时可把靠垫试放在腰后，垫10分钟后如果仍然感觉很舒适，则这个厚度是适合的；如果感觉到腰背疲劳甚至疼痛，则说明这个靠垫不合适。再有，本身已患有腰椎间盘突出及腰椎管狭窄的人，更要注意靠垫的舒适性

除了使用靠垫来缓解腰痛外，还有一些细节也是应注意的。不论从事什么工作，只要是坐了45分钟后，都应该起来做一下伸展运动，这样对眼睛、手腕、颈椎、腰椎都有益处；在工作期间，不要始终一个姿势，不断地调整姿势能缓解腰部的劳累，正确、合适的坐姿可以使身体得到放松；当需要靠椅背时，应腰部挺直，坐沙发时要尽量靠后坐，让臀部坐在沙发面的底端，背部紧靠沙发背。

键盘污染是健康的潜在杀手

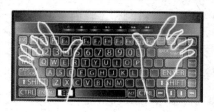

　　与我们亲密接触的电脑键盘已成为细菌滋生的温床和疾病传播的中转站。在某种程度上，经多人长期使用后未经清洁处理的键盘，比餐厅中未经消毒的碗筷还要脏，已成为威胁使用者健康的一个潜在杀手。这个键盘如果没有经过特殊处理，其他人再去进行操作的时候，这种污染就有可能威胁到下一个人。

　　专家介绍，预防键盘污染，应分两类情况：

　　一种是人已经有一些疾病了，要尽量减少可能对公共设施造成的污染的机会，给别人一个比较清洁的环境。另一种是人还没有产生疾病，要加强自身对疾病的预防措施。

　　以下是人们在操作中易出现的不良卫生习惯。

使用键盘后不洗手

有人观察到，1 小时内，共有 8 个人使用了 1 台公共电脑，只有 1 个人在使用后洗了手，另 7 个人未洗手就用手拿取了食物。如果这个键盘被肠道传染病病原体感染了，你操作键盘以后，手又被感染了，那么你去拿食品吃的时候，自然会把细菌带到嘴里去

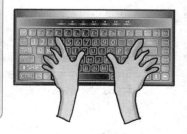

操作键盘时进食、吸烟

计算机前喝饮料、吃零食或抽烟，都是很惬意的事。但要注意此时细菌正随着手与食物的接触，进入身体内部。因此，要养成一个良好的卫生习惯，操作计算机，包括接触这些公共设施后，不要直接拿食物吃

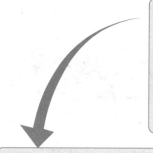

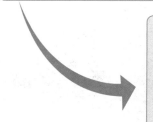

操作键盘时双手与皮肤亲密接触

注意：你在思考时会不会左手托在脸颊上，感觉眼睛干涩时是否会用手揉眼睛，面部有疼痒时是否会用手指抠皮肤，这些不良习惯都为皮肤病传播提供了温床。如皮肤表面有一些疮疖，如果细菌接触伤口，就会发生感染

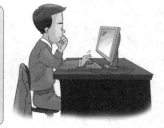

操作键盘时还应注意以下几点

（一）使用键盘前后一定要洗手

（二）操作键盘过程中不要吃东西

（三）操作中避免手与眼睛、面部皮肤以及鼻孔、耳孔等部位直接接触

（四）定期清洁键盘，并保持键盘通风干燥，避免细菌滋生

别让计算机伤害了你的脸

计算机时代，我们为工作和生活的高效、便捷而高兴。然而，在人们还没有充分的防范意识时，计算机已经悄悄地伤害了我们的脸——皮肤干枯、毛孔变粗、小痘痘外冒、眼睛干涩、黑眼圈形成并不断加重等变化不断出现这几类病态皮肤，专家冠它以一个新名称——"计算机皮肤"。

防治"计算机皮肤"六招：

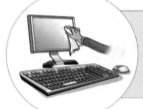

保证荧光屏清洁
每天开机前，用干净的细绒布把荧光屏擦一遍，减少上面的灰尘

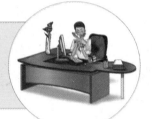

隔离最重要
要学会使用隔离霜，薄薄的一层就能够让肌肤与灰尘隔离。例如，使用美白保湿隔离霜、防护乳。另外，用点具有透气功能的粉底，也能在肌肤与外界灰尘间筑起一道屏障，但不要用油性粉底

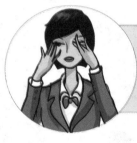

彻底清肤
上网结束后，第一项任务就是洁肤，用温水加上洁面液彻底清洗面庞，将静电吸附的尘垢通通洗掉，涂上温和的护肤品

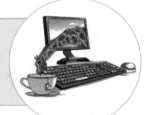

经常补水
电脑辐射会导致皮肤发干。身边放一瓶水剂产品，如滋养液、柔（爽）肤水、精华素等，经常给脸水。在自己的护肤用品中添加一些水分高的护肤霜和抗皱霜

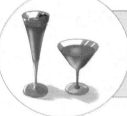

经常喝新鲜果汁和生菜汁
不经煮炒的鲜果汁和生菜汁是人体的"清洁剂"，能清除体内堆积的毒素和废物。体内的毒素少了，皮肤也会光洁许多

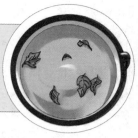

经常喝绿茶
绿茶中的茶多酚具有很强的抗氧化作用

保护皮肤最好用甘油和白醋以 1 ∶ 5 的比例涂搽皮肤，既能让肌肤变滑嫩，又能省钱。另外别忘了多喝水，既能补充肌肤水分，又能促进新陈代谢。

鼠标使用不当，"鼠标手"找上门

如果鼠标使用不当，可以使你患上很严重的指关节疾病，这种不同于传统手部损伤的症状被称为"鼠标手"。

"鼠标手"早期的表现为：手指和腕关节疲惫、麻木，有的关节活动时还会发出轻微的响声，类似于平常所说的"缩窄性腱鞘炎""腕管综合征"，但其累及的关节比腱鞘炎要多。外科专家认为，鼠标比键盘更容易对手

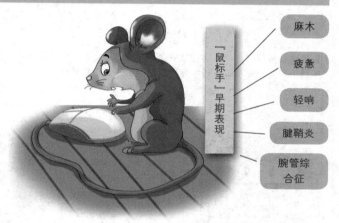

"鼠标手"早期的表现为：手指和腕关节疲惫麻木，有时还会关节轻响，类似于平常所说的"缩窄性腱鞘炎""腕管综合征"

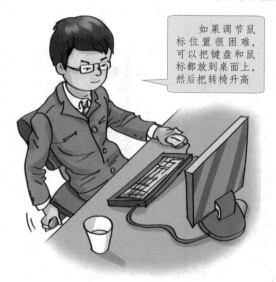

如果调节鼠标位置很困难，可以把键盘和鼠标都放到桌面上，然后把转椅升高

"鼠标手"只是局部症状，如果鼠标位置不够合理，太高、太低或者太远都可能继发颈肩腕综合征

造成伤害，而这种疾病多见于女性，女性发病率是男性的 3 倍。

医生发现，鼠标的位置越高，对手腕的损伤越大；鼠标距身体越远，对肩的损伤越大。因此，鼠标应该放在一个稍低的位置，这个位置相当于坐姿情况下，上臂与地面垂直时肘部的高度，键盘的位置也应该和这个差不多。很多计算机桌都没有鼠标的专用位置，这样把鼠标放在桌面上长期工作，对人的损害不言而喻。

鼠标和身体的距离也会因为鼠标放在桌上而拉大，这方面的受力长期由肩肘负担。这也是导致颈肩腕综合征的原因之一。上臂和前身夹角保持 45° 以下的时候，身体和

鼠标的距离比较合适；如果太远了，前臂将带着上臂和肩一同前倾，会造成关节、肌肉的持续紧张。

用科学的方法放置鼠标，会大大降低"鼠标手"的发病概率，让每一名常坐在电脑前的上班族轻松、愉快地做好自己的工作。

历数冰箱的四大宗"罪"

冰箱是现代社会的产物，它给我们的日常生活带来了很多方便。但是也有很多人没有真正全面地认识冰箱，一味迷信、夸大冰箱的作用，把它当成"保险箱"。事实上，冰箱在骗取人们信任的情况下，有多种"渎职"的"罪过"。你知道吗?

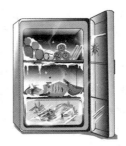

（一）滋生细菌、藏污纳垢：在低温环境中，食物本身的代谢也只是放缓，并未停止。多数细菌并不会因低温死亡，相反许多微生物很容易在低温下生长繁殖。同时，冰箱内湿度较大，同样不利于食品保鲜。不论生熟、不分门类，各种食物以及食物自身分解产生的有害化学物质，茶叶、咖啡、烟草、化妆品甚至胶卷都在冰箱中汇聚，裹挟着各种气味，产生千千万万个细菌、真菌，冰箱逐渐成为藏污纳垢之所

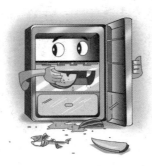

（二）偷窃营养：冰箱是窃取食物营养的"黑手"，特别是那些富含维生素的蔬果菜肴。有研究证实，在4℃的冰箱中储藏24小时会令黄瓜的维生素C含量下降30%。人们曾经做过这样一个实验，就是在-18℃的时候，把新鲜的鱼和肉一共储存了8个月。我们发现，在第三个月时，鱼和肉营养素的变化非常明显，主要是维生素A与维生素E的变化，在第3个月的时候，就损失百分之二三十；到第8个月的时候，损失就更多了。另外，它们的血红素也氧化得非常厉害，不仅颜色变淡了，水分丢失得也很厉害

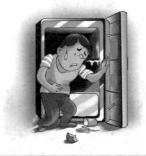

（三）冰箱疾病：直接食用冰箱里的食物会导致胃内黏膜血管急剧收缩、痉挛而引发胃部不适甚至导致胃病，而那些在低温环境下滋生的微生物可以导致急性肠炎甚至痢疾，耶尔细菌肠炎就叫作"冰箱肠炎"，此细菌能够在-40℃低温中生存繁衍，冰箱正好是它们的乐园

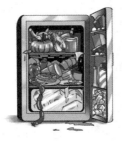

（四）制造毒物：许多人喜欢大采购，将一周内的蔬菜购好后在冰箱存放。这种做法非常危险。蔬菜中原本含有硝酸盐，它在硝酸还原酶的作用下会形成亚硝酸盐。这种物质具有毒性，可导致机体出现低氧现象。冰箱中的熟菜也是亚硝酸盐的制造者，人吃过的剩菜受到细菌和唾液中酶的污染，亚硝酸盐形成的速度更快

冰箱要定期清洗

电冰箱每使用 1 ~ 2 周，最好对箱内胆及放置食品的搁架附件等进行认真的擦洗，以确保箱内环境清洁，避免异味产生。特别是夏季，对冰箱的清洗、消毒，更要每星期一次。可用 0.5% 的漂白粉擦洗，特别注意擦洗箱缝、拐角、隔架，然后再用干净湿布抹干净。也可以在排气口和电冰箱下方的蒸发器内放置大蒜，用来杀菌消毒。

冰箱需要经常清理的方面有如下几个：

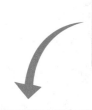

（一）电冰箱门上的密封条上的微生物
此处微生物达十几种之多。这些微生物的存在，很容易导致人体各种疾病。其清理办法为：用酒精浸过的干布擦拭密封条，效果最佳

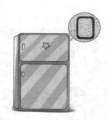

（二）电冰箱内的异味
电冰箱使用时间过长又未做到及时清理，就会出现难闻的异味，这是电冰箱内各种物品的混装造成的。物品贮存最好不超过一个月。另外，冰箱使用 1 ~ 2 周后，可在温水中加入少量的清洁剂，再用清水擦净。也可将酒精和水按 7 ∶ 3 兑成溶液，倒入喷雾器内，边喷边擦冰箱，再用旧牙刷清除死角污垢，这样可以有效驱除异味

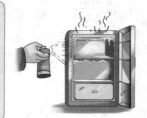

（三）电冰箱内的剩饭
可以说每个家庭的电冰箱冷藏室内都存有剩菜剩饭，这容易使电冰箱内的物品串味；此外，冷藏室并非无菌室，剩菜剩饭很容易受到各种细菌的侵蚀。因此，电冰箱内的剩菜剩饭应尽快食用，食用前千万要加热

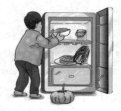

细节提醒

为了省电和保持食物风味，我们习惯把食物凉透后再放进冰箱。然而问题在于常温下细菌最容易繁殖，只要几小时就足以致病，因此建议饭菜热时便放入冰箱。

冰箱内食物摆放位置有讲究

许多人把食物买回家后，会一股脑儿将它们扔进冰箱。无论什么时候，只要一打开冰箱，里面总是乱糟糟的。其实，冰箱内的食物存放大有学问，如果位置不对，温度就不对，食品的品质也会受到很大影响。

一般来说，冰箱门处温度最高，靠近后壁处温度最低；冰箱上层较暖，下层较冷；保鲜盒很少被翻动，又靠近下层，所以那里温度最低。所以，我们不妨依温度顺序，把冰箱冷藏室分为 6 个区域：冰箱门架、上层靠门处、上层后壁处、下层靠门处、下层后壁处及保鲜盒。

适合放在上层后壁处
剩饭菜、剩豆浆、包装豆制品等，由于这些食物容易滋生细菌，稍低于 0℃ 的温度最合适

适合放在冰箱门架上
有包装但开了封、本身不会在一两天内变坏的食品，如番茄酱、沙拉酱、芝麻酱、海鲜酱、奶酪、黄油、果酱、果汁等，以及鸡蛋、咸鸭蛋等蛋类食品

适合放在上层靠门处
直接入口的熟食、酸奶、甜点等。储存这些食品时，应避免温度过低，并防止生熟食品交叉污染，所以不宜放在下层

适合放在保鲜盒里
排酸冷藏肉，半化冻的鱼、鲜虾等海鲜类。由于水产品中的细菌往往耐低温，温度稍高容易加速其繁殖，而保鲜盒既可起到隔离作用，避免交叉污染，又具有保温功效，避免频繁开关冰箱门产生的温度波动。此外，如果有专门的可调温保鲜盒，最好把肉类放在 −1℃ 的保鲜盒中

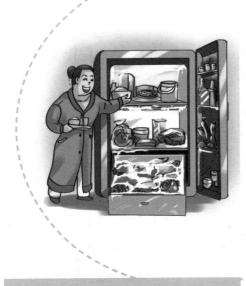

适合放在下层后壁处
没有烹调熟但又需要低温保存的食品，如水豆腐、盐渍海带丝等，以及有严密包装，不怕交叉污染的食品，还有等着慢慢化冻的食品，适合存放在最冷的地方，如下层后壁处

适合放在下层靠门处
各种蔬菜及苹果、梨等温带水果，而且要用保鲜袋装好，以免因温度过低而冻坏

勿将植物与电视机摆在一处

将植物与电视机摆在一处，对电视机和花都没有好处。

大家都知道，电视机是靠显像管来显示图像的，但显像管在工作的时候会放出一些射线，这些射线对植物有很大的破坏作用。它能破坏植物的组织细胞，使得植物失去正常的功能；它影响植物激素的分泌，而激素正是植物赖以生长发育不可缺少的东西，植物一旦缺少了激素，就会减慢甚至停止生长，并会因无法吸收营养物质而枯萎死亡。另外，养花需要你不断地浇水来保持土壤的潮湿，没有足够的水供应，它会枯萎；而电视机是最怕潮湿的，把花盆放在电视机旁容易使周围的空气湿度增加，这必然影响电视机的正常工作，长期这样就会缩短电视机的寿命。而且，在给花盆浇水的时候，如果一不小心把水倒在了电视机上或者是溅在了插座上，还可能会造成更严重的后果。

避免把花盆摆放在电视机旁，同样，其他的电器旁也不宜放花盆，像计算机、音响等。当然，同时，你不妨注意防止其他会给你的电视机或者电器带来受潮可能的情况。

如果你实在喜欢用一些花来装饰你的电视机，觉得少了花朵的装饰，就少了许多的情趣，甚至觉得看起来不顺眼，那么建议你买一些假花来，它们做得很逼真，同样可以起到美化居室的作用，而且不会与电视机发生相互损害。

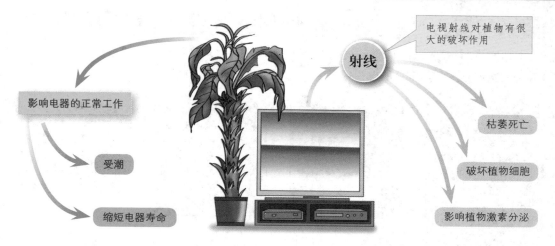

电视射线对植物有很大的破坏作用

射线

影响电器的正常工作

受潮

缩短电器寿命

枯萎死亡

破坏植物细胞

影响植物激素分泌

不宜边吃饭边看电视

很多人都喜欢边吃饭边看电视，其实这是一种不健康的生活习惯，会严重影响食物的消化吸收，可能引发以下问题：

对大脑产生不利影响
边吃饭边看电视，血液会流入消化器官，这时大脑会出现血液供应不足、低氧等现象，时间一长，可能引起神经衰弱、头痛等疾病

引起慢性肠胃病
边吃饭边看电视会因为精神集中在电视节目上而延长吃饭时间，这不仅会让饭菜变凉，咀嚼食物也不仔细，影响食物的消化和营养的吸收，长时间如此就会造成慢性胃肠疾病

影响食欲
边吃饭边看电视，很香很好的饭菜，也可能会食而不知其味，可能没吃饱就放下碗筷，尤其是儿童，更容易出现此类情况，时间长了就会导致营养不良

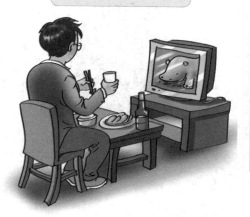

阻碍消化液分泌
边吃饭边看电视会使大脑因电视情节的紧张刺激而处于兴奋状态，这样就会对肠胃蠕动有一定的抑制作用，消化液的分泌也会减少

每天看电视不要超过 3 小时

研究资料表明：你只要每天看电视平均超出 3 小时，就可能患上"电视综合征"，尤其是儿童或青少年。常见的电视病有：

"电视心"
有些人在看电视时，会随节目中的情节产生情绪波动，尤其是老年人，容易出现头晕、心悸、血压升高等症状，从而诱发心绞痛、心肌梗死和脑血管意外等急症

"电视肥胖症"
一方面，经常看电视，易缺乏适当的体育运动；另一方面，有的人在看电视时，还大吃糖果、点心，从而引起肥胖

"电视胎儿"
孕妇长时间看电视除易感到头晕、胸闷等外，还会影响胎儿发育，尤其 1～3 个月的胎儿受害最明显，可能造成畸形

"电视颈"
有些人看电视时头颈部长期维持过伸、过屈或扭斜状态，这样容易引起颈部软组织劳损

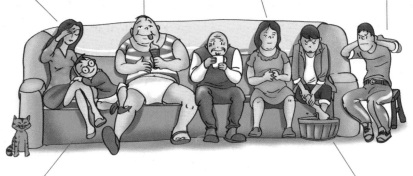

"电视眼"
电视眼在工作时会刺激人的眼睛，发生眼皮、眼睑红肿，球结膜充血，干痛难忍，严重者还会使结膜和角膜损，影响睡眠和食欲

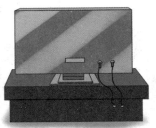

"电视腿"
看电视时长期处于坐位，容易引起下肢麻木、酸胀、水肿、疼痛，甚至引起下肢肌肉痉挛，老年人尤甚

针对以上"电视病"症状，专家提出：电视机放置不应过高，最好是荧屏中心与视线持平；人与电视机距离保持在 3 米以上；看电视持续时间不应超过 3 小时；看电视时保持室内空气新鲜，眼部不适时可戴墨镜；电视机旁安装一个低功率灯泡，调节视线免受强光刺激

细节提醒

　　长时间看电视对人体非常不好，尤其对肝病患者的危害更大，因为肝病患者的肝脏胆汁分泌少，导致维生素 A、维生素 D、维生素 E、维生素 K 等的吸收障碍。

　　人的视觉是要靠眼内视网膜中两种感觉细胞产生的，其中杆状细胞里有一种感弱光的物质，叫作视紫红质，它是由蛋白质和维生素 A 结合而成的，如维生素 A 供给不足，就会妨碍视紫红质的合成，从而影响人的视力。因此，肝病患者常看电视会感到视觉模糊，视力减退，久之导致眼干燥症和夜盲症。

微波炉使用禁忌

微波炉是一种高效、节能的炊具，不但操作简便，节省时间，而且避免了烟熏火燎。但是微波炉也不是尽善尽美的，为了安全、卫生，下面是使用微波炉时的一些禁忌。

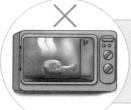

忌将肉类加热至半熟后再用微波炉加热
因为在半熟的食品中细菌仍会生长，第二次再用微波炉加热时，由于时间短，不可能将细菌全杀死。冰冻肉类食品须先在微波炉中解冻，然后再加热为熟食

忌油炸食品
因高温油会发生飞溅导致火灾，如万一不慎引起炉内起火，切忌开门，而应先关闭电源，待火熄灭后再开门降温

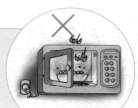

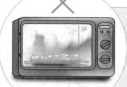

忌超时加热
食品放入微波炉解冻或加热，若忘记取出，如果时间超过 2 小时，则应丢掉不要，以免引起食物中毒

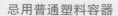

忌用普通塑料容器
使用专门的微波炉器皿盛装食物放入微波炉中加热。一是热的食物会使塑料容器变形，二是普通塑料会放出有毒物质，污染食物，危害人体健康

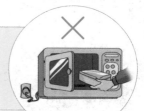

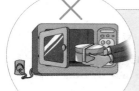

忌用金属器皿
因为放入炉内的铁、铝、不锈钢、搪瓷等器皿在加热时会与微波炉产生电火花并反射微波，既损伤炉体又不容易加热食物

忌使用封闭容器
加热液体时应使用广口容器，因为在封闭容器内食物加热产生的热量不容易散发，会使容器内压力过高，易引起爆破事故。即使是在煎煮带壳食物时，也要事先用针或筷子将壳刺破，以免加热后引起爆裂、飞溅，弄脏炉壁，或者溅出伤人

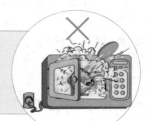

怎样防止和减少"空调病"的发生

怎样防止和减少"空调病"的发生呢，我们给出以下建议。

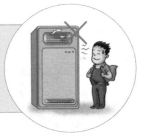

进入房间和车内打开空调后，不要急于封闭门窗，最好过一刻钟以后再关闭门窗，这样有利于空调器中的各种有害物质散发，减少对人体健康的危害。打开空调后，要注意合理调整室内外温差，室温宜设定在24～18℃，室内外温差不可超过7℃。这样做不但有利于健康，还有利于节省电

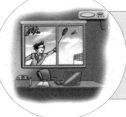

长期在空调房间里工作和生活者，应经常到户外活动，接触阳光，呼吸新鲜空气，并多做运动，多喝开水，加速体内新陈代谢

使用空调的时间不能太长，有条件最好经常开窗换气，以降低室内环境中有害气体的浓度，使室内保持一定的新风量。室内空气流的速度应维持在每秒钟20厘米左右，办公桌切不可安排在冷风直吹处，因为该处空气流动速度增加，温度将骤降3～4℃

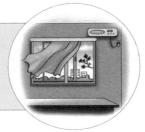

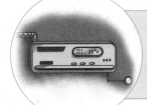

及时检查空调器并做到及时清理，对写字楼中央空调系统进行定期监测和定期清洗，如发现传染菌，及时进行消毒处理，以减少病菌感染的危险性。不要坐在空调的排风孔附近，因为那里是不洁空气的必经之路，空调吹出空气中的悬浮物和螨虫，很容易诱发呼吸系统疾病

饮水机要定期清洁消毒

很多办公室或家庭都会配备一台饮水机，可以说，饮水机已经成为现代生活必备的设备了。但就是这个能随时提供热水，带给我们方便的饮水机，如果不及时给它清洗消毒，就会对我们的健康造成威胁。

使用饮水机真正的隐患是二次污染。每款饮水机都有5个与外界相通的部分，即两个龙头、进水口、空气口、排污口。饮水机的二次污染主要是空气中的粉尘携带大量的微生物、藻类等随着空气进入饮水机造成的，特别是空气口、排污口容易形成死角，微生物在此大量繁殖，同时也污染桶装水。因此，饮水机必须定期清洁。另外，饮水机里

的水要尽快用完，特别是夏天，最好一周内用完。

具体来说，饮水机消毒分为以下六个步骤。

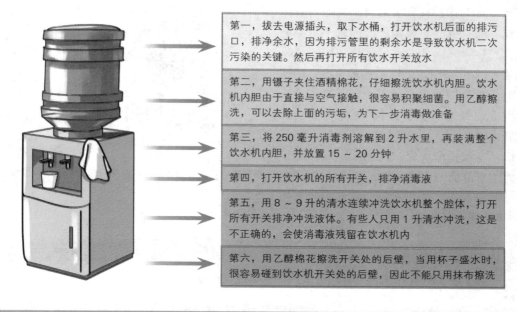

第一，拔去电源插头，取下水桶，打开饮水机后面的排污口，排净余水，因为排污管里的剩余水是导致饮水机二次污染的关键。然后再打开所有饮水机开关放水

第二，用镊子夹住酒精棉花，仔细擦洗饮水机内胆。饮水机内胆由于直接与空气接触，很容易积聚细菌。用乙醇擦洗，可以去除上面的污垢，为下一步消毒做准备

第三，将250毫升消毒剂溶解到2升水里，再装满整个饮水机内胆，并放置15~20分钟

第四，打开饮水机的所有开关，排净消毒液

第五，用8~9升的清水连续冲洗饮水机整个腔体，打开所有开关排净冲洗液体。有些人只用1升清水冲洗，这是不正确的，会使消毒液残留在饮水机内

第六，用乙醇棉花擦洗开关处的后壁，当用杯子盛水时，很容易碰到饮水机开关处的后壁，因此不能只用抹布擦洗

洗衣机也需清洗

洗衣机是家里清洁工作的一大主力，可是长期工作下来，洗衣机自身也积了很多污垢，需要清洗，否则会对衣物造成再次污染。

清除洗衣机污垢可以用专用的清洁剂，根据洗衣机的使用年限，加适量的药粉和温水浸泡数小时后搅动，污垢就能清除。还可根据洗衣机的容量将半瓶到一瓶食用醋，倒入洗衣机内桶，加温水到3/4桶高，浸泡2小时，然后开动洗衣机转动10~20分钟再将脏水放掉；加半桶清水和1/4瓶"巴氏消毒液"，重新让洗衣机转动10分钟再放掉水；最后用清水漂洗，洗衣机就可以洗干净了。

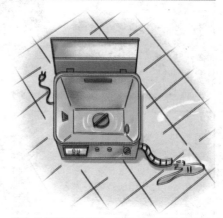

洗衣机长期工作下来，自身堆积了很多污垢，也需要清洗，否则会对衣物造成再次污染

家电超期服役危险多

家用电器都有使用年限，如彩电是8~10年，电冰箱是13~16年，电脑是6年。近两年，我国进入了家电报废高峰期，每年都有一大批彩电、计算机、空调等大家电报废。但由于缺乏有效监管，大量必须淘汰的"废家电"流入二手市场，一些个体经销商甚至用废家电的零部件拼装成劣质家电，这样不但存在安全隐患，还造成了大规模的电子垃圾污染。

专家认为，旧家电"超期服役"，存在很大的安全隐患。例如，旧冰箱会出现制冷剂

泄漏现象，使保鲜和杀菌效果不理想，导致食物串味；旧电视机的零件磨损、显像管老化，容易引起线路漏电或者爆炸；洗衣机的塑料构件时间长了也会老化，导致其内部的电器元件漏电，容易使人触电。不仅如此，"超龄家电"的耗电量也会增加很多。举个例子来说，一台空调每超期使用 1 年，耗电量就会上升 10%。

专家提醒大家，买旧家电时，除了看"身份证"，还要查验厂家、生产日期、编号等标志，防止被由旧零件攒起来的"组装货"所欺骗。

家电超期使用危险多

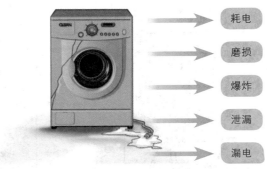

耗电

磨损

爆炸

泄漏

漏电

旧电器的零件磨损、老化，容易引起线路漏电或者爆炸，容易使人触电

如何使手机对人体的危害降至最低

为了使手机对人体的危害降至最低，专家提议在使用手机时，应该注意以下几点：

睡觉时别放枕边
专家介绍，手机辐射对人的头部危害较大，它会对人的中枢神经系统造成功能性障碍，引起头痛、头昏、多梦等症状，有的还对人的面部会有刺激

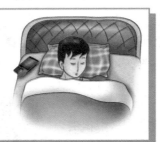

最好不要在车上打电话
由于车厢都是金属外壳，大量的手机电磁波会在车内来回反射。这些电磁波密度大大超过国际安全标准，严重影响了大家的健康

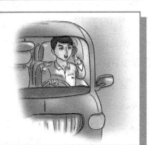

手机信号弱时少听电话
在弱信号环境下拨打手机，辐射明显增大，人体对天线辐射的吸收也可能增加。所以，在手机信号不好的时候也要尽量避免打手机

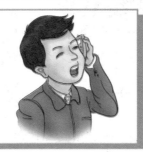

雷雨天气不要接打电话
当人被雷击中时，皮肤的高绝缘性通常会产生一种屏蔽现象，使电流顺皮肤流过而不会通过身体内部。但是当皮肤直接接触液体或金属等导电材料时，如一部手机，这种屏蔽就会被打破，导致内伤，而且致命性很高

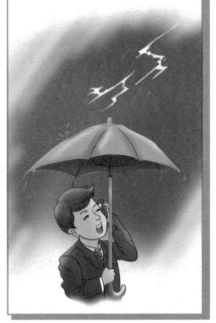

不要在拨通的瞬间接电话

手机在被拨通的那一瞬间的辐射是最强的，所以铃声刚响的时候不要去接，响过几声之后再接听

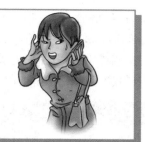

莫把手机当胸饰

手机挂在胸前，会对心脏和内分泌系统产生一定影响。即使是在辐射较小的待机状态下，手机周围的电磁波辐射也会对人体造成伤害

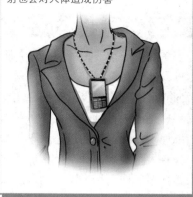

不要忽视充电器的辐射

充电器在工作的时候所产生的辐射也会对人体造成伤害。所以，最好离充电器远一点，电充足后，也别忘顺手把插头拔掉

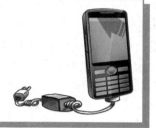

短信勿狂发

如今，手机短信已经渗透到我们生活的各个角落，一个新名词"拇指一族"随之出现，专门用它来形容那些发短信上瘾者。

专家说，"拇指一族"长时间发短信很可能导致手臂麻木、腕关节肿胀、手动作不灵活等症状；频繁收发短信也会影响视力，特别是对仍处在发育期的青少年来说，紧盯着一个小屏幕，对视力的伤害不小。

另外，编发短信与玩电脑游戏非常相似。那些主要靠手机短信与外界交往的人，很容易变成"游戏脑"。

如果一定要收发短信，最好看一会儿屏幕就休息一下眼睛。每天收发短信时间应在 15 分钟以内。

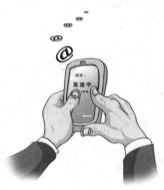

许多人习惯于不停地发短信，殊不知此举正危害着健康

插座要与电器"门当户对"

大部分住宅墙上的插孔都是 10A 的，但是，空调一般又是 16A 的，用 10A 插头带动 16A 的空调工作是十分危险的事情，"小马拉大车"容易引发积热、断路，甚至火灾等危险事故。因此，在装修时一定要向装修队强调这一点，选择空调专用的大功率插座。

冰箱应该选择带电涌防护功能的插座，这样不仅能防止冰箱电涌对其他设备的干扰，同时，也能保护冰箱本身。

电视机插座最好选带防雷功能的。现在

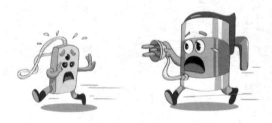

不对应的电器和插座乱插会导致极大的安全隐患和危害

的电视，像液晶电视等，价格较贵，元件很精细，插座是家电防雷的最后一道屏障。

在厨房烹饪时，会有细碎的杂物不慎掉进插座的插孔内，这种情况很容易引起短路等现象，建议选择可封闭插孔的插座。这种插座的插孔平时是关闭的，只有两个插头同时插入时才能自动打开，不仅能防止日常异物掉入插孔，还能保证小孩子的安全。

加湿器不能滥用

冬春干燥季节，许多家庭中都使用加湿器来增加房间湿度，保持干湿适宜的家居环境。不过，使用加湿器并非一劳永逸之举，如果不能正确使用，不注意平时的保养，加湿器所增加的可能就不仅仅是湿气，还有对健康的危害。

这是因为，加湿器的工作原理是通过把液态水蒸馏变为气态排出，以增加房间湿度。如果加入加湿器中的液态水不干净，由于在蒸馏过程中并不能有效杀菌，排出的水汽中就会含有大量的病菌和杂质它们被人体吸入后，就会危害人体健康。有的家庭习惯于用自来水，甚至还会用淘米洗菜的水放入加湿器，这样不但对人的健康不利，而且水中含有的碱和杂质还会影响加湿器的使用寿命。

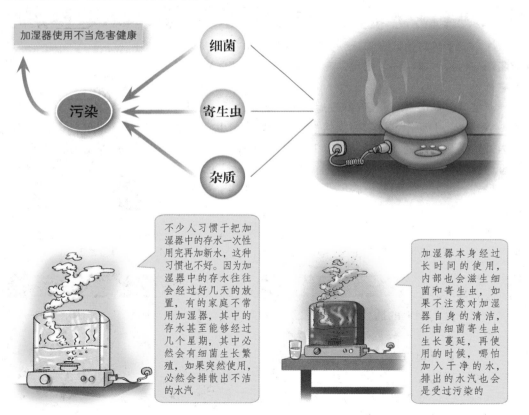

加湿器使用不当危害健康

细菌

污染

寄生虫

杂质

不少人习惯于把加湿器中的存水一次性用完再加新水，这种习惯也不好。因为加湿器中的存水往往会经过好几天的放置，有的家庭不常用加湿器，其中的存水甚至能够经过几个星期，其中必然会有细菌生长繁殖，如果突然使用，必然会排散出不洁的水汽

加湿器本身经过长时间的使用，内部也会滋生细菌和寄生虫，如果不注意对加湿器自身的清洁，任由细菌寄生虫生长蔓延，再使用的时候，哪怕加入干净的水，排出的水汽也会是受过污染的

第六章

厨房细节与健康

——让饮食健康不打折扣

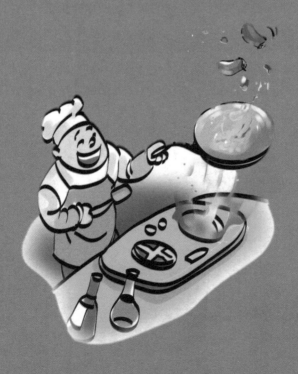

食用油贮存不要超过一年

食用植物油，简称食用油。它包括菜籽油、花生油、芝麻油、豆油等。食用油因在贮存过程中容易发生酸化，其酸化程度与贮存时间有关，贮存时间越长，酸化就越严重。食用油在贮存时还可能产生对人体有害的物质，并逐渐失去食用油特有的香味而变得酸涩。人若食用了贮存过久的食用油，常会出现胃部不适、恶心、呕吐、腹痛、腹泻等症状。所以，食用油不可贮存得过久。

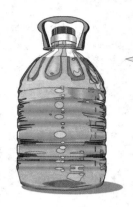

制作塑料时使用的添加剂本身是低分子量的有机物，用塑料制品长期存放食用油，有可能使这些物质在塑料制品的表面与油类相互作用，产生有害物质，造成食用油的化学污染，给人体带来危害。所以，塑料等容器是不能长时间贮存食用油的

那么，食用油贮存多长时间比较合适呢？研究表明，贮存一年以内的食用植物油一般符合国家卫生标准，对人体无害，而超过一年者则多不符合国家卫生标准。故食用油贮存期应以一年为限。

食用油储存时间过长会出现异味，所以你买回花生油或者大豆油以后，可将油入锅加热，然后放入少许花椒、茴香。待油冷却后，倒进搪瓷或陶瓷容器中存放，不但久不变质，味道也特别香。如果是猪油，熬好后应加进一点白糖或食盐搅拌，然后密封。

保存香油时，可以将其倒入一小口玻璃瓶内，加入适量精盐，然后塞紧瓶口不断摇动，使食盐溶化。最后把香油放在暗处沉淀 3 日左右，装进棕色玻璃瓶中，拧紧瓶盖，置于避光处，随吃随取。为保证香油的风味，装油的瓶子切勿用橡皮塞。

煮饭忌用生冷水

蒸饭、煮饭都是淘米后放冷水再烧开，这已是司空见惯的事了，但事实上，正确的做法应该是先将水烧开，用开水来煮饭。那么，这样做的好处是什么呢？

（一）开水煮饭可以缩短蒸煮时间，保护米中的维生素。由于淀粉颗粒不溶于冷水，只有水温在60℃以上，淀粉才会吸收水分膨胀、破裂，变成糊状。大米含有大量淀粉，用开水煮饭时，温度约为 100 ℃（水的沸点），这样的温度能使米饭快速熟透，缩短煮饭时间，防止米中的维生素因长时间高温加热而遭到破坏

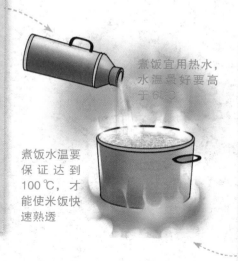

煮饭宜用热水，水温最好要高于60℃

煮饭水温要保证达到 100 ℃，才能使米饭快速熟透

（二）将水烧开可使其中的氯气挥发，避免破坏维生素 B_1。维生素 B_1 是大米中最重要的营养成分，其主要功能是调节体内糖类的代谢，如果缺乏它，神经系统会受到影响，容易出现疲劳、食欲缺乏、四肢无力、肌肉酸痛、脚气病、水肿、心律不齐、顽固性失眠等症状。而我们平时所用的自来水都是经过加氯消毒的，若直接用这种水来煮饭，水中的氯会大量破坏米中的维生素 B_1。用烧开的水煮饭，氯已经随水蒸气挥发了，就大大减少了维生素 B_1 及其他 B 类维生素的损失

好厨具帮你减少营养的流失

烹饪离不开厨具，而要在烹饪中减少营养的流失，离不开好厨具。

铁锅是所有烹饪厨具中出现概率最高的。经常用铁锅炒菜，对人体摄取铁质、预防缺铁性贫血有益处。另外，用铁锅烹饪蔬菜还可减少蔬菜中维生素 C 的流失。

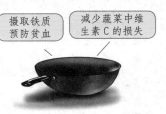

摄取铁质预防贫血　减少蔬菜中维生素 C 的损失

从营养的角度审视日常烹调方法

喜欢下厨房并没有错，可是如果不知道烹调中的禁忌，可就赔上时间又折了营养了。在炒、炖、煮、蒸、焖、炸中，到底哪种方法能让你轻轻松松地吃出营养来？

炒

炒有多种方法，如在肉类中加上保护层，营养成分不会损失太多。但若在蔬菜类中用炒的方法，则维生素 C 损失较大，蛋白质受热严重变性，影响消化吸收率。我国传统的旺火急炒可以减少营养素的流失

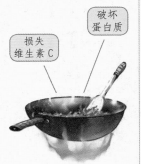

损失维生素 C　破坏蛋白质

蒸

蒸是将食物放进蒸锅内的箅子上（锅内加一些水），在一定的温度下进行烹调。它对食物营养素的影响同煮相似，部分 B 类维生素、维生素 C 受破坏，但矿物质和无机盐等不因蒸汽而遭受损失

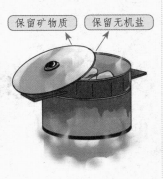

保留矿物质　保留无机盐

焖

焖的时间长短与营养素之间损失有很大的关系。若时间长，则 B 类维生素、维生素 C 损失大；时间短，B 类维生素损失较少。食物焖后消化吸收率有所提高

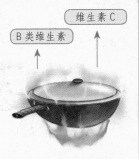

B 类维生素　维生素 C

烤

烤分明火烤、暗火烤。明火烤是用火直接烤原料，如烤鸭，它使维生素受到相当大的损失，脂肪也损失严重

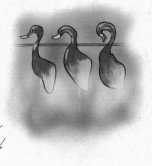

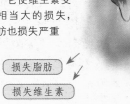

损失脂肪　损失维生素

炖

炖是食物在水或汤汁中进行一定时间的烹制，使食物变得松软、可口。在炖的过程中，可溶性维生素和矿物质能溶于汤内，仅有部分维生素受到破坏

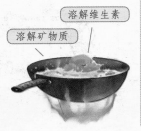

溶解维生素　溶解矿物质

煎

用油量大，温度也高，对维生素不利，但其他营养素损失不大。要很好地掌握火候和时间，以免食物被煎煳而导致营养素流失

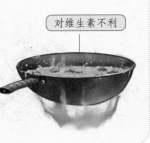

对维生素不利

爆

在这个烹调方法中，动作快速，旺火热油，原料一般经鸡蛋液或淀粉上浆拌匀，下油锅划散成熟，然后沥去油再加调料，快速翻炒。因为这种方法使食物留有保护层，营养素不易损失

营养素不易损失

卤

卤可使食物中的维生素 C 和矿物质部分溶于卤汁中，营养成分部分遭受损失，水溶性蛋白质也会跑到卤汁中，脂肪也会减少一部分

损失营养素

损失脂肪

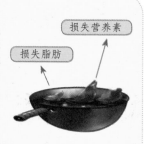

炸

炸是将准备好的食物放进 180 ~ 200℃的油锅中，至食物熟至所要达到的温度。炸使各种营养素均有不同程度的损失，如蛋白质可因高温炸焦而严重变性，营养价值下降；脂肪也因炸而破坏其营养成分，甚至妨碍维生素 A 的吸收。因此，可在食物表层加上保护层，如裹上面粉、蘸蛋液、拍面包糠等，这样可减少营养素的破坏

脂肪 蛋白质 维生素 A

破坏

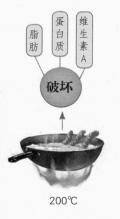

200℃

煮

煮是将食物置于水或高汤中，锅加盖与否均可，温度至100℃。它对糖类及蛋白质起部分水解作用，对脂肪则无显著影响，也对消化有帮助。但水煮往往会使水溶性维生素（B 类维生素、维生素 C 等）及矿物质（钙、磷等）流失，一般来说，蔬菜如果用煮的方法烹饪会破坏掉其中的大量维生素

损失维生素 C

损失 B 族维生素

损失钙

损失磷

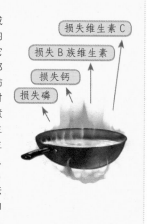

蔬菜要先洗后切

据研究，蔬菜要先洗后切，这样维生素可保持 90% 以上；反之，则会流失 20% 以上。因为许多维生素都能溶解在水中，蔬菜切碎后与水的直接接触面积增大很多倍，会使蔬菜中的水溶性维生素（如 B 类维生素、维生素 C 和水溶性纤维素）溶解在水里而流失。而且，先切后洗也会使蔬菜表面附着的细菌、药物或者其他污染物，很容易从切菜的"伤口"进入菜内，反而更不卫生，也不可将菜长时间浸泡在水里。

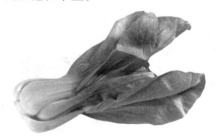

流失维生素

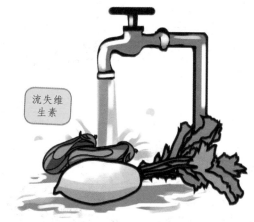

蔬菜切碎后与水的直接接触面积增大会使蔬菜中的 B 类维生素、维生素 C 和水溶性纤维素溶解在水里而流失

切菜应迅速且不宜过碎

切菜时最好是用锋利的菜刀，因为切割时会损伤蔬菜的组织，维生素 A 和维生素 C 均会遭到破坏。马铃薯泥中只保留 9% 的维生素 B_1，维生素 C 和叶酸的保留率低于 50%；马铃薯片中维生素 B_1 的保留率为 63%，维生素 C 和叶酸超过 50%。加工之后，马铃薯丝炒 6 ~ 8 分钟，维生素 C 保存率为 54%；马铃薯块煮 20 分钟，维生素 C 保存率为 71%。这是因为越碎的食物与空气接触或受光面积越大，维生素 C 和 B 类维生素的损失也就越多。

此外，许多人在做饺子或包子馅时，常把菜汁挤掉，这也挤掉了蔬菜中大部分的维生素。这些看似不起眼的小动作造成了营养的大量流失。我们在烹饪蔬菜时切不可因小失大，因过度讲求工艺复杂而增加维生素的流失。

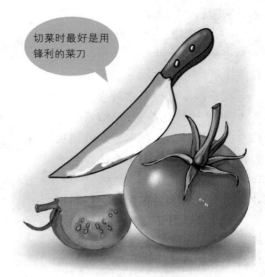

切菜时最好是用锋利的菜刀

蔬菜切得越碎，放置时间越长，维生素损失越多

热水洗猪肉使不得

有些人常把买回来的新鲜猪肉放在热水中浸洗，认为这样能洗干净。其实这样做，会使猪肉失去不少营养成分。

猪肉的肌肉组织和脂肪组织内，含有大量的蛋白质。猪肉蛋白质，可分为肌溶蛋白和肌凝蛋白两种。肌溶蛋白的凝固点是 15 ~ 60℃，极易溶于水。当猪肉被置于热水中浸泡的时候，大量的肌溶蛋白就溶于水中而流失了。同时，肌溶蛋白含有机酸、谷氨酸和谷氨酸钠盐等各种成分，这些物质被浸出后，会影响猪肉的味道。因此，猪肉不要用热水浸泡，而应用干净的布擦净，然后用凉水快速冲洗干净。

猪肉沾上脏物，用清水难以清洗，若用淘米水浸泡数分钟再洗，脏物即可洗净。

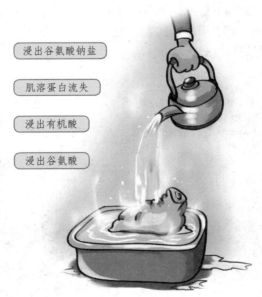

浸出谷氨酸钠盐
肌溶蛋白流失
浸出有机酸
浸出谷氨酸

肉中含有丰富的蛋白质，易溶于水，在水中泡的时间越长，颜色变得越白，肌溶蛋白和肌红蛋白流失得也就越多，营养损失也就越大

花生最好"煮"着吃

花生营养丰富，含有多种维生素、卵磷脂、氨基酸、胆碱及油酸、硬脂酸、棕榈酸等。花生的热量大大高于肉类，比牛奶高1倍，比鸡蛋高4倍。

花生的吃法也是多种多样，可生食，可油炸、炒、煮，在诸多吃法中，以水煮为最佳。用油煎、炸或用火直接爆炒，对花生中富含的维生素以及其他营养成分破坏很大。另外，花生本身含有大量植物油，高热蒸制，会使花生甘平之性变为燥热之性，多食、久食或体虚火旺者食之，极易上火。花生中的白藜芦醇具有

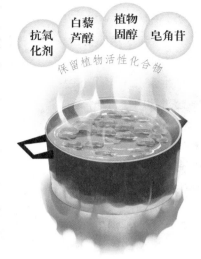

抗氧化剂　白藜芦醇　植物固醇　皂角苷

保留植物活性化合物

水煮花生保留了花生中原有的植物活性化合物，如植物固醇、皂角苷、白藜芦醇、抗氧化剂等，对防止营养不良，预防糖尿病、心血管病、肥胖具有显著作用。尤其是 β 谷固醇有预防大肠癌、前列腺癌、乳腺癌及心血管病的作用

很强的生物活性，不仅能抵御癌症，还能抑制血小板凝聚，防止心肌梗死与脑梗死。花生集营养、保健和防病功能于一身，对平衡膳食、改善中国居民的营养与健康状况具有重要的作用。

炒豆芽加醋好处多

在有益寿延年功效的食品中，排第一位的就是豆芽，因为豆芽中含有大量的抗酸性物质，具有很好的抗老化功能，能起到有效的排毒作用。为了使豆芽在烹饪中营养不流失，最好放点醋。

豆芽富含蛋白质，炒豆芽放醋，能够使蛋白质更快、更容易溶解，使豆芽中的蛋白质更易被人体吸收

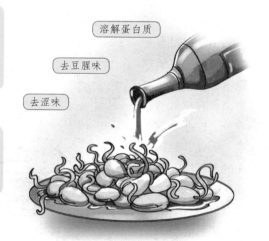

溶解蛋白质

去豆腥味

去涩味

避免维生素C的流失。因为豆芽里含有的水溶性维生素比较多，特别是维生素C，它一怕热，二怕碱，还容易被氧化，所以，在烹调过程中，如果放一些醋，就可使维生素C在酸性环境中不易流失，而且还不易被氧化

醋还能够很好地去除豆芽中的豆腥味和涩味，同时又能保持豆芽的爽脆和鲜嫩

豆芽在烹饪时，油盐不宜过多。要尽量保持其清淡的口味和爽口的特点，并且下锅后要急速翻炒，才能保存水分及维生素 B_2 和维生素 C，口感也才好。

煮鸡蛋不要用凉水冷却

有些人喜欢把煮熟的鸡蛋置于凉水中冷却，认为这样容易剥壳，其实这种做法很不科学。这是因为鸡蛋的蛋壳内有一层保护膜，蛋煮熟后，膜则被破坏，当煮熟的蛋放入冷水中，蛋发生猛烈收缩，蛋白与蛋壳之间就会形成真空空隙，水中的细菌、病毒很容易被负压吸收到这层空隙中。另外，冷水中的细菌也会通过气孔进入蛋内。其实，在煮蛋时放入少许食盐，煮熟的蛋壳就很容易剥掉。

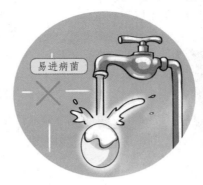

易进病菌

冷水中的细菌、病毒很容易被负压吸收到蛋白与蛋壳之间真空空隙中。冷水中的细菌也会通过气孔进入蛋内

绿叶蔬菜忌焖煮

绿叶蔬菜质地鲜嫩，含有丰富的营养成分。但在烹制时，如果不懂得烹调方法，随意加盖焖煮，不仅会使蔬菜的颜色由绿变黄，而且还会使蔬菜丧失许多养分，甚至使人在食用后引起中毒。

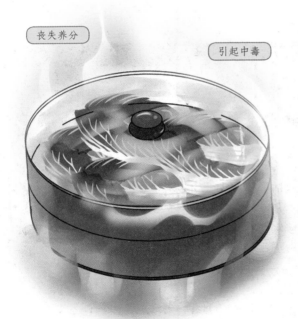

丧失养分

引起中毒

因为绿叶蔬菜都含有不同量的硝酸盐，烹调时如焖煮时间过长，硝酸盐就会还原为亚硝酸盐。亚硝酸盐一旦进入人的血液，就会与低铁血红蛋白发生化学反应，从而生成高铁血红蛋白，使血液失去运送氧气的能力。这时，人就会皮肤、黏膜发绀，组织低氧，甚至"窒息"，严重者可能死亡。

正确的做法：
旺火热油，急速煸炒。即先将炒锅烧热，放油烧至冒烟，迅速将切好的菜放入，旺火煸炒几分钟后，加盐、味精，炒透出锅，其色泽碧绿，脆嫩爽口。做汤菜时，可先将汤烧开，之后再放绿叶菜，切不可加盖，至汤重滚、菜转深绿色时即倒出

细节提醒

在烹调绿叶蔬菜时是不宜加醋的，否则会使其营养价值大减。

因为，绿叶蔬菜中的叶绿素在酸性条件下加热会变得极其不稳定，镁离子会被酸中的氢离子取代，而成为一种黯淡无光的橄榄脱镁叶绿素，营养价值就会大大降低。

飞火炒菜有害健康

生活中，我们常常可以看到这样一种景象：厨师在用旺火爆炒一些菜肴时，原料刚放入锅内，锅的边沿立刻会蹿出许多火苗，或者在旺火中颠锅、翻炒时，锅沿也会冒出火苗。厨师把这种现象称为"飞火"。发生飞火时，厨师大多仍然烹调不止，许多人都把这种飞火烹调当作一种高超的技艺来欣赏。实际上，从营养学的角度来看，这种飞火烹调对人体健康是有害的。

由飞火烹制的菜肴常常有一些油脂燃烧后产生的焦味。这种燃烧后的残留物被人吃了以后，会对健康产生不利影响，还可能引起癌变等。

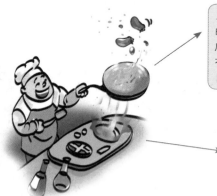

飞火主要是由两个方面原因造成的（如右所示）。飞火越严重，产生的残留物就越多，对人体健康的影响就越大

原料进入高温油锅后，原料外表所带的水分经高温油的作用迅速汽化，形成一定数量的水蒸气蒸发出来，这时有少量的油脂以微粒形式与水蒸气一同向外逸出，遇炉内明火产生飞火

当菜肴原料刚下锅或者是颠锅翻炒时，有少量的油脂沾在锅沿上，遇到炉内升腾的旺火被引燃

每炒一道菜，请刷一次锅

烹调菜肴后，在锅底上有一层黄棕色或黑褐色的黏滞物，如果不及时刷锅就炒第二道菜，那么不仅容易粘锅底，出现"焦味"，而且对人体健康有潜在的隐患。

菜肴大多是含碳有机物，其热解后会转化为强致癌物苯并芘。科学研究证实，包括脂肪、蛋白质在内的含碳有机物转化为苯并芘的最低生成温度为 $350 \sim 400℃$，最佳生成温度为 $600 \sim 900℃$。据测定，搁在炉火上无菜肴的锅底温度能达 $400℃$ 以上。这就是说，锅底上的残留物质很容易转化为苯并芘。锅底的黏滞物继续加热，其中的苯并芘的含量比任何烟火熏烤的食物都高。尤其是烹调鱼、肉之类的富含蛋白质、脂肪的菜肴

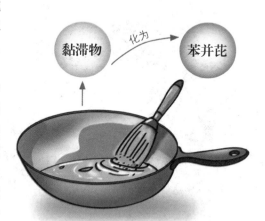

黏滞物 —化为→ 苯并芘

菜肴中的碳有机物热解后会转化为强致癌物苯并芘。为防止致癌物对人体的危害，应"炒一道菜，刷一次锅"，并彻底清除锅底的残留物

时，锅底残留物中的苯并芘的浓度更高。如果不洗锅继续烹调菜肴，苯并芘就会混入食物中。不仅如此，鱼、肉等构成蛋白质的氨基酸如被烧焦，还会产生一种强度超过黄曲霉素的致癌物。

大米淘洗次数愈多，营养损失也愈多

　　一般做米饭或熬粥时须先淘米，以去除米中的泥沙、稗子、谷壳等杂质。但应注意淘米的方法，否则容易造成营养素的大量损失。

　　因为大米中所含的蛋白质、碳水化合物、无机盐和维生素 B_1、维生素 B_2、烟酸等营养物质大多易溶或可溶于水，淘、搓和浸泡容易导致营养物质大量流失。淘、搓次数愈多，浸泡时间愈长，淘米水温愈高，营养物质的损失也愈多。据测定，经淘洗的米（2 ~ 3 次）维生素 B_1 会损失 29% ~ 60%，维生素 B_2 和烟酸会损失 23% ~ 25%，无机盐约损失 70%，蛋白质损失 16%，脂肪损失 43%，碳水化合物损失 2%。因此，淘米时应注意如下几点：

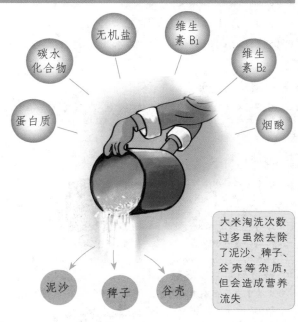

大米淘洗次数过多虽然去除了泥沙、稗子、谷壳等杂质，但会造成营养流失

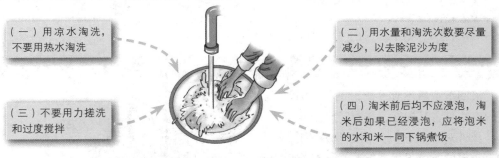

（一）用凉水淘洗，不要用热水淘洗

（二）用水量和淘洗次数要尽量减少，以去除泥沙为度

（三）不要用力搓洗和过度搅拌

（四）淘米前后均不应浸泡，淘米后如果已经浸泡，应将泡米的水和米一同下锅煮饭

新茶储存有诀窍

　　温度、湿度、异味、光线、空气和微生物等都会造成茶叶色泽、香气的流失。所以，再好的茶叶，如果保存不当，也会变味。这里有一些储存新茶的诀窍可供你参考。

（一）将干燥、封闭的陶瓷坛放置在阴凉处，把茶叶用薄牛皮纸包好，扎紧，分层环排于坛内，再把石灰袋放于茶包中间，最后密封坛口。石灰袋最好每隔 1 ~ 2 个月换 1 次，这样可使茶叶久存而不变质

（二）将除氧剂固定在厚塑料袋的一个角上，然后将茶叶袋封好，效果也不错

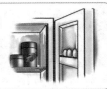

（三）将新茶装进铁或木制的茶罐中，用胶布密封罐口放在冰箱内，温度保持在 5℃左右，长期冷藏

不宜一起存放的食物

　　为了方便起见，人们常把某些食物混放在一起。但是，有些食物是不可以放在一起的，如果放在一起，将会发生化学变化，产生毒素，从而危害人体的健康。

红薯与马铃薯

红薯喜温，放在 15℃温度环境中为佳；马铃薯喜凉，存放在 2 ～ 4℃的温度环境最好。两者放在一起，不是马铃薯发芽就是红薯硬心

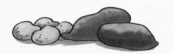

面包与饼干

饼干干燥且无水分，而面包的水分较多，两者放在一起，饼干会变软而失去香脆，面包则会变硬难吃

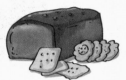

黄瓜与西红柿

黄瓜忌乙烯，而西红柿含有乙烯，会使黄瓜迅速变质腐烂

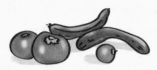

鲜蛋与生姜、洋葱

蛋壳上有许多肉眼所看不到的小气孔，生姜、洋葱的强烈气味会钻入气孔内，使鲜蛋变质，时间稍长，蛋就会发臭

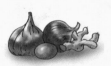

米与水果

米是容易发热的食物，水果受热则容易蒸发水分而干枯，而米亦会吸收水分后发生霉变或生虫

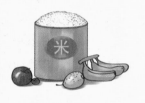

蔬菜垂直竖放，维生素损失小

　　买回蔬菜后不宜平放，更不能倒放，正确的方法是将其捆好，垂直竖放。

　　从外观上看，只要留心观察就会发现，垂直竖放的蔬菜显得葱绿鲜嫩而挺拔，而平放、倒放的蔬菜则萎黄打蔫，时间越长，差异越明显。

　　从营养价值看，垂直放的蔬菜叶绿素含量比水平放置的蔬菜多，时间越长，差异越大。叶绿素中的造血成分对人体有很高的营养价值，垂直放的蔬菜生命力强，维持蔬菜生命力可使维生素损失小，对人体有益。

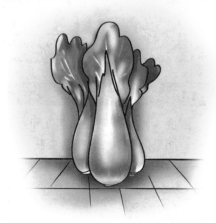

买回蔬菜后应垂直竖放，不要随便一扔了事

细节提醒

　　洗菜时，取适量食盐撒在清水中反复揉洗，即可清除蔬菜里的虫子，也可用 2% 的淡盐水将蔬菜浸泡 5 分钟，效果相同。

　　用 1% 的食醋水或 2% 盐水浸泡一番，便能使蔬菜水灵起来。

大葱怕动不怕冻

大葱怕动不怕冻，大葱的耐寒能力很强，在 –10℃ 的低温下不会被冻坏，在有积雪保护的露地能耐 –30℃ 的低温。大葱耐低温不怕冻，但不宜随意挪动。观察大葱的受冻过程，可在显微镜下看到：当气温降至 0℃ 以下后，大葱细胞间隙的水分结了冰，细胞壁却不受损伤而安然无恙，这时只要不触动它，待温度回升到 0℃ 以上后，大葱细胞间隙的冰晶便可慢慢融化，恢复生机。反之，如果大葱在低温下随意挪动，由于受到人为的机械挤压，细胞间隙的冰晶就会使细胞壁损伤，待温度回升后，细胞液就会渗溢出来，使大葱黏湿而腐烂。

大葱冬贮的方法有：

在园圃里就地过冬

把葱垅起沟，培土，覆盖。盖土以手捏成团，触碰即散为好，含水量为田间持水量的 50%~60%，过湿则易使老叶腐烂。盖土时要露出老叶叶尖，随刨随用

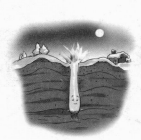

收获冬贮

选晴暖无风天气起收，露天晾晒 1～2 天，然后每 1~1.5 千克捆扎成束；堆立在能避风吹、防雨雪的庭院角落，7～10 天再取出晾晒一次，并覆盖干松土、沙土或盖以草苫即可备用

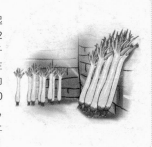

大白菜这样过冬不会"老"

常见的大白菜品种主要有包头青、核桃和青麻叶等，其中包心大而足的白菜是不宜储存的。大白菜的外帮耐寒、耐碰，能起保护菜心的作用，所以对外帮要多加保护，以保证菜心安全。

如在厨房、过道、屋檐下或楼房阳台上储存菜，更要注意，菜堆面上的菜和迎风面的菜，以表层帮叶稍有冻僵为宜，但不能冻得起泡

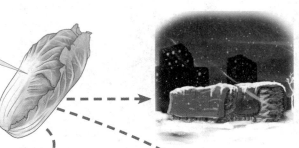

大白菜如果露天储存，气温下降到零度以下后，夜间应稍加苫盖

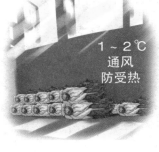

1～2℃
通风
防受热

储存大白菜前要将外帮晾蔫萎，或者把大白菜菜根朝里，菜叶朝外码成双排，两三天翻一次。储存大白菜的地方要通风，储存大白菜的适宜温度为零上 1～2℃。储存初期，要勤翻动，常通风，防止受热

有条件的还可以挖一个半地下的小菜窖。但窖存大白菜要注意通风换气，使窖内空气保持新鲜。储存大白菜的过程中，要将腐烂变质的菜及时挑出来，否则会感染其他的菜

玉米长时间保鲜妙法

　　玉米属于粗粮的一种，对于都市电脑族来说，经常吃玉米还可以起到保护眼睛的作用。但是，玉米对于保存条件的要求很严格，如不妥善处理，很快就会变馊了。所以，如果你喜食玉米，试试下面的办法使其保鲜吧。

　　玉米煮熟后不要马上捞出，而是先将冰块放入一个盛有冷水的盆中，再将玉米捞出放入冰水里浸泡约 1 分钟。这样可以使煮熟的玉米在 1 个小时左右保持新鲜。如果你煮的玉米比较多，在用了冷水浸泡的方法后，应再用保鲜膜把玉米包起来，存放到冰箱的冷藏室里，这样可以使玉米保持一天的新鲜。如果你在冬天也想吃到鲜嫩的玉米，就可以在玉米应季时多买一些，剥皮后装入保鲜袋，再放入冰箱的冷冻室冷冻，冬天再取出来煮的时候会和应季时的一样好吃。

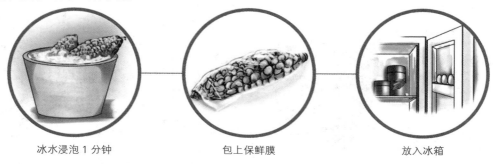

冰水浸泡 1 分钟　　　　　　　包上保鲜膜　　　　　　　放入冰箱

韭菜、蒜黄巧保鲜

　　韭菜和蒜黄如不妥善保存，一两天就会烂掉。如果把它们放在冰箱里，其强烈的味道又会影响冰箱里别的食物。下面的两种方法可以帮助你将韭菜和蒜黄保鲜。

（一）清水浸泡

将新鲜的韭菜（蒜黄）码放整齐，然后用绳子捆好根部朝下放在清水中浸泡，这样可以使韭菜（蒜黄）保鲜 3 ~ 5 天

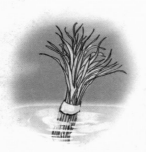

（二）白菜叶包裹法

同样将新鲜的韭菜（蒜黄）用绳子捆好，用白菜叶包裹后放在阴凉处，这个方法可以将新鲜的韭菜（蒜黄）存放 3 ~ 5 天。这两种方法的原理都是防止韭菜（蒜黄）的水分流失，补充蔬菜所需的水分，所以能够保鲜

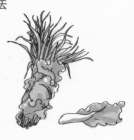

细节提醒

　　香菜可以用下面方法保存：

　　在盘中放约半盆水，注意不要放多，将一把香菜放入这个盘子中泡存，翠绿可持续一个星期，食用时随取随吃，又方便又新鲜。将香菜包入新鲜的大白菜叶或其他青菜里，如果压放在大白菜堆里面，保鲜效果更佳，可存 20 天到 1 个月。

苹果保鲜有窍门

苹果保鲜其实很简单，只要照下面的方法做就可以保证苹果即使放几个月依然清脆可口。

（一）用柔软薄纸在清早温度较低时，将每个苹果单独包裹起来，以控制苹果的自然损耗。然后竖放在木箱里，贮藏在 0 ~ 2℃的环境中

0 ~ 2℃

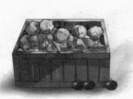

（二）放入塑料袋密封起来，15 天左右放开口袋，透透气再扎上

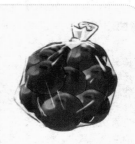

（三）贮存苹果，要选择适宜贮存的品种，如国光、红富士等，不要买过于成熟的苹果

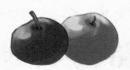

（四）贮存苹果最适宜的温度在 0 ~ 1℃。如果在缸内贮存容易失水的苹果，还应在苹果上放一盆水，以保持缸内湿度

0 ~ 1℃

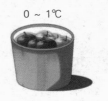

细节提醒

苹果还有保持蛋糕新鲜、催熟未成熟的蔬果、防止豆芽发芽和除去柿子涩味等功效。

大米如何保存才不会被虫蛀

储存大米时常会遇到生虫的情况，下面就介绍几种方法防止大米生虫：

将 25 ~ 50 克花椒，分成 4 ~ 6 份，分装于小纱布袋中，放在米桶或米缸中间和四个角上，米就不会生虫了。另外也可将装大米的口袋用煮花椒的水浸透，晾干后将大米重新装入袋中，另用纱布包几包花椒，分放在米袋的上、中、底部，扎紧袋口，将米袋放在阴凉通风处，也可防止大米生虫。这两种方法的原理是一样的：花椒含一种自然抗氧化物，具有特殊的香味，可驱虫

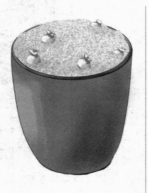

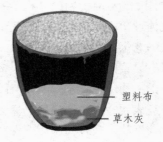

塑料布
草木灰

在米缸底部放些生石灰或草木灰，上铺塑料布，再倒入大米。或者在大米里放进一些大蒜瓣，这样可有效防止生虫

细节提醒

大米不可在太阳底下暴晒，否则大米中的水分会迅速散失，大米本身也会丧失原有的吸湿能力，变得干燥和脆化，再收集起来后很快就会变成碎米，反而更加容易受潮、生虫。

而且，米碎了再食用的话，营养价值和口感都会大打折扣。

如何让绿豆远离小飞虫

储存绿豆如果保存不当，会生出很多小飞虫，而被虫蛀过的那些绿豆就成了一个个空壳，不能再食用了。

所以，你不要等绿豆中的小飞虫生出来之后再采取措施，而是在绿豆刚刚买来时就开始使用以下办法防止它们生出来：

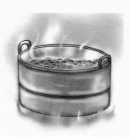

把刚买回来的绿豆放到开水中浸泡 10 分钟，然后捞出放在通风的地方晒干，最后把已经晒干的绿豆全部装入干燥的空罐头瓶中，将瓶盖拧紧。这样保存的绿豆一两年都不会生虫

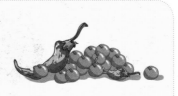

把新买来的绿豆以 1 千克为单位分别装入塑料袋中，将干辣椒剪碎同样装入袋中，然后把塑料袋密封放到干燥、通风的地方。这种方法能起到防潮、防霉、防虫的作用，可使绿豆保持 1 年不坏

面包不宜放在冰箱里

新鲜的面包买回家后该放在哪儿？很多人的答案是冰箱里。但有研究表明，放在冰箱里的面包更容易变干、变硬、掉渣儿，不如常温下储存营养和口感好。

面包之所以会发干、发硬、掉渣儿，是因为里面的淀粉发生了老化。面包制作过程中，淀粉会吸水膨胀；焙烤时，淀粉会糊化，结构会发生改变，从而使面包变得松软、有弹性；储藏时淀粉的体积不断缩小，里面的气体逸出，使面包变硬、变干，就是通常所说的老化。

导致面包老化的因素很多，温度就是其中的一个，它会直接影响面包的硬化速度。研究表明，在较低温度下保存时，面包的硬化速度快；在较高温度下保存，面包的硬化速度慢；超过 35℃，则会影响面包的颜色及香味。所以，21 ～ 35℃是最适合面包的保存温度。

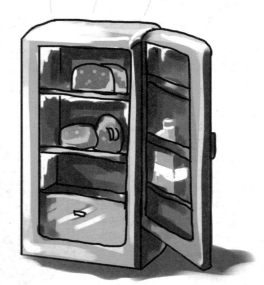

变干 变硬 掉渣儿

冰箱的冷藏室温度为 2 ～ 6℃，会加速面包的老化，更容易使面包变干、变硬、掉渣儿

一种面包到底适合在常温下还是低温下保存，应从以下几个方面来判断：一是面包中是否添加了防霉剂，所使用的包装材料防水性好不好，如果这两点都符合，就可以放在常温下保存，面包不易变质；二是面包含糖和油脂多不多，如果是鲜奶面包或带有肉类、蛋类等馅料的面包，最好放在冰箱里保存，否则容易变质。

第七章

睡眠与健康
——保持健康睡眠，提升人体免疫力

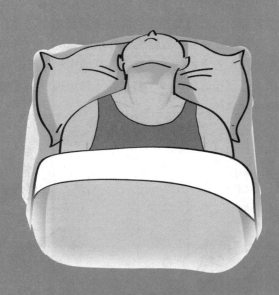

双休日"补"觉只会越"补"越累

当下,"负债睡眠"让补觉成为一些上班族假期和双休日的主要休闲娱乐项目。他们认为,补觉能让自己恢复生龙活虎的精神状态,睡的时间越长,精力恢复得越好。

双休日、长假恶补睡眠,结果会越"补"越累,越睡越没劲,甚至会影响上班时的精神。过度睡眠会打乱人体原有的生物钟,使新陈代谢紊乱,导致慢性失眠。闷睡数天还可能引发其他疾病,如情绪功能、循环功能紊乱等。高血压、高血糖、高血脂的"三高"患者,尤其不要蒙头大睡。

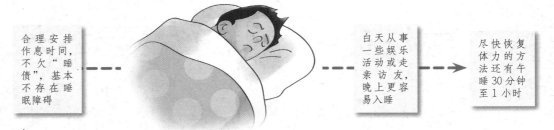

合理安排作息时间,不欠"睡债",基本不存在睡眠障碍

白天从事一些娱乐活动或走亲访友,晚上更容易入睡

尽快恢复体力的方法还有午睡30分钟至1小时

不要追求过度睡眠,否则各种生理代谢活动会降到最低水平,且使人的各种感受功能减退,使骨骼肌紧张下降,扰乱睡眠规律,造成恶性循环,不利健康。

除节假日外,平时也一定要避免玩命工作后再狂睡的非正常生活方式。

睡回笼觉不利于健康

老年人早起锻炼的时间很早,不少人回家后喜欢再睡一个"回笼觉"。专家称,这样做既影响晨练效果,也不利于健康。

晨练时,人们的呼吸加快,心跳加速,心肺功能得到加强,这有利于延缓冠心病、高血压及肺气肿、肺心病等疾病的发生。若晨练后再补睡一觉,对心肺功能恢复不利。此外,晨练后,大多数人都会出汗。若重新钻入被窝,因汗渍未尽,反而容易受凉感冒。

老年人过早地起床未必是很好的习惯。清晨是人体血液黏稠度较高的时期,血压也不稳定,很容易发生心脑血管意外。

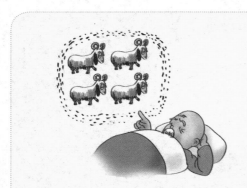

睡回笼觉会打乱作息规律,使大脑生物钟紊乱,会使老年人"白天睡不好,晚上睡不着"

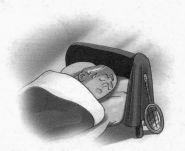

医生建议:等到太阳升起一段时间,例如上午八九点时,晨雾已驱散,植物放出氧气,气温上升时,老年人再出门锻炼为宜

常睡软床可致畸形

床的种类可谓五花八门，有席梦思床、沙发床、弹簧床、木板床，还有水床、气床，等等。除了木板床，其他都是软床。人们觉得睡软床舒服，冬天还暖和。其实，长期睡软床会发生腰肌劳损等腰腿疼痛。特别是青少年，正值生长发育期，骨质尚未健全，很容易变形。

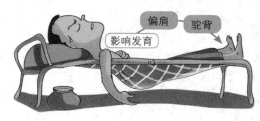

长时间睡软床，不管是仰卧还是侧卧，都会使脊柱出现不正常的弯曲状态，轻者使正常生理曲线发生变化，丧失自然体型健康美，严重时还可形成偏肩、驼背等畸形，甚至影响内脏器官发育

专家统计：青少年中长期睡软床的脊柱畸形率高达 60% 以上，而睡硬板床的仅为 5%。因此，青少年不要图舒服睡软床，最好还是睡木板床。

人在睡硬板床时，身体上 100 个主要穴位约有 1/6 受到挤压，在不知不觉中还会调节人的微循环功能，起到了医疗作用，较好地缓解了身体的疲劳，一觉醒来便会有精力充沛之感。常睡硬板床还可防止脊柱、颈椎、肩周、胯关节等处的肌腱韧带老化，尤其对含胸驼背的人有积极的康复作用。

当然，对于患有脉管炎、静脉曲张的人和身体过于消瘦的人来说，则宜睡软床不宜睡硬床。因为这类人皮肤下的肌肉薄弱，微血管过分暴露于皮肤表层，在睡眠过程中易导致压迫部位充血或瘀血，甚至醒后还会出现肢体酸痛麻木的感觉。

所以，睡硬床、软床要因人而异。

睡前泡泡脚，胜过吃补药

古代医学典籍中有这样的记载："人之有脚，犹似树之有根，树枯根先竭，人老脚先衰。"这说明我们的祖先早已认识到脚的重要性。刘纯在其书《短命条辨》中说："临睡烫脚，温经络以升清气，清气升而不死。"中医强调睡前烫脚，能刺激足部的穴位，有效地促进局部血液循环，消除下肢的沉重感和全身疲劳。

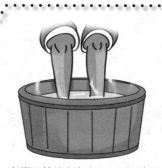

头痛的人双脚在 40℃ 左右的热水中泡 15～20 分钟，头痛会明显缓解

用热水洗脚能减轻感冒发热引起的头痛

失眠症和足部静脉曲张患者每晚用热水洗脚，能减轻症状，易于入睡

长期坚持热水泡脚，可以预防风湿病、脾胃病、失眠、头痛、感冒等疾病，还能促进截瘫、脑外伤、卒中、腰椎间盘突出症、肾病、糖尿病等病的康复。

用热水洗脚时，不断用手按压脚心的涌泉穴和大脚趾后方足背偏外侧的太冲穴，有助于降低血压

在冬天，用热水洗脚，能加速双脚与身体其他部位间的血液交换，对冻疮有一定的预防作用

选对枕头，保证睡眠

在睡眠过程中，保持脑部的血液供应和颈椎、肌肉的舒适，是保证睡眠质量的重要前提，所以枕头选用得科学与否，与睡眠的好坏关系非常密切。

枕头的主要作用是维持人体正常的生理曲线，保证人体在睡眠时颈部的生理弧度不变形。枕头如果太高，就会使颈部压力过大，造成颈椎前倾，颈椎的某部分受压过大，破坏颈椎正常的生理角度，压迫颈神经及椎动脉，易引起颈部酸痛、头部低氧、头痛、头晕、耳鸣及失眠等脑神经衰弱的症状，并容易发生骨质增生。如果枕头太低，颈部不但无法放松，颈椎的正常弧度反而会被破坏。所以，枕头太高或太低，都会对颈椎有所影响，造成各种颈部症状的产生。

我们在选枕头时应遵循以下几个原则：

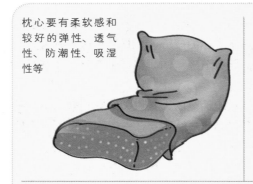

枕心要有柔软感和较好的弹性、透气性、防潮性、吸湿性等

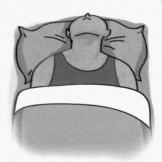

枕头的长度正常情况下最好比肩膀要宽一些。不要睡太小的枕头，因为当你一翻身，枕头就无法支撑颈部，另外过小的枕头还会影响睡眠时的安全感

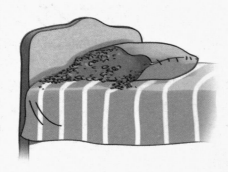

枕头的硬度要适中，一般荞麦皮、谷糠、蒲棒枕都是比较好的选择

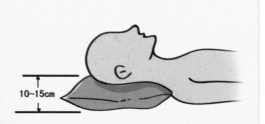

10~15cm

一般来说，枕高以 10 ~ 15 厘米较为合适，具体尺寸还要因每个人的生理弧度而定

常做安心宁神操，将睡眠一"手"掌握

中医经络学称，人体最重要的十二条正经中，与手相关的有 6 条，手部与此相关的穴位有 23 个。此外，手上还分布着许多经外奇穴、全息穴。也就是说，仅仅在手部就有近百个穴位，按摩或敲击这些穴位，几乎可以治疗全身疾病。下面这套宁心安神操就是通过敲击手部与大脑相关的穴位，有通经活络、宁心安神、健脑益智的作用。此操无需任何器具，适合所有失眠症患者。具体操作如下：

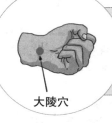

敲大陵穴

大陵穴位于两手腕关节横纹的正中两筋之间。两手握空拳，拳心相对，对敲大陵穴 32 次

大陵穴

敲后溪穴

屈肘，两手握空拳，拳心向里，第五掌骨小头后方的掌横纹头为后溪穴，双手对敲 32 次

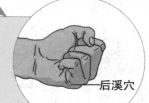

后溪穴

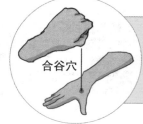

合谷穴

敲合谷穴

右手握空拳，拳心向下，手臂向前平伸，用右手拇指关节的高处，敲左手合谷穴（拇、示两指张开，以另一手的拇指关节横纹放在虎口边缘上，拇指尖屈曲按下，到达之处就是合谷穴）16 次；换左手，用同样的方法敲右手合谷穴 16 次

敲腕骨

两手握空拳，放松，右拳在上，拳心向上，左拳在下，拳心向下，腕骨对腕骨交叉放置，用力敲打 16 次。换左拳在上，用同样的方法，再敲 16 次

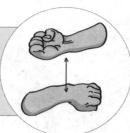

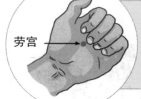

劳宫

打劳宫穴

右手握拳，用拳背高凸处敲左手劳宫穴 16 次；再左手握拳，敲右手劳宫穴 16 次。屈指握拳时，中指与无名指之间，即劳宫穴

插虎口

双掌摊平，两手拇指、示指分开，掌心向下，对插虎口，插 32 次

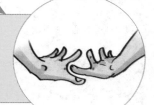

怎样预防可怕的噩梦

生活中我们有时会做噩梦，比如梦见被野兽追赶却怎么也跑不动、被人追杀却没有力气还手、失足从高处坠落等，各种梦境千奇百怪、荒诞离奇。有的人在梦中惊醒之后慢慢恢复平静，却再也无法睡着了。那么，做噩梦究竟是由什么原因引起的呢？

做噩梦的原因

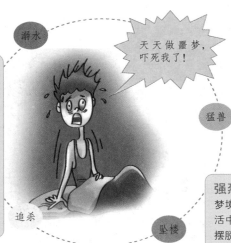

溺水

天天做噩梦，吓死我了！

猛兽

追杀

坠楼

与贫血有关

研究发现，经常做噩梦的人，血红蛋白都低于正常值。贫血者本来心、脑就供血不足，加上入睡后血压下降，使心脑缺血、低氧进一步加剧，形成大脑皮层的运动中枢比感觉中枢先进入抑制状态，或外周神经进入抑制状态比中枢神经快，而出现神志不清楚、运动瘫痪症状

与疾病有关

我们身体的器官有某些疾病发生时，总会有特定的症状。但是，在疾病的发生之初，由于病症的刺激信息微弱，会引起大脑皮质的兴奋，人会在梦中出现种种病态的恐怖感受

强烈的情绪压抑

梦境中的险恶场面，常常是生活中困境的特殊描绘。只要能摆脱生活中的紧张感和压抑感，噩梦将与我们告别

那到底应该怎样去预防噩梦呢？

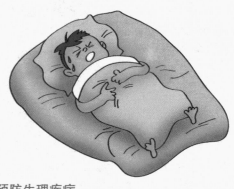

预防生理疾病

实验表明，人体内的生理性与病理性刺激可能被编入梦境。有些不太严重的疾病，在意识清醒的状态下，往往感受不到，但是这些病症引起的轻微刺激在睡眠时就可能导致噩梦的产生。如梦见喉咙被人掐住，很可能是患咽炎的预兆

注意睡眠的姿势

因为心脏在胸腔左侧，所以平时采取右卧睡眠较好，不易压到心脏。仰睡的时候，双手双脚自然放下，枕头不要过高。尽量不要趴着睡

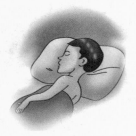

减少不良刺激

平时多看一些轻松愉快的影视剧或文学作品，尽量不看易形成噩梦情景的东西，避免不良的刺激在记忆中储存

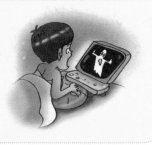

细节提醒

做梦是很正常的生理现象，不要因为常做梦就认为自己睡眠质量低下，有些人起床后感到做梦太多而疲劳，其实，大部分人是心理作用自我暗示导致的。

呼吸疗法，让你尽享舒眠之乐

失眠的原因形形色色，生理、心理、环境等因素都会导致自主神经功能紊乱，使交感神经和副交感神经之间不平衡，从而引发失眠。而呼吸疗法加上意念练习，能使交感神经和副交感神经之间的不平衡得到纠正，改善腹部经络血气运行，自然有益睡眠，尤其对于自主神经功能紊乱导致的失眠疗效明显。下面介绍几种常见的呼吸疗法，供有失眠症的朋友们参考、试用。

自然呼吸疗法

首先，我们躺在床上要先放松头部，从头发开始，放松头发，然后放松眼眉。眼眉放松之后做深呼吸，慢慢地深呼吸。吸气时让腹部自然鼓起，呼气时让腹部徐徐松下去；吸气时间较短，呼气时间较长，两者时间比例约为1：2。进行呼吸运动时还要有一种意念，即吸气时好像一股气从脚跟往上升，一直到头枕部，呼气时好像一股气从头部慢慢向下推移，最后从足趾排出。这样循环往复地一呼一吸，人就会不知不觉地进入梦乡。

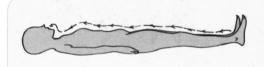

吸气时好像一股气从脚跟往上升，一直到头枕部

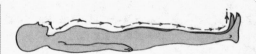

呼气时好像一股气从头部慢慢向下推移，最后从足趾排出

腹式呼吸疗法

相对于紧张时以胸式呼吸为主，腹式呼吸是与放松有关。学习腹式呼吸可以让身体放松，在不知不觉中进入睡眠状态。而这样的入睡，由浅入深，醒后神清气爽，精神饱满。具体方法如下：

（一）仰卧在被窝中，双手自然放在身体两侧，闭目，用鼻慢慢吸气，将吸入的气运入腹部中央，充满肺下部。将双肋向两侧扩张，以便吸入的气体能渗透到肺部的各个部位

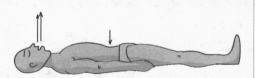

（二）接下来，徐徐呼气。先轻轻收缩下腹，待下肺部的气体全部呼出后，屏息一两秒钟，再开始下一次吸气动作

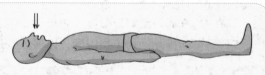

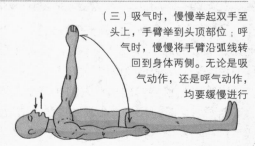

（三）吸气时，慢慢举起双手至头上，手臂举到头顶部位；呼气时，慢慢将手臂沿弧线转回到身体两侧。无论是吸气动作，还是呼气动作，均要缓慢进行

使用呼吸疗法应注意以下几点：保持卧室空气的清新，睡前要开窗换气10分钟左右，否则污浊的空气侵入人体，会对人体造成伤害；有严重呼吸疾病患者或身体虚弱者不宜用此方法；要注意卧室四周环境，以防光线、噪声影响疗效，使人难以入睡。

舒缓音乐能改善睡眠

清代医学家吴尚先曾说："七情之病，看花解闷，听曲消愁，有胜于服药也。"的确，音乐是改善睡眠的一帖"良药"，是既赏心又悦耳的"催眠师"。音乐对人体生理功能有明显的影响，音乐的节奏和旋律可明显地影响人的心率、呼吸、血压。随着音乐的频率变化，作用于大脑皮层，会对丘脑下部、边缘系统产生效应，调节激素分泌，促进血液循环，调整胃肠蠕动，促进新陈代谢，改变人的情绪体验和身体机能状态，进而使人们的睡眠得以改善。

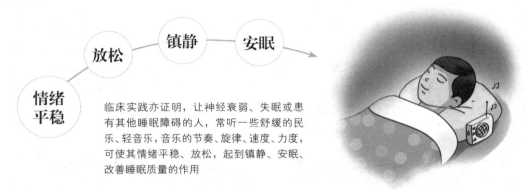

临床实践亦证明，让神经衰弱、失眠或患有其他睡眠障碍的人，常听一些舒缓的民乐、轻音乐，音乐的节奏、旋律、速度、力度，可使其情绪平稳、放松，起到镇静、安眠、改善睡眠质量的作用

运用音乐疗法改善睡眠时，最好选择在晚上睡前 2 ~ 3 小时，采取舒服的卧位，根据个人爱好、文化水平、失眠类型等选择乐曲种类；音量以舒适为度，掌握在 70 分贝以下；时间不要过长，以 30 ~ 60 分钟为宜；曲子不宜单一，以免生厌；听音乐时应全身投入，从音乐中寻求感受，并且可以随乐曲哼唱。

已经被国内外实践证明具有催眠效果的曲目主要有《梅花三弄》《良宵》《高山流水》《小城故事》《天涯歌女》《太湖美》《意大利女郎》《游览曲》《平湖秋月》《春江花月夜》《二泉映月》《雨打芭蕉》《春风得意》等。

再有，适宜的环境对疗效有着重要的影响，运用音乐催眠时，要创造一个冷色、安静的环境，尽可能排除一切干扰因素，以保证音乐催眠的顺利进行。

电热毯不能整晚使用

冬季寒冷，有些人睡觉的时候就喜欢用电热毯保暖。电热毯保暖的确很有效果，不过一定要注意正确的电热毯使用方法，不能整晚使用。

因为电热毯持续散热，人躺在上面，体内的水分就会不断蒸发，时间长了，会刺激皮肤，造成过敏和瘙痒，或者产生大小不等的小丘疹，抓破后出血结痂，容易导致皮炎。因此，使用电热毯时，一定要防止时间过长或者温度过高。

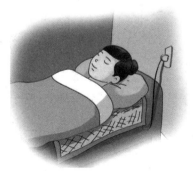

电热毯的正确使用方法是睡前通电加热，睡觉的时候把电源关掉

失去的"觉"真的能补回来吗

现在很多人平时生活忙碌，到节假日就会抓紧时间"补觉"，想把失去的睡眠都补回来。但是，从养生的角度来看，这种做法是不科学的。

这是因为人的生活规律与体内激素分泌是密切相关的，生活及作息有规律的人，下丘脑及脑垂体分泌的许多激素，早晨至傍晚相对较高，而夜晚至黎明相对较低。如果平日生活较有规律，逢节假日贪睡，很可能会扰乱体内生物钟的时序，使激素水平出现异常波动。

早上赖床不起时，人还会感到饥饿，这是胃肠道准备接纳、消化食物，分泌消化液。这时如不进食，势必会打乱胃肠功能的规律，容易诱发胃炎、胃溃疡及消化不良等疾病。

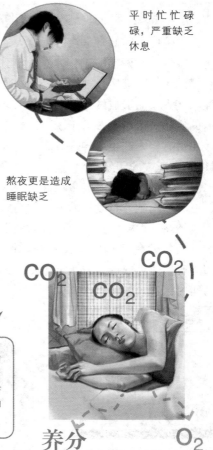

平时忙忙碌碌，严重缺乏休息

熬夜更是造成睡眠缺乏

CO_2 CO_2 CO_2 CO_2

养分 O_2

人在睡眠时，血液循环减慢，养分和氧气对脑的供应大为减少。睡眠时间过长，脑细胞就得不到足够的氧气和养分，因而活动能力减弱，容易发生头痛等症。睡眠过多，也会使肌肉、筋络组织的活动减少，肌肉从血液得到的氧气和养分也少，人就会感到疲倦乏力

饭后午睡，养神蓄锐

古人云："饭后小憩，以养精神。"午睡对消除疲劳、增进健康非常有益，是一项自我保健措施。尤其在夏天，日长夜短，晚上往往又很闷热，使人难以入睡，白天工作常常会感到头昏脑涨，精神不振，容易疲劳，午睡则能起到调节作用。

午睡虽然可以帮助人们补充睡眠，使身体得到充分的休息、增强体力、消除疲劳、提高午后的工作效率，但午睡也要讲究科学的方法，否则会适得其反。

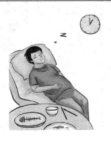

午饭后不可立即睡觉。刚吃完饭就午睡，可引起食物反流，使胃液刺激食道，轻则让人感到不舒服，严重的可能产生反流性食管炎。因此，午饭后最好休息 20 分钟左右再睡

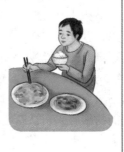

睡前不要吃太油腻的东西，也不要吃得过饱，因为油腻会增加血液的黏稠度，加重冠状动脉病变；过饱则会加重胃消化负担

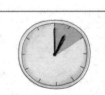

午睡时间不宜过长，不要超过 1 个小时。因为睡多了以后，体内代谢过程逐渐减慢，醒来后就会感到更加困倦

用脑过度会导致神经衰弱吗

在医院中，我们常常会听到有人这样问医生："医生，我是由于用脑过度才引起神经衰弱的吗？"其实，神经衰弱是一种大脑神经功能失调而造成的精神和身体活动能力减弱的疾病。由于它多见于脑力工作者，所以才使得有些人产生了神经衰弱是因为用脑"过度"而造成的印象。

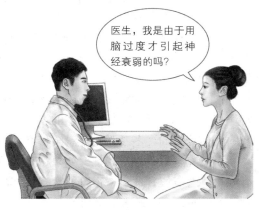

医生，我是由于用脑过度才引起神经衰弱的吗？

如果仔细考察患者的生活经历，就会发现，在所谓用脑"过度"后面，却是患者长期不良情绪、性格弱点和心理方面的因素造成的。如果想治疗神经衰弱，就应以针对病因的心理治疗为主，辅以抗焦虑药物。用药时，要谨防产生药物依赖。另外，针灸、气功、体育锻炼，以及生活有规律也会对治疗起到良好的作用。

导致神经衰弱的内在因素

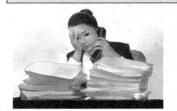

过大的压力和长期的精神紧张

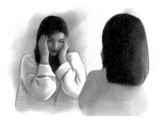

长期的内心冲突和心情不悦

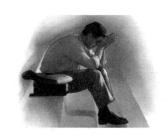

胆怯、自卑、敏感、过分争强好胜等性格弱点

那么，用脑会不会"过度"呢？在一般情况下，大脑具有极大的潜在能力，根本就不存在什么"用脑过度"的问题。研究发现，大脑训练、使用得越少，衰老退化的速度越快；而大脑开发运用得越早，使用频率越高，脑细胞老化的进程越慢。根据这一规律，我们可以知道，勤于用脑是延缓脑神经细胞衰老的妙方，也是发掘人脑潜力的有效办法。从这一点看，经常使用大脑是不会导致用脑过度、损伤大脑的。

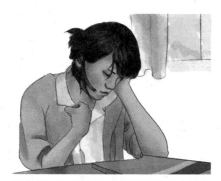

虽然用脑不会过度，但用脑不当则会引起头昏脑涨、注意力不集中、记忆力下降等症状

用脑要科学，要遵循脑神经细胞功能由兴奋到抑制呈周期性变化的规律，学习或工作内容适时更换，让已经疲劳的那部分脑细胞"下班休息"，令原处于"待业"状态的分管另一机能的细胞兴奋活跃起来。这样做不仅可以保护大脑，而且还能提高学习或工作效率，取得事半功倍的效果。

远离不良影响，维护良好居住空间

古代养生家一向非常重视居住地点的选择，认为应选择一个空气新鲜、风景优美、阳光充足、气候宜人、水源清洁、整洁安宁的自然环境。孙思邈曾指出"山林深远，固是佳境……背山临水，气候高爽，土地良沃，泉水清美……地势好，亦居者安"。

当然，由于具体条件的限制，并非所有的人都能自由地选择适宜的居住环境，在这种情况下，改造居处，创造良好的生活环境就显得十分重要。

（一）经常给室内通风换气

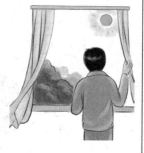

如今城市居民为了躲避环境污染，往往是终年门窗紧闭。这样势必造成居室通风不良，氧气含量不足，二氧化碳等混浊空气增多。有人为了改善室内气味，燃放香料，这不仅不能根本改善室内空气，还会导致空气更加污浊和具危害性。要养成开窗通风的良好习惯，即使在使用空调或寒冷的冬天，也要开一点缝隙，让室外新鲜空气源源不断补充进来

（二）经常去户外活动，吸收阳光

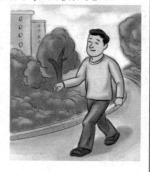

阳光是万物生长不可缺少的自然物质。太阳光中的紫外线除了能杀灭细菌、病毒等致病性微生物外，还能促进肠道对钙的吸收。如长期在避光或光照不足的室内生活、工作，会导致人精神忧虑、压抑、疲劳等亚健康状况。对此，除了开窗通风（因为玻璃会阻挡紫外线）外，还应多在户外活动

（三）室内装潢不宜太繁杂

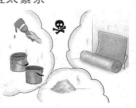

新居装潢所使用的各种涂料、油漆、黏合剂以及墙纸、墙布等装饰材料中散发出来的苯、酚、甲醛、石棉粉尘、放射性物质等都会引起头昏、失眠、皮肤过敏等亚健康表现，严重的甚至导致疾病。所以，居室装潢宜简不宜繁，选用的材料一定要是无毒无害。新居装修完毕，应开窗通风2周后再入住

（四）与电器保持一定距离

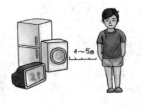

家用电器工作时会产生各种不同波长的电磁波，这些电磁波充斥空间，对人体具有潜在危险，被人们称为电磁污染。为了预防电磁波对人体的危害，就要注意与电器保持一定距离，及时断电，多吃维生素A、维生素C含量高的水果、蔬菜，以减少电磁污染对人体的危害

（五）警惕尘螨，勤打扫卫生

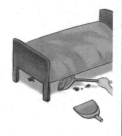

人体在新陈代谢过程中，会产生大量废物，总计约500种，其中呼吸道排出的有149种，从皮肤排出的达71种，若这些代谢产物浓度过高，可形成室内生物污染，影响人体健康，诱发疾病。所以为了健康，室内要经常通风换气，保持室内清洁，勤换洗衣服，床底下也要经常打扫，以防生物污染对人体健康的危害

（六）自己动手，解决室内空气污染

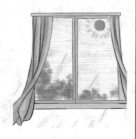

现代的居室配备了玻璃窗和纱窗，我们应当充分利用它们来自己解决室内空气污染问题，而不用请专业公司代劳。我们可以从以下几点着手：①保持室内通风；②屋内不要喷洒香水、消毒水和花露水等；③新买来的家具要放在通风处，打开放味半年；衣柜不要放置杀虫剂、熏香剂

睡眠避开这八忌，你才能有好身体

（一）忌临睡前进食

临睡前吃东西，则胃肠、肝、脾等器官就又要忙碌起来，这不仅加重了它们的负担，也使其他器官得不到充分休息。大脑皮层主管消化系统的功能区也会被兴奋，在入睡后常常做梦

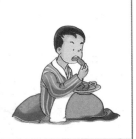

（二）忌睡前用脑

如果有在晚上工作和学习的习惯，要先做比较费脑筋的事，后做比较轻松的事，以便放松脑子，容易入睡。否则，如果脑子处于兴奋状态的话，即使躺在床上，也难以入睡，时间长了，还容易形成失眠症

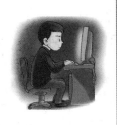

（三）忌睡前激动

人的喜怒哀乐，都容易引起神经中枢的兴奋或紊乱，使人难以入睡，甚至造成失眠。因此睡前要尽量避免大喜大怒或忧思恼怒，要使情绪平稳为好。如果由于精神紧张或情绪兴奋难以入睡，请取仰卧姿势，双手放在脐下，舌舔下颌，全身放松，口中生津时，不断将津液咽下，几分钟后便进入梦乡

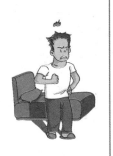

（四）忌睡前说话

俗话说："食不言，寝不语。"因为人在说话时容易使脑子产生兴奋，思想活跃，从而影响睡眠。因此，在睡前不宜过多讲话。另外，躺在床上说话，因喉咙、声带引力重心发生变化，易发生劳累、疲倦，还可引起兴奋，扰动体内阳气，导致失眠

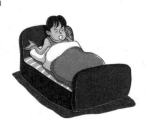

（五）忌仰面而睡

睡觉的姿势，以向右侧身而卧为最好，这样全身骨骼、肌肉都处于自然放松状态，容易入睡，也容易消除疲劳。仰卧则会使全身骨骼、肌肉处于紧张状态，既不利于消除疲劳，又容易造成因手搭胸部影响呼吸而做梦，从而影响睡眠质量

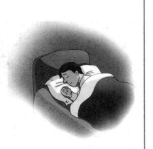

（六）忌蒙头而睡

老年人怕冷，尤其是冬季到来之后，总喜欢蒙头而睡。这样，会大量吸入自己呼出的二氧化碳，缺乏必要的氧气，对身体健康极为不利

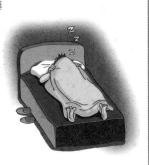

（七）忌当风而睡

睡眠时千万不要让从门窗进来的风吹到头上、身上。因为人睡熟后，身体对外界环境的适应能力有所降低，如果当风而睡，时间长了，冷空气就会从皮肤上的毛细血管侵入，轻者引起感冒，重者口眼歪斜

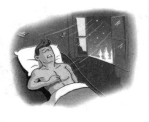

（八）忌对灯而睡

人睡着时，眼睛虽然闭着，但仍能感到光亮，如果对灯而睡，灯光会扰乱人体内的自然平衡，致使人的体温、心跳、血压变得不协调，从而使人感到心神不安，难以入睡，即使睡着，也容易惊醒

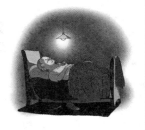

第八章

养生祛病与健康

——构筑健康的"防火墙"

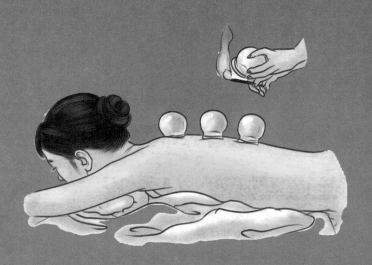

以性养生，"七损八益"维护男女健康

性是人类的正常生理活动，科学合理的性生活可以长保健康的身心，是最佳的养生之道。《黄帝内经》里说："能知七损八益，则二者可调。不知用此，则早衰之节也。"这说明掌握和理解房事生活的"七损八益"对于人体健康的重要性。

一、"七损"是指

（1）闭：即有疾病的男女不可同房，若不禁忌则伤五脏

（2）泄：即行房不可过急过久，否则大汗出则伤津液

（3）竭：即房事不加节制，漫无休止地交合，会使精血虚耗

（4）勿：即阳痿不能勉强行房，犯之则废

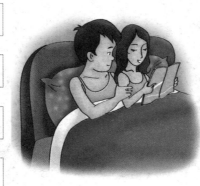

（5）烦：即患喘息或心中烦乱不安的不可行房，否则更能引起烦渴，加重病情

（6）绝：即夫妇一方不愿行房而另一方强行之，可引起精神抑郁并导致内脏疾病而影响孕育

（7）费：即行房时不是和志定气，而是急速施泄，这是耗散精气的行为

二、"八益"是指

（1）治气：即早上起来正坐，将腰背脊骨伸直，紧敛肛门呼吸30次，使气降于丹田

（2）致沫：即早上饮食时不要再行吐纳，要将腰背及尾骶部放松，使由上而下合于丹田之气通于身之四周

（3）知时：即男女房事之先，须先嬉戏，使志和意感。若男急而女不应，女动而男不从，则双方都会有损害，故要知其时而行房

（4）蓄气：即临交须敛周身之气蓄于前阴，使势大而缓进之

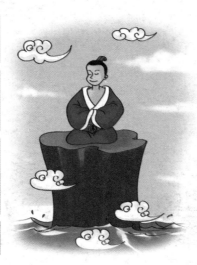

（5）和沫：即交合时男子不要粗暴，应尽量柔和、顺意

（6）积气：即交合不要贪欢，适当时候中断片刻，平息一下精神，射精后停止性交

（7）待赢：即交合快要结束时，应以纳气运行于脊背，不要摇动，必须收敛精气，导气下行，安静地等

（8）定倾：即阴精已泄，不可使势软而出之，要待阴茎尚能勃起时迅速离去

养花种草也是不错的养生方式

人们爱花、养花、赞花，是对美的向往和追求。花草，不仅是美化生活的大使，给人以美和艺术的感受，更是改善环境、陶冶情操、增进健康的益友。对现代人来说，在紧张的工作之余，养些花草，不仅能调节生活，放松心情，还有助于调节人体生理功能，稳定情绪，有益于身心健康。

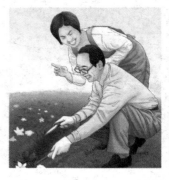

做事悠着点，身体就能健康些

我们一直在谈养生，那么究竟什么是养生，怎么养呢？一言以蔽之，就是凡事讲究"度"，不管是吃饭，还是睡觉、运动，都要有个限度，不能太过。《黄帝内经》有"五劳七伤"之说，什么是"五劳七伤"呢？"五劳"是指久视伤血，久卧伤气，久坐伤肉，久立伤骨，久行伤筋。"七伤"是忧愁思虑伤心，大怒气逆伤肝，寒冷伤肺，大饱伤脾，房劳过度、久坐湿地伤肾，恐惧不节伤志，风雨寒暑伤形。五劳七伤都是过，均为诸虚百损的原因。

一、首先让我们来看看"五劳"

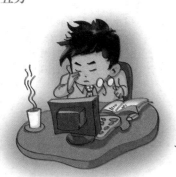

（1）"久视伤血"。如果一个人长时间用眼视物，不但会使其视力下降，还会导致人体"血"的损伤

（2）"久卧伤气"。人如果只躺卧不运动，人体内的气脉就运行不起来，时间若长了就会伤及人的肺气

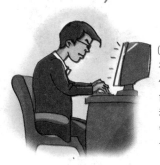

（5）"久坐伤肉"其实伤的是脾。在办公室里经常会遇到这种人，他就喜欢坐着，能坐就不站着，能躺着就不坐着，由于不爱运动，脾的运化功能非常差，才会出现这种状况，这种人吃饭也不会香

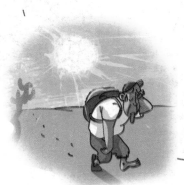

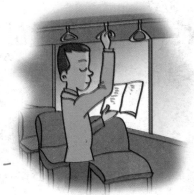

（4）"久行伤筋"其实伤的是肝。因为肝主筋，过分劳累和运动就会伤及肝脏，肝脏就会出现问题

（3）"久立伤骨"其实伤的是肾。因为肾主骨，如果老站着的话，就会伤及肾，腰部、腿部就会出现问题

二、接下来再认识一下"七伤"

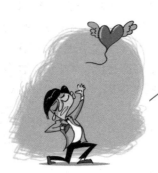

（1）"忧愁思虑伤心"。一个人如果过于忧愁思虑就会伤心神

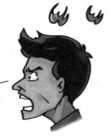

（2）"大怒气逆伤肝"。一个人在大怒的时候对肝脏损伤很大，除此之外，即使大怒时憋着、忍着也会伤肝，所以最好不要生气

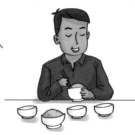

（3）"大饱伤脾"。一个人如果吃得过饱就容易伤脾

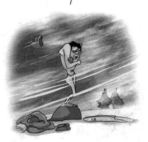

（7）"寒冷伤肺"。长期处于寒冷的环境或者食寒凉之物会损伤肺气

（4）"房劳过度、久坐湿地伤肾"。如果房事频繁或者久坐湿地就会伤肾。在办公室感觉疲惫的时候可以伸懒腰，这样对调动身体的气机是非常有好处的，这是因为双臂向上伸拉的是胆经，胆经是生发之机

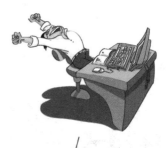

（6）"恐惧不节伤志"。如果一个人整天处于恐惧的状态下，就会伤及一个人的肾脏，从而影响一个人的志气，因为肾藏志

（5）"风雨寒暑伤形"。如果一个人不根据气候变化来改变穿衣，那么对他的形体的伤害是非常大的，有些女孩子有时候觉得小腿肚比以前粗了，其实就是因为经常不保护好腿部，让其受寒，为了抵御寒冷，更多的脂肪就会积聚在腿部

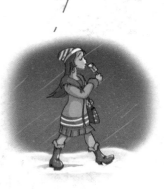

　　造成"五劳七伤"的原因很多，有的还与食品的"五味"、节令的"四时"，甚至风向的方位有着密切的关系。所以养生学认为：在养生时，要注意酸、甜、苦、辣、咸的适量，切不可偏食；在生活起居上，要按季节的交替、冷暖，适时增减衣服，适当锻炼，顺乎自然。这些都是强身健体，预防"五劳七伤"的必要措施。

听听音乐，让心灵在舒缓中回归

在现代人繁忙的日常生活中，每天抽出时间听一听音乐，对身心都是很有好处的。

现代医学证明：人处在优美悦耳的音乐环境之中，可以分泌一种有利于身体健康的活性物质，调节体内血管的流量和神经传导，改善神经系统、心血管系统、内分泌系统和消化系统的功能。而音乐声波的频率和声压会引起心理上的反应，能提高大脑皮层的兴奋性，改善情绪，振奋精神。同时也有助于消除心理、社会因素所造成的紧张、焦虑、忧郁、恐怖等不良心理状态，提高应激能力。

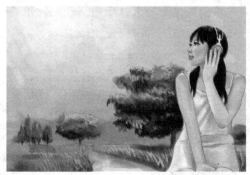

聆听音乐、鉴赏音乐，既可怡情，也能治病；既是现代人极为普遍的生活调剂，又是简单有效的养生方法

气血瘀滞是人体衰老的主要原因

"气为血帅，血为气母"，这是中医的气血理论之一，气壮则可以帅血以运行，又是生血之力，血气旺则是气化之物质基础，只要气血充沛，血脉畅行，营卫调和，人体就可以"阴平阳秘"，百病可防，已病可愈。

《素问·至真要大论》有云："疏其血气，令其调达，而致和平。"意思是说，对疾病的治疗，应注重于疏通脏腑气血，使无壅滞之弊，则人体可恢复平和与健康。诚如清代姚止庵在《素问经注节解》中所释："疏其壅塞，令上下无碍，血气通调，则寒热自和，阴阳调达矣。"疾病的发生和发展，是关乎人体气机失去正常的运动状态，即气机出入阻隔，升降失序。

实际上，气血畅通的理论不仅在疾病的治疗上有重要指导作用，而且对于养生保健方面特别是对疾病的预防和抗老防衰有十分重要的意义。如东汉张仲景秉承经旨，在《金匮要略》中进一步提出："若五脏元贞通畅，人即安和。"所谓元贞者，即五脏真元之气，也就是朱震亨《格至余论》所说的"人之所借以为生者，血与气也"。

中医气血养生保健的方法十分丰富，其中如体育锻炼中的五禽戏、八段锦等，以及吐纳导引、针灸按摩、药浴足浴等诸多方法，究其主要作用原理，无非是疏通脏腑经络气血，以保持机体旺盛的生命力，达到强身健体、祛病延年的目的。

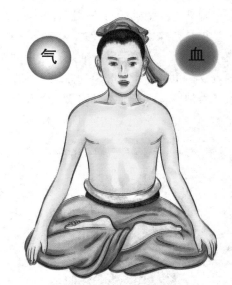

中医讲："气血冲和，万病不生，一有怫郁，诸病生矣。故人身诸病，多生于郁。"强调了气血对于人体防病保健的重要性

养精补气提神，培固正气的三大法宝

"精"是维持人体生命活动的物质基础。中医里说，精是身体的根本，没有这种最基本的物质，就不可能有人的身体。

 就是食物的精华，说明养生首要在于良好的饮食，充沛的营养

 代表了人的思想、心灵、精神和灵魂及其表现

精、气、神三者相互滋生、相互助长，是人生命存亡的根本

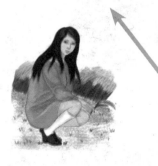

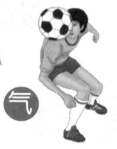

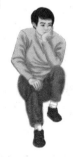

气 代表了人们生存的外在环境，气还可以当作是人体的元气

精分先天的肾精和水谷化生的后天之精，养精就要两者兼养。说得具体一点，就是节制性欲，房事太多会耗散精气；注意饮食，平时多吃一些养精的东西，例如，黑芝麻、山药、核桃等。照着这两点做下去，就能培固人体的正气。

"气"看不见，摸不着，却真实地存在着，而且在身体中起着至关重要的作用。调适呼吸是最重要的养气方法。中医养生是以呼吸为主，肢体运动为辅，深长匀细地慢呼吸，可以降低人体基础代谢率和器官耗氧量，有助于提高体质和延长寿命。

神是精神、意志、知觉、运动等一切生命活动的最高统帅。这种广义的神包括魂、魄、意、志、思、虑等活动，通过这些活动能体现人的健康状况。如"目光炯炯有神"就是神的表现，也是生命力旺盛的体现。神旺则身强，神衰则身弱；神存则活，神去则死，养生就要养神。怎么养呢？具体要做到五点。

（一）心态平和
所谓心态平和就是清静、少欲，做到恬淡虚无

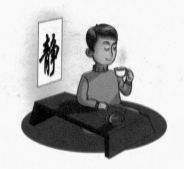

（二）心情快乐
幸福就是一种感觉，只要你心里高兴了，满足了，你就可以变得快乐，这就是"境由心造"

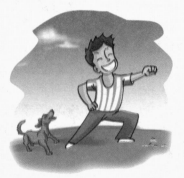

（三）心地善良

心地善良就是要保持一颗淳朴、天真的心

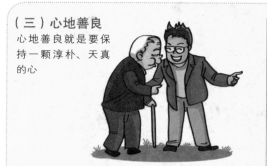

（四）心胸开阔

要达到心胸开阔就要学会忍让，要宽容，把心放大

（五）心灵纯净

一个人只有不断净化自己的心灵，才能真正地快乐健康起来

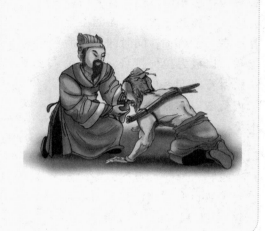

用"五禽戏"来平衡气血生态最有效

形神兼养是中国传统养生学的一个基本特点。倘若说养心的关键重在一个"静"字，那么养形的要务则是"动"。华佗曾经这样说道："动摇则谷气得消，血脉流通，病不得生。"鉴此有了"五禽戏"。

从中医的角度看，虎、鹿、熊、猿、鹤五种动物分属于金、木、水、火、土五行，又对应于心肝脾肺肾五脏。模仿它们的姿态进行运动，正是间接地起到了锻炼脏腑的作用，还可以使全身的各个关节、肌肉都得到锻炼。

现代医学研究证明，五禽戏是一种行之有效的锻炼方式。它能锻炼和提高神经系统的功能，提高大脑的抑制功能和调节功能，有利于神经细胞的修复和再生。它能提高肺功能及心脏功能，改善心肌供氧量，提高心脏

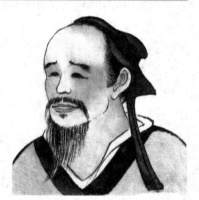

"五禽戏"是华佗总结前人养生的经验，模仿虎、鹿、熊、猿、鹤五种动物的形态发明的

排血力，促进组织器官的正常发育。同时它还能增强肠胃的活动及分泌功能，促进消化吸收，为机体活动提供养料。

就五禽戏本身来说，它并不是一套简单的体操，而是一套高级的保健气功。华佗把肢体的运动和呼吸吐纳有机地结合到了一起，通过气功导引使体内逆乱的气血恢复正常状态，以促进健康。后代的太极、形意、八卦等健身术都与此有若干渊源。无疑，它在运动养生方面的历史作用是巨大的。

五禽戏的内容主要包括虎戏、鹿戏、熊戏、猿戏、鸟戏。

一、虎戏

自然站式，俯身，两手按地，用力使身躯前耸并配合吸气。当前耸至极后稍停，然后身躯后缩并呼气，如此三次。继而两手先左后右向前挪动，同时两脚向后退移，以极力拉伸腰身，接着抬头面朝天，再低头向前平视。最后，如虎行般以四肢前爬七步，后退七步。

二、鹿戏

四肢着地势，吸气，头颈向左转、双目向右侧后视，当左转至极后稍停，呼气、头颈回转，当转至朝地时再吸气，并继续向右转，一如前法。如此左转三次，右转两次，最后回复如起势。然后，抬左腿向后挺伸，稍停后放下左腿，抬右腿如法挺伸。如此左腿后伸三次，右腿二次。

三、熊戏

仰卧式，两腿屈膝拱起，两脚离床面，两手抱膝下，头颈用力向上，使肩背离开床面，略停，先以左肩侧滚落床面，当左肩一触床面立即复头颈用力向上，肩离床面，略停后再以右肩侧滚落，复起。如此左右交替各七次，然后起身，两脚着床面成蹲式，两手分按同侧脚旁。接着如熊行走般，抬左脚和右手掌离床面，当左脚、右手掌回落后即抬起右脚和左手掌。如此左右交替，身躯亦随之左右摆动，片刻而止。

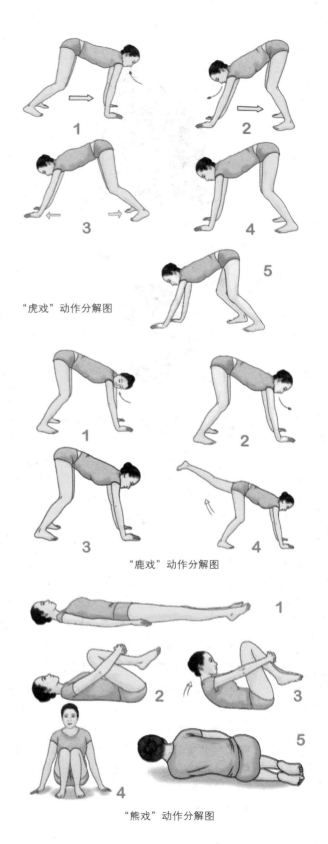

"虎戏"动作分解图

"鹿戏"动作分解图

"熊戏"动作分解图

四、猿戏

择一牢固横竿，略高于自身，站立时手指可触及，如猿攀物般以双手握横竿，做引体向上七次。接着先以左脚勾住横竿，放下两手，头身随之向下倒悬，略停后换右脚勾竿倒悬，略停后换右脚勾竿倒悬，左右交替各七次。

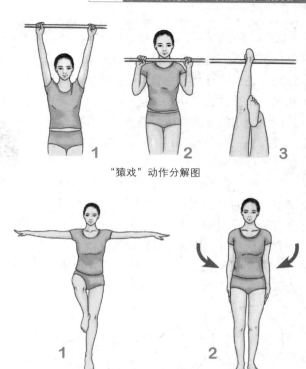

"猿戏"动作分解图

五、鸟戏

自然站式。吸气时跷起右腿，两臂侧平举，扬起眉毛，鼓足气力，如鸟展翅欲飞状。呼气时，左腿回落地面，两臂回落腿侧。接着跷右腿如法操作。如此左右交替各七次，然后坐下。屈右腿，两手抱膝下，拉腿膝近胸，稍停后两手换抱左膝下如法操作，如此左右交替七次。最后，两臂如鸟理翅般伸缩各七次。

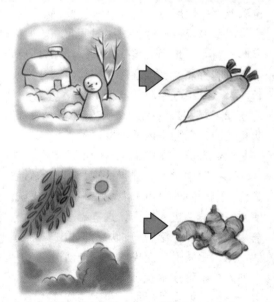

"鸟戏"动作分解图

冬吃萝卜夏吃姜，不用医生开药方

民间有句谚语"冬吃萝卜夏吃姜，不用医生开药方"，很多人可能会不解，冬天很冷为什么还要吃凉的萝卜，夏天很热为什么还要吃很热的姜呢？

冬天的时候，人体气机慢慢开始外散，到夏天的时候，所有的阳气已经外散到了末梢，就会出汗。由于夏天阳气到了末梢，人体内部就形成了一个寒的格局，就是我们的五脏六腑里面是寒虚的，是阴的格局，所以夏天的时候要吃点热的东西。但是很多人在夏天觉得热，就会喝很多的冷饮，其实这是非常错误的。喜欢喝冷饮实际上是胃里有胃寒，热就会出来攻这个寒，所以就会形成一种燥热，而这个时候喝冷饮就会伤身，反而喝一点温水会更好。在古代，夏天不主张吃肉，即使吃也要剁得特别碎。冬天吃萝卜的

冬吃萝卜夏吃姜，就是要达到人体的阴阳平衡

道理跟夏天吃姜的道理正好相反，吃萝卜就是用这种比较清凉通气的东西，把内热的局面稍微地通调一下，达到阴阳平衡，这是中医养生的基本原则。

要想身体安，火罐经常沾

民间有"要想身体安，火罐经常沾"的说法。拔罐具有驱寒祛湿、疏通经络、活血化瘀、扶正祛邪等功效，是一种被民间老百姓广泛应用的自然疗法。随着医学和科学技术的发展，拔罐疗法更是焕发了新的生命力，已经被越来越多的人所接受。

拔罐疗法不但可以治疗风寒痹痛、虚劳、喘息等数百种内外疾病，还可以强身健体，尤其一些慢性病，拔罐疗法效果更显著。对于常见病来说，拔罐也可以很快见效。

需要提醒的是，拔罐时应注意以下几点事项：

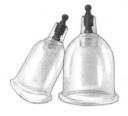

拔罐可以消除疲劳、恢复体力、养颜美容，是最适合家庭自我保健的常用疗法

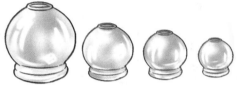

拔罐有两种：一种是火罐（上图），一种是抽气罐（左图）

（1）拔罐时间要掌握好。一般而言，拔罐时间应掌握在 15 ~ 20 分钟。病情重、病位深及疼痛性疾患，拔罐时间宜长；病情轻、病位浅及麻痹性疾患，拔罐时间宜短。肌肉丰厚的部位，时间可略长；肌肉薄的部位，拔罐时间宜短。气候寒冷时拔罐时间适当延长，天热时相应缩短。

（2）拔罐时，要脱掉衣服，避免有风直吹，防止受凉，保持室内的温度。另外，如果你不是专业人员，在拔罐时尽量不要走罐。

（3）取罐时不要强行扯罐，正确的做法是：一手将罐向一面倾斜，另一手按压皮肤，使空气经缝隙进入罐内，这样罐子自然就会与皮肤脱开。起罐后，皮肤局部如出现潮红、瘙痒，不可乱抓，经几小时或数日后就可消散。

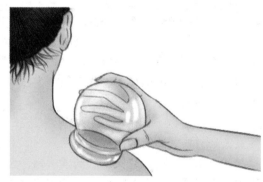

拔罐的基本原理是使罐中的气压低于所扣皮肤内部的气压，在所扣皮肤的内外形成一种压力差，罐中压力低，而人体皮肤内的压力高，从而使皮肤内的气体冲透皮肤泄向罐内

（4）皮肤上一次拔罐斑痕未消退前，不可在同一部位再拔。骨凸出处不宜拔罐。另外，下列人员不可拔罐。

孕期、妇女月经期、肌肉枯瘦之人、6 岁以下儿童、70 岁以上老年人、精神病、水肿病、心力衰竭、活动性肺结核、急性传染病、有出血倾向的疾病以及眼、耳、乳头、前后阴、心脏搏动处、大血管通过的部位、骨骼凸凹不平的部位、毛发过多的部位、皮肤破损处、皮肤瘢痕处、皮肤有赘生物等，均不宜用拔罐疗法。

要想腿不废，走路往后退

这句谚语的意思是要我们适当进行"退步走"的锻炼。人们通常的习惯是向前走，但这使肌肉分为经常活动和不经常活动两个部分，影响了整体的平衡。其实早在古籍《山海经》中就有了关于退步走的记载，道家人士也常以此法健身。

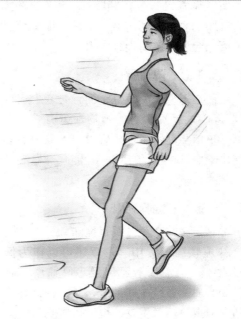

退步走与向前走使用的肌群不同，可以给不常活动的肌肉以刺激。退步走可增强反向的活动力量，调节两脚长期向前行走的不平衡状态。倒行或倒跑可改变人体习惯性运动方向，促进血液循环，加快机体内乳酸等造成疲劳的物质的代谢，有利于消除疲劳。现代医学研究证实，退步走可以锻炼腰脊肌、股四头肌、踝关节与膝关节周围的肌肉、韧带等，从而调整脊柱、肢体的运动功能，促进血液循环。长期坚持退步走对腰腿酸痛、抽筋、肌肉萎缩、

退步走可调节两脚运动平衡，达到健身目的

关节炎等有良好的辅助治疗效果。更重要的是，由于退步走属于不自然的活动方式，可以锻炼小脑对方向的判断和对人体的协调功能。对于青少年来说，退步走时为了保持平衡，背部脊椎必须伸展，因此，退步走还有预防驼背的功效。

每天抽出一些时间来练习退步走运动，可以锻炼身体的灵活性，并有效地增强膝盖的承受力，是有效健身、提高身体抗病力的运动。在进行退步走运动时，姿势一定要正确：挺直脊背，腰中放松，脚跟要和头成直线，膝盖不要弯曲，双手轻握，用4个手指包住大拇指，手臂向前后自由摆动；也可将双手反握，轻轻叩击腰部，步子大小可依个人习惯而定，但不要太大，放松自然，意识集中，目视前方，缓慢进行。

宁可食无肉，不可食无豆

我国民间养生是很注重吃豆的，还有人把豆类与豆制品称为"人类的健康之友"，这是有道理的。现代营养学也证明，每天坚持食用豆类食品，人体就可以减少脂肪含量，增加免疫力，降低患病的概率。

豆子的种类非常多，所含的营养成分和营养价值各不相同。

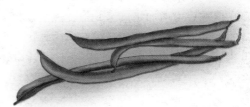

一、豇豆：健脾和胃

豇豆也就是我们所说的长豆角。它除了

多吃豇豆能治疗呕吐、打嗝等不适

有健脾和胃的作用外，最重要的是能够补肾。李时珍曾称赞它能够"理中益气，补肾健胃，和五脏，调营卫，生精髓"。此外，小孩食积、气胀的时候，用生豇豆适量，细嚼后咽下，可以起到一定的缓解作用。

二、毛豆：降血脂

毛豆是未成熟的黄豆，而且是老少咸宜的"零嘴"。毛豆含有的植物性蛋白质量多质高，足以与动物蛋白质媲美。毛豆中的皂素能排除血管壁上的脂肪，并能减少血液里胆固醇的含量。

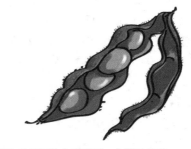

常吃毛豆可使血脂降低，有利于健康

三、蚕豆：健脾利湿

蚕豆，又叫胡豆。蚕豆性味甘平，特别适合脾虚腹泻者食用。蚕豆还可以作为低热量食物，对需要减肥以及患高血脂、高血压和心血管系统疾病的人，是一种良好的食品。但蚕豆不可生吃，也不可多吃，以防腹胀。

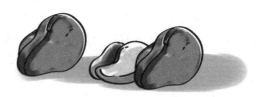

蚕豆主利胃肠排泄，可调和五脏六腑

四、红豆：利水消肿

红豆性平，味甘酸，无毒，有滋补强壮、健脾养胃、利水除湿、清热解毒、通乳汁和补血的功效。特别适合各种水肿患者的食疗。而对于气血壅滞引起的乳房胀痛、乳汁不下的患者，也可食用红豆。

此外，红豆富含铁质，有补血的作用，是女性生理期间的滋补佳品。

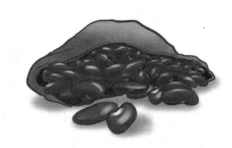

红豆虽然可以补血，但要注意造成贫血的原因很多，若是因为维生素 B$_{12}$ 缺乏而导致，则食用红豆的帮助就很有限

五、豌豆：下乳

中医认为，豌豆性味甘平，有补中益气、利小便的功效，是脱肛、慢性腹泻、子宫脱垂等中气不足症状的食疗佳品。哺乳期女性多吃点豌豆可增加奶量。此外，豌豆含有丰富的维生素 A 原，食用后可在体内转化为维生素 A，有润肤的作用，皮肤干燥者应该多吃。

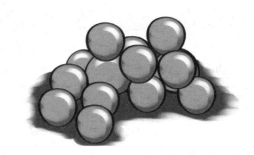

豌豆吃多了容易腹胀，消化不良者不宜大量食用

正月葱，二月韭，三月姜

民间有"正月葱，二月韭"的说法，那么为什么正月里要吃葱，二月要吃韭菜呢？

按大自然的规律，顺着时令吃菜，是传统的养生之道。葱发表通阳，解毒调味；韭菜理气降逆，温肾壮阳，都是春季健康美食，李时珍的"正月葱，二月韭"正符合这个养生之道。下面我们就具体介绍一下。

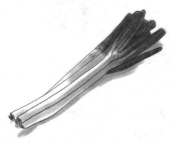 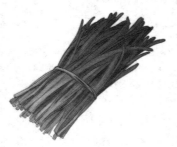 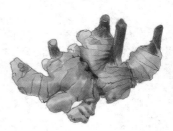

《本草纲目》里说，大葱味辛，性微温，具有发表通阳、解毒调味的作用，可用于风寒感冒、恶寒发热、头痛鼻塞、阴寒腹痛、痢疾泄泻、虫积内阻等。而春天是万物复苏的季节，各种害虫细菌也跟着活跃起来，身体此时处在阳气刚要生发之际，抵抗力较弱，稍不留神就会感冒生病，而大葱有杀菌、发汗的作用，切上数段葱白，加上几片姜片，以水熬成汤汁服用，可以让身体发汗，达到祛寒散热、治疗伤风感冒的效果

韭菜性温，味甘辛，具有补肾壮阳、温中开胃、散瘀活血之功效。春天气候渐暖，人体内的阳气开始生发，这时候阳气还比较微弱需要保护，而韭菜性温，可祛阴散寒，是养阳的佳蔬良药，所以春天一定要多吃韭菜。此外，春天人体肝气易偏旺，从而影响到脾胃消化吸收功能，此时多吃韭菜可增强人体的脾胃之气，对肝功能也有益处。
另外，春天是生长的季节，这个时候要注意补钙，而韭菜含钙量高，最能补我们的骨架子

三月份是春天向夏天过渡的时期，气温升高，细菌也活跃起来，这时候吃点姜可以有效杀菌防感冒。不过，需要注意的是，吃姜的时间不要选择晚上，这是因为，早上人的胃中之气有待升发，吃点姜可以健脾温胃，加快血液循环、兴奋神经，使全身变得温暖。到了晚上，人体应该是阳气收敛、阴气外盛，因此应该多吃下气消食的食物，而生姜的辛温发散作用会影响人们夜间的正常休息，还很容易产生内热，日久就会"上火"

体内毒素是潜藏在你身上的杀手

人的体内真有那么多毒素吗？它们是如何产生的呢？

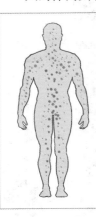

（一）人体内自然新陈代谢而产生毒素

人体的新陈代谢维持着我们的生命。新陈代谢的过程是不断更新的过程，是弃旧生新的过程。新陈代谢中被替代、被淘汰或被摈弃的物质对身体是毫无用处的，甚至会毒害身体，这些体内垃圾我们称之为"内生毒"。内生毒主要包括：身体正常死亡或脱落的细胞；生病或受伤后，人体更新受损的组织；食物残渣

（二）现代生活，人们每天都会受各种毒素的危害

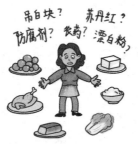
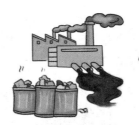
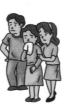
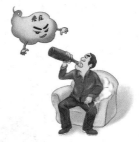

现代生活，人们每天都会受各种毒素的危害，如香烟中的焦油、尼古丁等，酒类中的酒精、咖啡因；药品中对身体有害的物质；食品中的色素、添加剂、防腐剂等；对身体有害的香精、调料等；环境中的毒素，如辐射、噪声、浊气、杀虫剂和室内装修材料挥发出的有害气体等

据统计，人每天接触来自外界的有毒物质可达 37 种；人的呼吸系统排出的化学物质有 149 种；皮肤表面排出的有 271 种；肠道气体中有 250 种；汗液中有 151 种。这些废弃化学物质包括一氧化碳、二氧化碳、甲烷、醛类、丙酮、苯等。

此外，人每天还要排出细菌、病菌、寄生虫卵等约 400 亿个。人体大便中有很多杂菌和致病菌，如果不能及时排出，在 24 小时内就能繁殖出 2 兆以上的病菌！

千万不要小瞧这些毒素的破坏力，一旦你放松警惕，任它们在体内胡作非为，肯定会让你叫苦不迭。难怪我们身体会生病，难怪我们不能长寿，原来都是这些看不到的隐形杀手在作祟啊！

世界上最先进的排毒设施就在你体内

人体就像一个小社会，社会的运行会产生大量的废水、废气和废渣，可这些废物垃圾的排放却很少令你这个政府首脑操心或感到头疼。因为你体内有一套世界上最先进、最人性化的排毒系统。这套排毒系统在人体自然运作机制下通过各种排毒管道，如皮肤、肠道、肾脏、肺等，将体内的毒素排出，所以，当我们呼吸、流泪、流汗和排泄时，其实都是身体自己在排毒。

人体内的毒素在经过各大解毒或排毒设施的处理后，经由延伸到各个角落的排毒管道运送汇集并最终排出。而连接人体内排毒设施的则是大量排毒管道，血管、气管、淋巴管、呼吸道、消化道、汗腺、尿道、各脏腑的联络通道、经络等。这些通道像城市中的交通道路一般四通八达，在生理功能正常的情况下，人体内的毒素在经过各大解毒或排毒设施的处理后，就

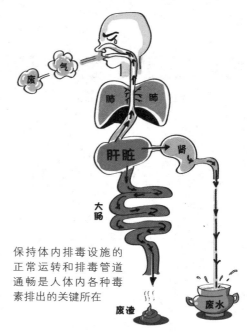

保持体内排毒设施的正常运转和排毒管道通畅是人体内各种毒素排出的关键所在

是经由这些延伸到各个角落的排毒管道运送汇集并最终排出。

排毒管道通畅与否，关系到人体的健康。排毒管道通畅，人体内每天产生的代谢废物及各种留存于体内有损健康的毒素，就可以通过排毒管道排出，不会"毒存体内"损害脏腑器官。只有保持各种管道的通畅，保证管道中气血的正常流通，才能使机体远离疾病；反之，若排毒管道堵塞，就不能很好地发挥良好的排毒作用，致使毒素留存体内，任由其积聚，就会导致多种疾病缠身。

打通体内排毒通道，修炼美丽容颜

人在健康时，面部润泽，皮肤细腻红润，保持排毒管道畅通是保持美丽容颜的前提。肌肤滋润、容颜美丽是每个人的追求，特别是年轻女性。但是我们往往只注意到体表美丽，而忽视了体内"环保"。各种毒素在细菌作用下产生的大量有毒物质，如苯丙吡咯、氨等，当排出受阻时就会随血液循环危及全身；还会转而通过皮肤向外渗溢，使皮肤变得粗糙，出现痤疮、雀斑、黑斑、口臭、体臭、唇疮、皮疹等一系列中毒症状，它们破坏了肌肤健康和容颜美丽。因此，必须通过打通人体的排毒管道，使毒素顺利排出，才能重塑健康美丽的容颜。

欲得长生，肠中常清

有人问，我们为什么要清肠呢？清肠清除的是什么东西呢？中医认为，清肠是"泻污浊而去毒"，也就是说除掉体内产生毒害的污滓腐物。肠内的污滓腐物，自然非粪便莫属了。

中医认为："五味入口，即入胃，留毒不散。"这些"留毒"便成为大肠传导的糟粕——即粪便的主要组成部分，糟粕"积聚既久，致伤冲和，诸病生焉"。现代医学观点也认为，粪便是大量经过消化、代谢后的食物残渣和人体内新陈代谢产生的废物以及肠胃分泌物的混合体，这些都是对人体有害的毒素，如不及时排出，一旦在体内停留超过24小时，就会在肠道内腐烂变质，滋生出大量细菌，污染人体内部环境。而且其中的毒素有可能被肠道重新吸收，对人体造成二次危害。

保障肠道畅通的方法有以下几种。

（一）多吃粗粮和根类蔬菜，摄取充足的食物纤维

食物纤维是通便排毒的利器。粗粮、根类蔬菜中的食物纤维含量丰富，在平时的饮食中应注意增加粗粮和根类蔬菜的摄入

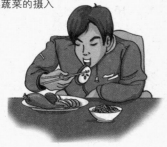

（二）摄取充足的水分

水是软化大便、保证肠道通畅的利器，我们每天至少要喝7～8杯水（以每杯300毫升论），当然8杯以上更好，但不宜过多，以免给肾脏造成负担。在各种水中，最好的选择还是20～30℃的凉开水

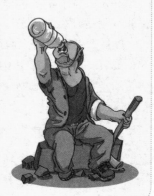

（三）揉腹通便

这种方法是通过简单的按摩来舒畅气血，促使胃肠平滑肌张力及蠕动增强，增强消化排泄功能，以利于通便排毒

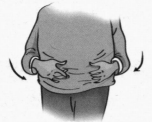

（四）大笑放松身心

人在大笑时，一方面震动腹部，对肠道有按摩作用，能帮助消化，防止便秘；另一方面，大笑能缓解压力和紧张情绪，促进肠道蠕动，保障肠道畅通

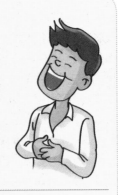

（五）多运动

运动量不足的人，肠道蠕动也很迟钝，使得粪便停滞不下，从而阻碍肠道畅通；运动量大的人，肠道蠕动加快，使粪便不易停滞，保障了肠道畅通

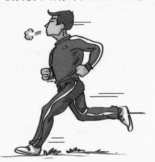

（六）不要忍便

食物进入口腔，经消化、代谢后的残渣，应当在8～12小时内排出，如果粪便在肠道的停留时间过长，粪便中的有毒物质及水分就会被肠壁吸收，使毒素随着血液输送到其他各器官组织。而缺乏水分的粪便太干硬，更难以排出，极易发生便秘

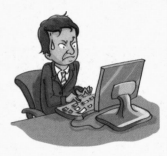

居家简易运动，轻松排出毒素

运动能够加速新陈代谢，可说是排毒的最好方式，要排毒就要多做运动，如果你没有太多的时间，或者懒得动，那就试试下面两个简易运动吧！

肠胃蠕动操

首先，将手掌根部搓热，再将右手置于胃部正中，顺时针按摩腹部区域。这是由于腹部右侧是升结肠，左边是降结肠，顺时针是依照排泄的流向，帮助肠胃蠕动。

然后，右手置于上腹部的右侧，手掌自右向左推。这样可以加快中间横结肠的运动。

最后，将右手置于上腹部，轻轻下压，并由上腹部慢慢推至小腹部。这是顺着乙状结肠的走势，让排泄物轻松排出。

舒畅通络操

第一节，身体坐直，叉开虎口插在腰间，虎口处用力，肌肉处于紧张状态，在腰间上上下下地按摩。这个动作可以帮助按摩腰部穴位和神经，起到辅助作用。

第二节，用大拇指指腹按住肋骨交汇的"心窝"处，顺着人体总心线从下往上推，一直推到锁骨的中心交汇处。这个动作有助于舒缓胸中、胃中聚集的郁结之气。

按摩疗法：健康就在弹指一挥间

按摩是一种应用十分广泛的民间物理疗法。主要是患者自己或是他人用双手在患者身上推穴道，循经络，并结合有关部位进行按摩，使机体内部产生发散、宣通、补泻等作用，从而达到散寒止痛、健脾和胃、消积导滞、疏通经络、滑利关节、强筋壮骨、扶正祛邪的目的。

临床上使用的按摩手法种类不下百种，但一般常用的不过二三十种，且是有规律可循的。如按其作用力的方向可分为推法、揉法、摩法、擦法、抹法；按拍类可分为按法、掐法、拨法、振法、弹法、拍捶法、踩跷法、滚法；按拿捏类可分为捏法、拿法、搓法、提法；按牵抖类可分为抖法、引伸法等；按运动类可分为屈伸法、摇法、扳法、背法等。下面我们就从中挑出几种最为常用的按摩手法为大家介绍一下。

（一）推法

用手指或手掌在人体某一个部位或穴位上做前后、上下或左右的推动。在应用时所用的力量需由轻而重，根据不同部位而决定用力大小。一般频率50～150次／分，开始稍慢，逐渐加快。推法根据不同的部位和病情可分为拇指推、手掌推、肘尖推、拳推

（二）拿法

用大拇指或其他手指进行对称使劲，拿捏治疗部位之肌肉或筋腱关节的方法。此法是强刺激手法之一。使用拿法时，腕要放松灵活，要由轻到重，再由重到轻。在拿法的同时可结合提法，提拿并用。适用于四肢、肩、颈、腋下，一个部位拿1～3次即可

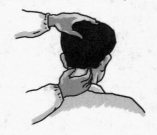

（三）按法

用手指或手掌在身体某处或穴位上用力向下按压的方法。按压的力度可浅到皮肉，深达骨骼、关节和部分内脏处。操作时按压的力量要由轻而重，快速法每分钟120次左右，慢速法每分钟50次左右。按法在施术时根据不同部位、不同疾病及不同治疗目的，可分为拇指按、中指按、拳按、掌按、肘按，也可借助于按摩工具按压，适用于全身各部

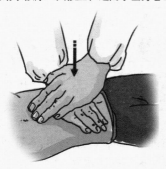

（四）揉法

用手指或手掌面在身体某个部位做回旋揉动的一种方法。此种手法较温和，多在疼痛部位或强手法刺激后使用，也可在放松肌肉、解除局部痉挛时用。操作时手指和手掌应紧贴皮肤，与皮肤之间不能移动，而皮下的组织被揉动，幅度可逐渐扩大。根据按揉的部位不同可分为拇指揉、大鱼际揉、肘揉、掌揉等。全身各部均适用

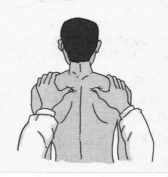

（五）摩法

用手指或手掌在身体某一部位或穴位上，做皮肤表面顺、逆时针方向的回旋摩动的方法。这种方法比较温和，频率根据病情的需要而定，一般慢的 30 ~ 60 次／分，快的 100 ~ 200 次／分。此法多用单手摩，也可用双手摩，一般按顺时针方向运动。根据不同部位有指摩、掌摩、掌根摩三种。适用于全身各部

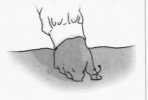

（六）捏法

用拇、示二指或五指将患者皮肤、肌肉、肌腱按走向或经络循行方向，连续不断向前提捏推行。捏法可用单手操作，也可用双手操作。捏法常用于治疗小儿疾患，如食欲不振、消化不良、腹泻，也可用于成年人。适用于全身各部

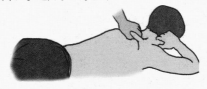

（七）搓法

用双手在肢体上相对用力进行搓动的一种手法。其作用力可达肌肉、肌腱、筋膜、骨骼、关节囊、韧带等处。强度轻时感觉肌肉轻松，强度大时则有明显的酸胀感。频率一般 30 ~ 50 次／分，搓动速度开始时由慢而快，结束时由快而慢。搓法有掌搓和侧掌搓两种。适用于四肢、腰背、胸腹部

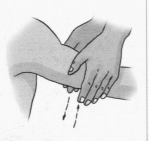

（八）滚法

用手背部着力在身体上滚动的一种手法。操作时将掌指关节略为屈曲，以手掌背部近小指侧部分，紧贴于患部，前臂做连续内旋、外旋动作，带动指掌关节滚动。一般用单手或双手交替操作，也可用双手同时操作。适用于颈、腰、背、臀、四肢

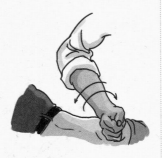

（九）掐法

以拇指和示指上下对称地掐取某一部位或穴位，并用力内收。掐法刺激较强，操作时用力应由小到大，使其作用为由浅到深。适用于四肢、头面部，有开窍提神的作用

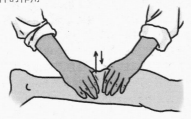

（十）摇法

以关节为轴心，做肢体顺势轻巧的缓慢回旋运动的方法。在施术时要将体位安置合适，摇动的动作要缓和稳妥，幅度应由小到大，要根据病情，适可而止。适用于四肢、颈部及腰关节

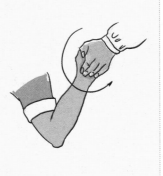

空气疗法：呼清气排浊气

　　空气疗法，就是利用自然界的新鲜空气来达到促进人体健康的一种自然疗法，可以在任何气候区、任何季节进行。自然界的清气，是人体生命活动赖以维持的基本物质之一，人通过肺的呼吸运动进行排浊吸清。浊气出，则五脏调和；清气入，则五脏得养。空气浴能增强体温调节功能及血管运动中枢的反射活动，提高神经系统兴奋性及机体对外界环境的适应力，抵御不利气象因素对机体的侵害，防止疾病并提高健康水平。

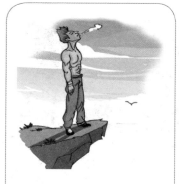

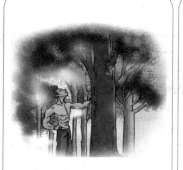

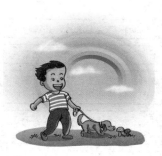

（一）深呼吸

全身浴于空气中，直立，两腿分开如肩宽，两臂自然下垂，做自然深呼吸。吸气时手心向下，两臂徐徐向前向上抬高，过头后缓缓外展，随胸廓的扩大，吸气也由浅慢慢加深，尽量达到最大限度。呼气时两手臂徐徐下放并内收，同时收腹，呼气由浅而深尽力呼出。根据个人的体力，每晨可做 1～4 组，对呼吸系统极有好处

（二）空气浴

就是人体裸露于自然中，让清气尽量与皮肤接触。体强者可穿短裤进行，体弱者可逐渐减衣，以不受凉为度。进行空气浴前应做足准备活动。也可配合深呼吸进行。进行空气养身法可达到健身防病的效果，有慢性虚弱病症的人可促进康复。老年慢性咳喘、易患感冒、对气候变化适应能力差的人，更适合用此方法康复

（三）雨后散步

雨后阳光会使空气中产生大量有利于人体健康的阴离子（有"空气维生素"之称），而散步本身是有一定运动量的，生理负荷逐渐增大，呼吸加深，肺活量扩大，有利于呼吸新鲜的空气（包括阴离子）。此外，雨后的树木花草更翠绿艳丽，道路和建筑物更洁净，从而有利于消除因阴雨天气而引起的情绪郁闷

刮痧疗法：调整经气、增加免疫力

刮痧具有疏通经络、活血化瘀、健脾和胃的作用。现代医学证明，刮痧可以扩张毛细血管，增加汗腺分泌，促进血液循环，对于高血压、中暑、肌肉酸疼等所致的风寒痹症都有立竿见影之效。经常刮痧，可起到调整经气、解除疲劳、增加免疫功能的作用。关于刮痧，需要我们了解的主要有以下几个方面。

一、刮痧疗法的应用范围

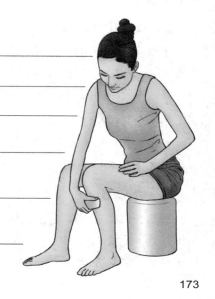

中暑：取脊柱两旁自上而下轻轻顺刮，逐渐加重

头昏脑涨：取颈背部顺刮。配合刮治或按揉太阳穴等

风热喉痛：取第七颈椎至第七胸椎两旁（蘸盐水）刮治

发热咳嗽：取颈部向下至第四腰椎处顺刮，同时刮治肘部、曲池穴。如咳嗽明显，再刮治胸部

伤食所致呕吐腹泻：取脊椎两侧顺刮。如胸闷、腹胀剧痛，可在胸腹部刮治

小腿痉挛疼痛：取脊椎两旁（第五胸椎至第七腰椎）刮治，同时配用刮治腿弯处

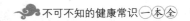
二、刮痧疗法注意事项

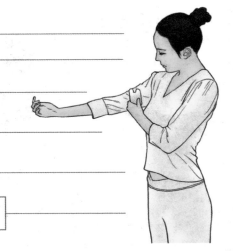

室内要保持空气流通，并注意防寒

不能干刮，工具必须边缘光滑，没有破损

要掌握手法轻重，由上而下顺刮，并时时蘸植物油或水保持润滑，以免刮伤皮肤

刮痧疗法的体位可根据需要而定，一般有仰卧、俯卧、仰靠、俯靠等，以患者舒适为度

刮痧的条数多少，应视具体情况而定，一般每处刮 2 ~ 4条，每条长 6 ~ 10 厘米即可

刮痧后患者不宜发怒、烦躁或忧思焦虑，应保持情绪平静。同时，忌食生冷瓜果和油腻食品

耳压疗法：给耳朵按摩，全身跟着"沾光"

耳压疗法，顾名思义，就是在耳朵表面进行按压的治疗方法。人的耳郭上分布着许多穴位，如胃穴、肠穴、心穴、肺穴、肾上腺穴等，并与全身相应脏器有着千丝万缕的联系。经常按摩这些穴位，可使耳聪目明、身体健壮、精力充沛。还可以通过对具体部位的按摩，有针对性地预防某些疾病。

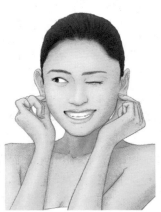

一、提拉耳垂法

双手示指放在耳屏内侧，用示指、拇指提拉耳屏、耳垂，自内向外提拉，手法由轻到重，牵拉的力量以不感觉疼痛为限，每次 3 ~ 5 分钟。此法可以治疗头痛、头昏、神经衰弱、耳鸣等疾病。

耳朵对应着全身的各个部位，所以，如果多给耳朵按摩，相当于全身运动

二、提拉耳尖法

用双手拇、示指夹捏耳郭尖端，向上提、揪、揉、捏、摩擦 15 ~ 20 次，使局部发热发红。此法有镇静、止痛、清脑明目、退热、抗过敏、养肾等功效，可防治高血压、失眠、咽喉炎和皮肤病。

三、全耳按摩法

双手掌心摩擦发热后，向后按摩耳正面，再向前按摩耳背面，反复按摩 15 ~ 20 次。此法可疏通经络，对肾脏以及全身脏腑组织器官都有良好的保健作用。

四、鸣天鼓法

自然合口，双手掌紧贴耳孔，轻重适宜地交替按压、抬手，使自己能够听到压手和放手的声音，反复 15 ~ 30 次。然后双手压耳，以手指轻轻弹动头部，反复 15 ~ 30 次。此法可以有效提高听力，减轻耳鸣。

以上四种方法，可根据各人所需选择，或单项或几项配合进行，只要能持之以恒，一定能收到理想的效果。

沙浴疗法："吸"出身上的寒湿之气

沙浴疗法，就是以漠沙、河沙、海沙或田野沙作为媒介，将身体部分埋于沙中，通过沙温向人体传热，以达到保健治病目的的一种自然疗法。

沙浴之所以能治病，是因为经过太阳暴晒的沙子能使热量渗透到全身关节和五脏六腑之中，将身上的寒湿之气"吸"出来，从而达到祛风湿、强体力的目的。因此，沙浴对某些疾病确实具有特殊的疗效，如各种类型的关节炎、慢性腰腿痛、坐骨神经痛、肩周炎及血管栓塞性脉管炎等，均可用沙浴治疗。

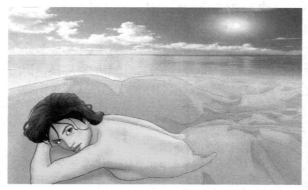

沙浴的理想季节是每年 6 ~ 8 月，开始时沙浴的时间不宜过长，一般每天 1 ~ 3 小时

沙浴时可用一条湿毛巾盖在脸上，这样可以防止晒伤、中暑。沙浴时宜适当饮水，以补充体液。埋沙时沙面宜盖得适中，太厚有压迫感，太薄会使皮肤灼伤，且因热量不能透入体内而达不到效果。需要注意的是，患有较严重的器质性病变的患者，妇女经期、孕期，儿童、年老体弱者，急性炎症、有出血倾向者，均不宜进行沙浴。

艾灸疗法：简单有效的治病法

艾灸疗法是临床常用的一种灸法，就是指以艾绒为材料，点燃后直接或间接熏灼体表穴位的一种治疗方法。也可在艾绒中掺入少量辛温香燥的药末，以加强治疗效果。

艾灸疗法的适应范围十分广泛，用中医的话说，它有温阳补气、温经通络、消瘀结、补中益气的作用。可以广泛用于内科、外科、妇科、儿科、五官科疾病，尤其对乳腺炎、前列腺炎、肩周炎、盆腔炎、颈椎病、糖尿病等有特效。因其制成的形式及运用方法不同，又可分为艾条灸、艾炷灸、灸器灸等数种。

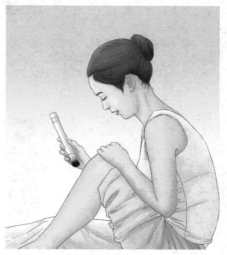

艾灸属于补法，主要用于慢性病治疗

在家中灸时，首先在手掌中放置艾草，并将它捻成细长状，然后在其尖端部分 2 ~ 3 厘米处摘下，制成大约米粒一半大小的金字塔形灸。

在实施灸法的时候，先用一点水把皮肤弄湿，在穴位处放上前面所说的灸，如此艾草才容易立起来。然后点燃线香，引燃艾草，在感到热时更换新的艾草。若没有特殊状况，一个穴道用上述的灸进行三"状"到五"状"的治疗（烧完一次艾草，称一"状"）。

除了直接燃烧艾草，最简单的灸疗法是线香灸。准备一根线香，点上火，将线香头靠近穴道，一感到热，便撤离。一个穴道反复 5 ~ 10 次。

拍打疗法：拍拍打打保健康

拍打疗法是一种简单易行的健身功法，主要是用手，或用槌、木棒、钢丝等制成的拍子，在患者某些特定部位上进行轻重不同而有节奏的拍打，以治疗疾病的一种方法。通过拍打可以通经活络、强筋壮骨、发达肌肉、活动关节，促进血液循环，增强新陈代谢、提高身体抗病能力，从而起到强身健体、延缓衰老的作用。

拍打按用力轻重，可分为轻拍、中拍、重拍三种。其中轻拍法拍打时用力较轻，多用于年老体弱、儿童及初次接受治疗的患者，或用于肌肉较薄（如关节处）的地方和有重要脏器的地方。中拍法用中等力量拍打，拍打时以微有痛感为度。适用于一般人和大部分部位。重拍法用力较重，不仅用腕力，而且要用前臂的力量进行拍打，拍打时有痛感，但应以能忍受为度。此法多用于体质壮实之人，或体质较好而病情顽固的复诊患者，或拍打肌肉丰厚的骶、臀等部位时用。

（一）拍打头、颈、面部

站立或坐在椅子上，双目平视前方，全身放松，沉肩坠肘，然后举起双臂拍打头颈部。左手拍打左侧，右手拍打右侧。先从后颈部开始，逐渐向上拍打，一直拍到前额部。再从前额部向后拍打，直到后颈部。如此反复 5 ~ 8 次，心中默数数字，精神宁静，呼吸自然。这样做，能防治头痛、神经衰弱、脑动脉硬化、脑血栓、面部神经麻痹等病症，有增强记忆力、明目健脑的功效

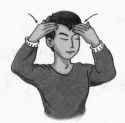

（二）拍打胸背部

取站立姿势，全身自然放松，两脚分开与肩等宽，然后双手半握拳。先用左手拍打右胸，再用右手拍打左胸。先由上至下，再由下至上，左右胸各拍打 200 次，拍打完胸部再拍打背部。手仍半握拳，然后用左手伸到头后去拍打右背部，再用右手拍打左背部，每侧各拍打 100 次。可防治冠心病、高血压性心脏病、风湿性心脏病、肺心病、肺气肿及肌肉发育不良

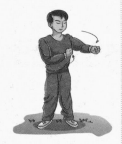

（三）拍打腰腹部

取站立姿势，全身放松，双手半握拳或手指平伸均可，然后腰部左右转动。随着转腰动作，两上肢也跟着甩动。当腰向右转动时，带动左上肢及手掌向右腹部拍打。同时右手向右腰部拍打，如此左右反复进行，每侧各拍打 200 次。这样做，有调理肠胃、增强五脏功能的作用，可防治肠胃功能紊乱、便秘等症

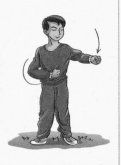

（四）拍打四肢

取坐位或站位，将左手臂向前平举，用右手掌拍打左肩部、手臂、肘部，然后再换左手掌拍打右肩部、手臂及肘部。用两手掌拍打两大腿内外侧、膝关节、小腿内外侧，重点要拍打小腿足三里穴位。一般每侧拍打 100 ~ 200 次。这样做，能改善肌肉组织的营养，防治关节炎、肌肉劳损、骨质增生、风湿病等症

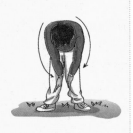

拍打时尽量保持一定的节奏，这样既可省力，又可使患者有一种舒适感。拍打顺序一般是按照先左后右、从上而下、由近及远的原则进行，只可顺打，不可逆打。

日光疗法：吸收天气之精华

日光疗法，也叫日光浴，其实就是晒太阳，是利用天然的太阳光，根据需要而照射身体的一部分或全部，以防治疾病的一种方法。通过日光的照射，可以调节人体的功能，促进身心健康。

晒太阳还能够帮助人体获得维生素D，这也是人体维生素D的主要来源。维生素D又叫"阳光维生素"，人体皮肤中所含的维生素D_3源通过获取阳光中的紫外线来制造、转换成维生素D，它可以帮助人体摄取和吸收钙、磷，使小朋友的骨骼长得健壮结实。对婴儿软骨病、佝偻病有预防作用。对大人则有防止骨质疏松、类风湿性关节炎等功效。

阳光中的紫外线有很强的杀菌能力，能够在数小时内杀死一般细菌和某些病毒。当然，盛夏季节不宜暴晒，即使是冬季，晒太阳也不是越多越好，应选择上午10时前、下午3时后的"黄金时段"，每天坚持晒30～60分钟为宜。

晒太阳时要注意

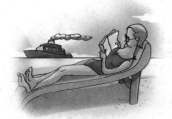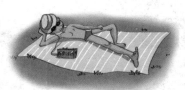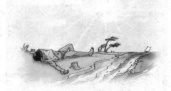

（1）晒太阳时最好穿红色服装，因为红色服装的辐射长波能迅速"吃"掉杀伤力很强的短波紫外线，最好不要穿黑色服装。

（2）日光浴时，要戴草帽、墨镜，以防头晕，并可播放优美的音乐以减少烦闷感。

（3）晒太阳若隔着玻璃窗，是达不到效果的。最好在户外，或宽敞的阳台上。在江湖海滩日光浴者，可配合游泳进行。夏日阳光强烈，注意不要晒伤皮肤。

另外，天之阳气可充实人体阳气。人体背部属阳，行于背部的督脉总督一身之阳经，故为阳脉之海，主持一身之阳气。所以，古人认为日光"晒背"最好，可以直补督脉阳气，影响全身，尤其对脑、髓、肾精肾阴亏损者的补阳效果最好。阳光可使人体阳气得壮，气血和畅，阴寒得除。

芳香疗法：幸福女人的时尚选择

芳香疗法，就是利用芳香植物的纯净精油来辅助医疗工作的另类疗法。具体来说，就是人们从大自然中的各种芳香植物的不同部位中提炼出具有不同气味和颜色的精油，以按摩、熏香、沐浴、涂抹等方式，使体内物质达到平衡，从而使身体恢复正常功能，进而"调理"或"解决"我们每天所面临的各种健康与情绪危机。

芳香疗法可以疏肝理气、行气养血、宁心安神、疏经通络，对处于亚健康状态的人群有着良好的康复作用。以下介绍几种简单有效的芳香疗法。

（一）吸入法

精油处方：檀香、茉莉、玫瑰、洋甘菊、薰衣草、薄荷各1滴，加茶油30毫升

直接吸入法：取以上的处方油1滴，直接滴于手心吸闻。

间接吸入法：取以上的处方油3～5滴，滴于衣领或发绳、私人生活区内的瓷器、陶器等，再对其深呼吸，由于精油挥发到你周围的空气中，可起到持续性的药物作用，对于长期处于亚健康的群体有较好的疗效

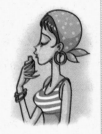

（二）香薰法

精油处方：檀香2滴、薄荷2滴、茉莉1滴、玫瑰1滴、洋甘菊1滴、薰衣草1滴、茶油3滴、橙花1滴。将以上的精油纳入香薰器，可散香4～5小时。此法在办公室、家中或治疗场所等私人空间使用较为多见

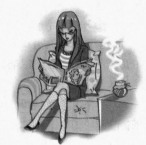

（三）贴敷法

精油处方：薄荷1滴、茉莉2滴、薰衣草1滴。将以上的精油纳入贴敷囊中，将其贴敷在期门穴、足三里、背心穴、膻中穴，持续5～7小时后将其取下，用温水将贴敷处洗净

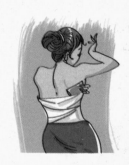

（四）推拿法

精油处方：檀香2滴、薄荷2滴、茉莉2滴、玫瑰2滴、洋甘菊1滴、薰衣草2滴、橙花1滴、红花2滴、肉桂叶2滴

操作部位为全身（重点在头部、背、胁肋、手及小腿）及经络腧穴：以肝经、心经、肾经及督经脉为主

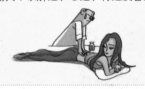

叩齿咽津——延缓衰老，滋养皮肤

　　长期做叩齿咽津练习，能防治或减少皮肤皱纹、暗疮、黄褐斑及雀斑等皮肤病，使肤色红润有光泽；可健脾和胃，改善消化功能，促进营养物质的吸收，有助于胃炎及溃疡病的痊愈；可强肾固齿，防止牙齿提早脱落，治疗牙龈痛、牙龈出血等牙周病；对治疗阴虚火旺所致失眠多梦、牙痛、便秘等均有良效。

　　同时，中医学还有"肾液为唾"之说，认为肾的盛衰关系到唾液的盈亏，而唾液能起到滋补肾精的作用，肾精充足，则能内养五脏，外润肌肤。

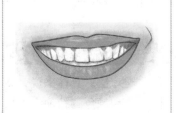

中医认为，牙齿的好坏是由肾气的盛衰决定的。"齿为肾之余"，肾气足则牙齿坚固，肾气衰则牙齿也会慢慢脱落

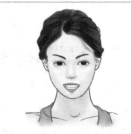

叩齿能改善牙周和面部肌肉的血液循环，提高细胞的代谢功能，使牙齿坚固，肾精强健，面部肌肤红润光泽

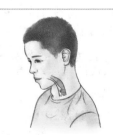

《红炉点血》曰："津既咽下，在心化血，在肝明目，在脾养神，在肺助气，在肾生津，自然百骸调畅，诸病不生。"

叩齿咽津的具体做法是：精神放松，口唇微闭，心神合一，默念叩击；臼牙三六，门牙三六，轻重交替，节奏有致。叩齿，每日早晚各做一次。叩齿后，用舌在口腔内搅动，先上后下，先内后外，搅动数次，可按摩齿龈，加速牙龈部的营养血供，然后可聚集唾液，分次吞咽。

身体疲惫时千万不要硬熬

疲劳是身体需要恢复体力和精力的正常反应，同时，也是人所具有的一种自动控制信号和警告。如果不按警告立即采取措施，那么人体就会积劳成疾，百病缠身。所以，当你自我感觉有周身乏力、肌肉酸痛、头昏眼花、思维迟钝、精神不振、心悸、呼吸加快等症状时，就不要再硬熬下去。

（一）身体患病不可硬熬

中年人的大脑、心脏、肝肾等重要器官生理功能都在不知不觉中衰退，细胞的免疫力、再生能力和机体的内分泌功能也在下降。中年人对头痛、发热、咳嗽、乏力、腰酸、腿痛、便血等不适症状不重视，听之任之，强忍下去，终将拖延耽误，酿成重症

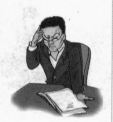

（二）想大小便时不可硬熬

大便硬憋，可造成习惯性便秘、痔疮、肛裂、脱肛，除此之外还可诱发直肠结肠癌。憋尿可引起下腹胀痛难忍，甚至引起尿路感染和肾炎的发生，对健康十分有害。因此，要养成定时大便和有了尿意就立即小便的良好习惯

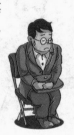

（三）起居上不可硬熬

每当晚上感到头昏思睡时也不要硬撑，不可强用浓咖啡、浓茶去刺激神经，以免发生神经衰弱、高血压、冠心病等

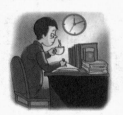

这些情况下请不要硬熬

（五）肚子饿时不可硬熬

不要随便推迟进食时间，否则可能引起胃肠性收缩，出现腹痛、严重低血糖、手脚酸软发抖、头昏眼花，甚至昏迷、休克。经常饥饿不进食，易引起溃疡病、胃炎、消化不良等症

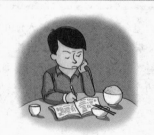

（四）口渴时不可硬熬

水是人体最需要的物质，中年人必须养成定时饮水的习惯，每天饮水 6 ~ 8 杯为宜。渴是人体缺水的信号，表示体内细胞处于脱水状态，如果置之不理，就会影响健康

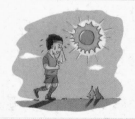

推腹——慢性病多可用它去解决

所谓推腹，就是推肚子，操作时可以用手指肚直上直下地推，还可以用掌根或拳头轻轻敲打。这个方法看似简单，但却很适合作为各种慢性病患者的保养方式。

人体 12 条经络都通过腹部，推腹等于是对这些经络的集中治疗。推腹简单易行，可以在早上起床，或临睡前进行，平常无聊时也可推推，保证每天一次即可。

推腹时，有些人的肚子会咕咕作响，这是在推动腹中沉积多日的浊水，这种湿浊如果

不及早排出，循经上头则头痛眩晕，滞塞毛孔则发皮炎湿疹，遇肝火则化痰，逢脾虚则腹泻，遗患无穷，必须及早清除。还有些人在推腹时会打嗝、放屁，然后就舒服了，这是清气上升、浊气下降的表现。

"手动二法"，让"白骨精"远离脑疲劳的困扰

现代社会竞争激烈，许多年轻的"白骨精"（白领、骨干、精英），正遭受着大脑疲劳的困扰，更有甚者年纪轻轻就患上了脑出血这类的"老年病"。所以，对于现代人来说，缓解脑疲劳、做好脑部保健已刻不容缓。下面两种方法就是缓解大脑疲劳的简单而有效的好方法。

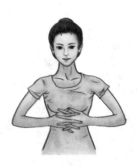

手指交叉法：当感到大脑迟钝、精力不集中时，把双手手指交叉地扭在一起，左、右手拇指交替放在上面，如果这样感觉不舒服，这是由于采取了与平时不同的动作，会给大脑一种刺激，由此可以促进大脑功能的提高

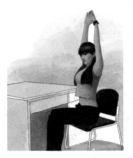

拍手法：把手掌合起来拍击出声，声音通过听觉神经传到大脑，可以增强大脑功能。这种锻炼方法很简单：双手向上伸展，强烈地拍击手掌3次。接着，把向上方伸展的双手放在胸前，再拍击3次。应该注意，手腕要用力伸展，尽量使左右手的中指牢牢地靠拢

半分钟帮你告别"鼠标手"

电脑整天"霸占"着人们的手，这使得"鼠标手"（医学上称为腕管综合征）的人越来越多。新加坡一项资料表明，男性"鼠标手"好发年龄在30~60岁。这是因为他们腕部的正中神经更容易受到压迫性损伤。如何摆脱"鼠标手"的困扰？以下就是防治"鼠标手"的几个小动作，只要每天抽出几分钟，就能有效地防治"鼠标手"。

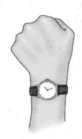

（1）用手表做辅助器械，按顺时针和逆时针方向各转动手腕25次。功效：缓解手腕肌肉酸痛的感觉。

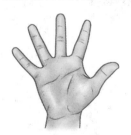

（2）舒展身体各部位时，也要用力伸开双手的五指，每次20~30秒钟，做2~3次。功效：增强关节抵抗力，促进血液循环。

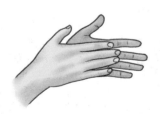

（3）双掌合十，前后运动摩擦至微热。功效：促进手部的血液循环。

对付"星期一综合征"就用这四招

据一些机构的调查数据显示，星期一到医院就诊的患者高出其他工作日的10%～20%，其中多数患者表现为头痛、四肢无力、血压升高，有的人还出现手痛、颈痛等现象。

引发"星期一综合征"的主要原因是由于不少工作人员双休日为了放松自己，打乱了平常的作息时间和生活规律，有的人拼命地补觉，有的人疯狂地娱乐，原有的生活作息规律打乱后没有进行科学、有效的调整，反而增加了劳动强度，导致免疫功能下降。等到星期一上班时，神经系统还不够兴奋，难以适应快节奏的工作方式，就会表现为精神不佳。治疗"星期一综合征"有以下四个对策。

（一）调整节奏

星期一上班时，可以先接触一些与工作相关的其他事情，例如看相关的项目资料，思考工作内容，或者组织周一例会等，这都有助于调节"星期一综合征"，以便更快地融入工作中

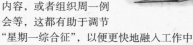

（二）消除心理压力

轻松对待星期一重返工作岗位，认真对待每一天，把星期一上班当作美好生活的开始，以平常心对待一周的紧张工作

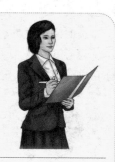

（三）做到劳逸结合

即使是双休日的两天休息，也要注意劳逸结合，有张有弛，放松有度，一切以身心愉悦为标准。双休日要注意适度的休息，避免造成休息日反而过度疲劳的状况

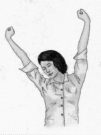

（四）合理膳食

即使是周末参加朋友联欢会、亲友团聚，也要根据自身的身体情况合理膳食，饮酒莫过量，确保身心健康。特别是有心脏病史的人，更要注意控制饮酒量

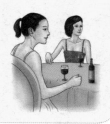

久坐后肩背酸痛，敲敲小肠经

长期坐在办公桌或电脑前的上班族们肯定都有过这样的体会：只要坐的时间一长，颈肩部就会发紧、发酸、疼痛，后背肌肉僵硬、酸痛，站起来活动活动，敲敲疼痛的地方就

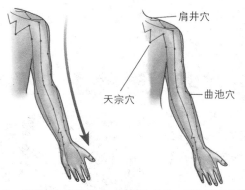

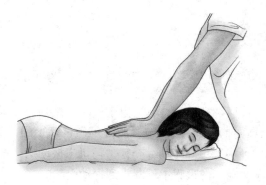

首先，沿着手三阳经按揉、推捋和拿捏。因为手三阳经循行的路线经过颈肩部，所以循经按揉拿捏可以很好地疏通这些经的经气，放松沿行的肌肉等软组织，消除肌肉的僵硬感。其次，可以点揉穴位：曲池有通经活络的作用；然后就是肩井，按压肩井可以很好地缓解颈肩部的肌肉紧张；还有天宗，点揉天宗能够放松整个肩胛部的紧张感和疲劳感

如果有条件的话，可以按摩一下背部，基本上是沿着足太阳膀胱经（本脉从头顶部分别向后行至枕骨处，进入颅腔，络脑，回出分别下行到颈部，下行交会于大椎穴，再分左右沿肩胛内侧，脊柱两旁，到达腰部，进入脊柱两旁的肌肉）的循行路线由一侧从上向下推，然后从对侧从下向上按摩，力量可以由轻到重。这样反复操作5分钟左右

会好一些。但这只是暂时的，过一会儿疼痛照旧。这就是患上了所谓的"颈肩综合征"。

那么怎么治愈颈肩综合征呢？在这里，告诉你一个安全、有效、省时、省钱的妙招，那就是敲小肠经（又称肩经），它在手臂阳面靠近小指的那条线，再配合一点不需要任何工具的肌肉锻炼，你会发现那些不爽的感觉会马上消失（见上页的图和图注）。

五套办公室小动作让你拥有大健康

长时间待在办公室内，易引起头昏、乏力、失眠、记忆力减退、动脉粥样硬化、高血压、冠心病、腹胀、便秘等疾病。因此，加强健身十分必要，下面几个"小动作"可以让你在办公桌前就能达到健身的目的。

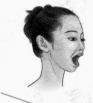

（一）脸部运动
工作间隙，将嘴巴最大限度地一张一合，带动脸上全部肌肉以至头皮，进行有节奏的运动50次。脸部运动可以加速血液循环，延缓局部各种组织器官的"老化"，使头脑清醒

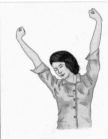

（二）伸懒腰
可加速血液循环，舒展全身肌肉，消除腰肌过度紧张，纠正脊柱过度向前弯曲，保持健美体形

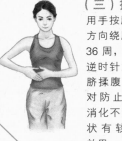

（三）揉腹
用手按顺时针方向绕脐揉腹36周，再按逆时针方向绕脐揉腹36周，对防止便秘、消化不良等症状有较好的效果

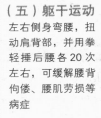

（五）躯干运动
左右侧身弯腰，扭动肩背部，并用拳轻捶后腰各20次左右，可缓解腰背佝偻、腰肌劳损等病症

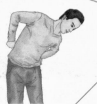

（四）撮谷道
即提肛运动，将肛门向上提，然后放松，反复进行。每次运动50次左右。提肛运动可以促进局部血液循环，预防痔疮等肛周疾病

这些方法让振动病不再缠着你

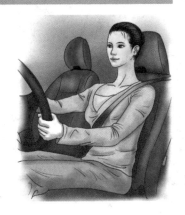

所谓振动病，就是由于长时间接触振动所引起的人体血管、神经、骨与关节、肌肉等出现病变的一组病症，因此，这种病被称为振动综合征。司机患振动病，主要是在驾驶各种机动车的过程中不断受到振动引起的。

以下方法对于司机振动病的防治很有效。

（1）座位靠背要富有弹性，以减轻振动幅度。

（2）保养好车辆的减震性能。

（3）尽量选择平坦路面行驶。

在驾驶车辆时戴手套以缓冲振动也是很好的预防振动病的方法

脑为髓之海——中医对大脑的认识

《灵枢·海论》说："脑为髓之海。"在中医看来，人的脊髓是先天的，而大脑是后天形成的。道教认为脑是阴性的，而《黄帝内经》却认为脑为阳，为"诸阳之会"，脑部是所有阳经汇聚的地方，入脑的经脉有督脉、膀胱经、肝经、胃经、奇经八脉中的阳经和阴经六条。

脑的主要生理功能有主宰生命活动、主精神意识和主感觉运动。

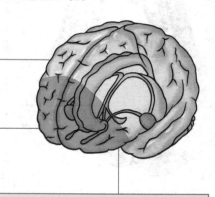

（一）主宰生命活动
《本草纲目》中说"脑为元神之府"。大脑是生命的枢机，主宰人体的生命活动。元神存则生命在，元神败则生命逝。得神则生，失神则死

（二）主宰精神意识
人的精神活动，包括思维意识和情志活动等，都是客观外界事物反映于脑的结果。脑主精神意识的功能正常，则精神饱满、意识清楚、思维灵敏、记忆力强、语言清晰、情志正常；否则，便出现精神思维及情志方面的异常

（三）主宰感觉运动
眼、耳、口、鼻、舌等五脏外窍，皆位于头面，与脑相通。人的视、听、言、动等，皆与脑有密切关系

脑髓充则神全，神全则气行，气行则有生机、感觉和运动，所以我们一定要好好地保养自己的大脑。

司机最怕的职业病——心绞痛

由于司机驾车时思想高度集中，又缺乏运动，血液循环缓慢，容易引起心绞痛等。据悉，目前心绞痛在年轻人当中有上升的趋势，而且专业司机占大多数。

这里介绍几种治疗心绞痛常用的食疗方法。

（一）乌梅大枣杏仁泥

1个乌梅、2个枣、7个杏仁一起捣，男酒女醋送下，不害心疼直到老。此法对心绞痛治疗有特别的效果。

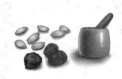

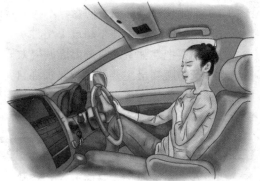

心绞痛是心肌一时性缺血所引起的症状群。临床特点是胸骨后有压迫感的，令人忧虑不安的发作性疼痛，可由体力活动而诱发，停止活动或服用硝酸甘油后即可停止发作

（二）绿豆胡椒散

绿豆21粒，胡椒14粒。绿豆、胡椒共同研碎为末，用白汤调和服下。

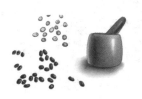

（三）木耳散

木耳30克，白酒适量。将木耳洗净焙干，研为细末，用白酒调匀服下。分3次用完。

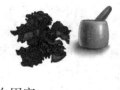

解酒保肝，这五个绝密你不可不知

喝酒也是有技巧的，经常有应酬的你，如何做到既喝了酒还护了肝呢？

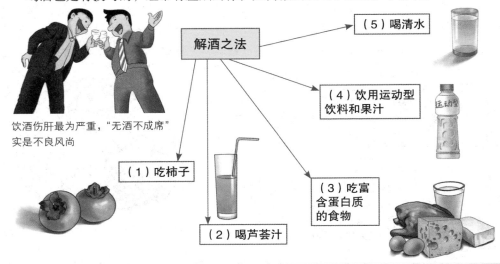

饮酒伤肝最为严重，"无酒不成席"实是不良风尚

解酒之法

（5）喝清水

（4）饮用运动型饮料和果汁

（3）吃富含蛋白质的食物

（1）吃柿子

（2）喝芦荟汁

四大妙招让司机师傅远离腰椎病

司机的腰椎间盘突出症的发病率比较高，这主要是开车时腰部的姿势不良或持续不良姿势过久，座位与方向盘高度不协调，以及腰骶部受到长时间的颠震所致。司机如果想要避免腰椎病，可以采用以下四点建议。

（1）把座位适当移向方向盘，不使后背倾斜度太大。

（2）尽量避免连续开车超过1小时。

（3）不要把驾驶室的空调温度调得太低。

（4）预防腰痛最主要的措施是加强自身保护，即加强腰部肌肉的功能锻炼，每天定期或休息时进行腰背部肌肉功能锻炼。

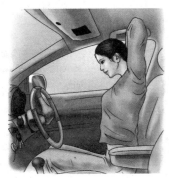

每开车一小时，做一次肩臂抻拉运动能有效防治腰椎病

摆脱颈椎病，你离不开以下五种对策

司机在开车的时候，长时间一个姿势，而且眼睛盯着前方、脖子挺直，容易导致颈部肌肉痉挛，发生颈椎微错位，压迫、刺激神经，出现头部、肩部、上肢等处疼痛、发胀，长期则会引发颈椎病。

一般来说，司机预防颈椎病，可用以下几种对策。

（1）驾车时尽量使颈、肩部肌肉放松，避免过度紧张，否则会使肌肉内产生大量代谢产物乳酸，乳酸会刺激颈、肩部产生疼痛。

（2）夏季使用空调时，温度不宜调得过低，更不宜直接

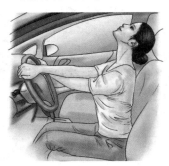

可采用"米"字功进行锻炼，方法是取端坐位，全身放松，以头做"笔头"，反复写"米"字5～10遍，每日坚持做2～3次

吹颈、肩部。

（3）感到颈部疼痛或头晕时，应立即将车停到路边，保持均匀呼吸，休息片刻。

（4）在驾车休息时，可做扩胸、摇肩运动。

（5）自我按摩法，方法如下。

① 用示指和中指按住同侧颈后肌肉，同时做仰头动作，共20次。

② 拿捏两侧肩部肌肉，各20次。

③ 用双手拇指按揉枕后部的风池穴和肘部外侧的曲池穴，以出现酸胀感为度，每穴各约1分钟。

养生需要先健脑——现代人必知的健脑之法

人类的大脑是在长期进化过程中发展起来的思维和意识的器官。中医学认为，脑是精髓和神经高度汇聚之处，人的视觉、听觉、嗅觉、感觉、思维和记忆力等，都是受到脑的控制，这说明脑是人体极其重要的器官，是生命要害之所在，所以我们在生活中一定要学会健脑的方法，这样才能健康长寿。

（一）颐神养脑

脑藏神，精神愉快则脑不伤；如果精神紧张，心境不宁，那么脑就会受到损害。颐神养脑，须重道德修养。如豁达大度，恬淡寡欲，不患得患失，不追名逐利，悠然自得，助人为乐，就利于养脑；如胸襟狭窄，凡事斤斤计较，七情易动，引起脏腑气血功能失调则易致病

（二）节欲健脑

中医认为，肾主骨生髓，通于脑。肾与脑有密切关系，节欲可养精，养精才能健脑全神，推延大脑的衰老。反之，纵欲过度，则会伤精耗神，未老先衰，百病丛生

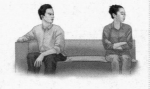

（三）"浴脑"锻炼

每日清晨起床后，宜到公园、水滨、郊外、庭院等地，进行太极拳、跳舞、散步等活动。清晨空气清新，能唤醒尚处于抑制状态的各种神经、肌肉的活动，使大脑得到充分的氧气，提高脑功能

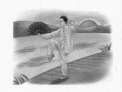

（四）手脑结合

医学研究显示，人的大脑左半球负责完成语言、阅读、书写、计算等工作，被称为"语言脑"。手脑关系最为密切，手托两个铁球或核桃，在手中不停地转动，可以使手脑协调，从而起到健脑的作用

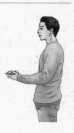

（五）饮食补脑

分析古今健脑药方，一般是以补肝肾，益精血（如山萸肉、地黄、首乌、枸杞、菟丝子、五味子、川杜仲、牛膝、当归等），益元气，活血脉（如黄芪、人参、丹参等）为主；化浊痰，开清窍（如石菖蒲、远志、茯苓、泽泻等）为辅，临床应用时应当以辨证论治为原则，有针对性地配制较好。此外，如芝麻、动物脑等食补亦可取

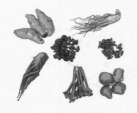

（六）音乐健脑

大脑的右半球负责完成音乐、情感等工作，被称为"音乐脑"。由于人类生活离不开语言，因而"语言脑"的利用率相对比较高，"音乐脑"的利用率则相对比较低，从而造成左右脑的功能失调。听音乐可以对脑的电波活动产生有益的作用，在刺激右脑功能的同时，也促进了大脑两个半球联络的功能，从而提高大脑整体的智力活动水平

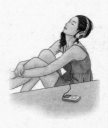

（七）气功强脑

练气功得法，可充分发挥意念的主观能动性，大大激发健脑强脑的自调功能。气功功法很多，有不少以补脑强脑为目的的功法，具体练习以有气功师指点为好

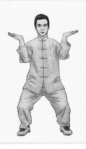

（八）静心清脑

静心息虑，什么也不想，让大脑彻底放松下来，这样能让大脑得到休息，身心得到彻底放松。每天拿出 10 分钟静心清脑，能够增强记忆力、分析能力和创造能力

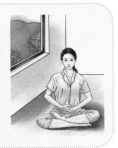

防止大脑衰老的十种方法

不少步入中年的人会抱怨自己的记忆力大不如前了。的确，人到中年后身体各器官的代谢能力逐渐呈下降趋势，大脑也不例外。

研究发现，智力的发展更多地取决于脑细胞之间建立的复杂联系，而不只是取决于细胞数量。而这种脑细胞间网络联系的发展，其平均速度在成年时期要超过脑细胞减少的平均速度，即使按这样的速度递减，到 80 岁时丧失的脑细胞数量也还不到脑细胞总数的 3%。可见，脑细胞随年龄而减少，并不是智力下降的主要原因。

为了保持旺盛的精力，延缓大脑早衰，你可以尝试以下十种方法：

（一）情

善于控制自己的情绪，任何不良情绪都会破坏大脑皮层兴奋和抑制的平衡，遇事冷静、豁达大度、宽以待人，是预防脑衰的首要原则

（二）食

注意营养平衡，不要过量食入动物脂肪及含胆固醇的食物，而应多食蛋、鱼、豆、水果及蔬菜，防止大脑动脉硬化

（三）氧

大脑是人体耗氧量最多的器官，脑细胞缺氧易导致思维能力及智力下降。因此要多呼吸新鲜空气，切忌用脑时门窗紧闭

（四）动

注意锻炼身体，如散步、慢跑、体操、逛街、打太极拳等，做到劳逸结合，有利于消除大脑疲劳

（五）睡

保持睡眠的时间和质量，以消除大脑疲劳，保证充沛的精力。失眠者要及时治疗，同时要防止对安眠药的依赖

（六）思

保持好奇心，留心观察、分析周围的事物，强化自己的记忆力、理解力、创造力，是锻炼大脑、防止脑衰的有效方法

（七）学

读书学习是智慧的源泉，知识面越广，思路越开阔，大脑的工作效率越高。然而读书学习，一次性用脑时间不宜过长

（八）手

经常活动手腕，做精细的手工活，可以保持大脑的灵活性、敏锐性，延缓脑细胞的衰老

（九）乐

充分享受生活的乐趣，看电视、看电影、听音乐、听戏或周末郊游等可以提高大脑的生理功能

（十）医

有身心疾病要及时就医治疗，尤其要警惕冠心病、神经衰弱、脑动脉硬化、头痛、视力和听力障碍，以减少对大脑的影响

心为"君主之官"，君安才能体健

《黄帝内经》把人体的五脏六腑命名为十二官，其中，心为君主之官。它这样描述心："心者，君主之官，神明出焉。故主明则下安，主不明，则一十二官危。"君主，是古代国家元首的称谓，有统帅、高于一切的意思，是一个国家的最高统治者，是全体国民的主宰者。把心称为君主，就是肯定了心在五脏六腑中的重要性，心是脏腑中最重要的器官。

在生活中，人们常用"心腹之患"形容问题的严重性，却不明白为什么古人要将心与腹部联系起来。所谓"心"，即指心脏，对应手少阴心经，属里；"腹"就是指小肠，为腑，对应手太阳小肠经，属表。"心腹之患"就是说，互为表里的小肠经与心经，它们是一个整体，谁出现了问题都是很严重的。

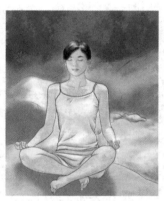

心是人生命活动的主宰，统帅各个脏器，使之相互协调，共同完成各种复杂的生理活动，以维持人的生命活动。如果心发生病变，则其他脏腑的生理活动也会出现紊乱而产生各种疾病。因此，以君主之官比喻心的重要作用与地位是一点儿也不为过的

夏季养阳气，养心正当时

夏季气温逐渐升高，并且达到一年中的最高峰，而且夏季雨量丰沛，大多数植物都在此季"疯狂生长"，人体的阳气在这个时候也较为旺盛，因此夏季养生要注意顺应阳气的生长。

但我们都有这样的经验，每到夏天就觉得心烦气躁。这是因为夏季属火，又因火气通于心，心性为阳，所以夏季的炎热最容易干扰心神，使心神烦乱。那么夏季如何养心呢？

第一，要保证睡眠。增加午休的时间，以消除疲劳，保持精力充沛。

第二，要保证营养。夏季天热气压低，增加营养，多吃绿叶蔬菜和瓜果。

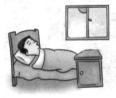

人们在夏季常常会觉得心神不安，心脏负担加重，所以夏季养生重在养心。俗话说"心静自然凉"，所以想要养心先要静心

夏季养心要点

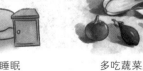 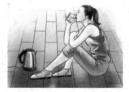 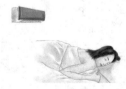

保证睡眠	多吃蔬菜瓜果	及时补水	不要因暑贪凉
✔	✔	✔	✘

第三，要及时补水。要多喝凉白开水，不能用饮料代替饮水，因为饮料中含有糖分，含糖越多，渗透压也越高，越不容易为细胞吸收，容易引起体内缺水，这也是饮料不如水解渴的原因。

第四，不能因暑贪凉。《黄帝内经》里说"防因暑取凉"，这是告诫人们在炎热的夏天，在解暑的同时一定要注意保护体内的阳气，因为天气炎热，出汗较多，毛孔处于开放的状态，这时机体最易受外邪侵袭。所以不能只顾眼前的舒服，过于避热趋凉，如吃冷饮、穿露脐装、露天乘凉过夜、用凉水洗脚，这些都能导致中气内虚，暑热和风寒等外邪乘虚而入。

肾是先天之本，也是一个人生命的本钱

中医学认为，肾是先天之本，也就是一个人生命的本钱，人体肾中精气是构成人体的基本物质，与人体生命过程有着密切的关系。

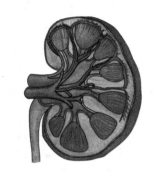

有研究表明，人从 30 岁起，肾中精气开始出现生理性不足。40 岁以后，开始出现明显的亏虚，如果不及时给予补养和治疗，就会越来越虚。

肾虚不但导致机体精、血及微量元素的全面流失，促使体质变得更加虚弱，还加速了机体细胞的衰老。这表现为机体的各个系统、各种功能，包括免疫功能的紊乱失调。如果不及时治疗，长此以往，身体就会出现真正的疾病：感冒、高血压、高血脂、糖尿病、贫血、前列腺增生等。

中医学有"上工治未病"之说，把疾病扼杀在萌芽状态，医者和患者在这一点上是相通的。因此，人在中年即应开始呵护肾气，这不仅体现了预防医学的思想，也是提高机体正气、引发内在驱邪潜力的一种中医学治疗手段。

近年来，中老年人慢性病发病率成倍上升，心肌梗死、冠心病、高血压、高血脂、糖尿病等疾病的发病也趋于年轻化。这与中老年人肾中精、气、神、血的过度消耗与透支，导致机体抗病力下降密切相关

房事过度损精血，节欲保精可养肾

现代人都比较开放，尤其是年轻人，很早就开始同居，过性生活。中医有句话叫"欲不可早"，就是说欲望是不可以提前的。欲多就会损精，人如果精血受到损害，就会出现两眼昏花、眼睛无神、肌肉消瘦，牙齿脱落等症状。

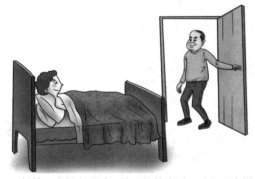

另外，一个人要想保养人体元气，避免阴精过分流失，除了不能过早进行性生活外，在行房时还应注意季节、时令、环境等多种因素对身体健康的影响。

男耗精，女耗血。过早地开始性生活，对女子来说就会伤血，对男子来说就会伤精。因此古代的养生家一直强调人一定要有理性，能控制自己的身体，同时也要控制住自己的性欲，否则的话，就会因为欲念而耗散精气，丧失掉真阳元气

另外，喝醉了不能行房事，因为这样特别伤肾，同时也会导致男子的精子减少；阳痿之后不可通过服壮阳药行房事，因为这是提前调元气上来，元气一空，人就会猝死；人在情感不稳定的时候，尤其是悲、思、惊、

恐等情绪过重的时候不能行房事，否则容易
伤及内脏，损耗阴精，还可能因此而患病；
行房事时间不可选择在早上，以晚上十点为
最佳。在戌时，心已经很愉悦了，那么下一
步就是要让肉体也能够喜悦，这就是身心不
二。我们中国人讲究身心不二，一个人的心
喜悦了，他的身体也要喜悦，所以这个时候，
人体就要进入到一个男女阴阳结合的时期。

　　人的精气是有定量的，在长年累月折腾
之下必然大量损耗，也许在三年五载内难以
感觉到身体有什么大的变化，而一旦发病，
想要恢复就困难了。因此，在性生活方面要
保持节制的态度。

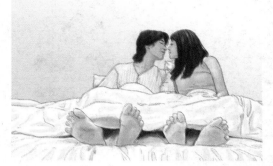

春天，人的生殖功能、内分泌功能相对旺盛，性欲相对
高涨，这时适当的性生活有助于人体的气血调畅，是健
康的。夏季，身体处于高消耗的状态，房事应适当减少。
秋季，万物肃杀，房事也应该开始收敛，以保精固神，
蓄养精气。"冬不潜藏，来年必虚"，所以冬季更应该节
制房事，以保养肾阳之气，避免耗伤精血

胃为后天之本，为仓廪之官

　　人体的生长发育、维持身体正常运行所需要的一切
营养物质都靠脾胃供给。胃为后天之本，也是气血生化
之源，是制造精血的源头。我们身上的精血全是通过胃
消化食物而来的。

　　胃是六腑之海，胃在六腑之中就像大海一样，六腑的
运化全在于胃能否消化吸收。胃的好坏以及运化正常与否
对人体有着巨大的影响。那么胃的好坏跟什么有关呢，实
际上跟吃、睡和情绪等都有关。

　　胃以降为顺，就是胃在人体中具有肃降的功能。胃
气应该是往下行、往下降的，如果胃气不往下降，就会
影响睡眠，导致失眠，这就叫作"胃不和则卧不安"。

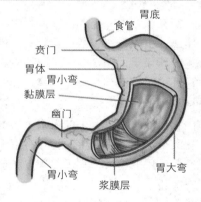

胃结构的示意图

　　胃有一个重要的功能——生血。"血变于胃"，胃将人体吸纳的精华变成血，母亲的乳
汁其实就是血的变现，血是由食物的精华变成的，在抚养孩子的时候，母亲的血又变成了
乳汁。

打好健康基础，做好肠胃养护

胃的养护

　　对于胃的日常保养，首先是要健康饮食，少吃大鱼大肉。大鱼大肉等酸性食物吃多了，
会使体内的酸性物质积聚，进而造成胃酸过多，导致胃灼热、反酸、胃溃疡。

　　要保持乐观和心情愉快，避免患得患失及焦虑、恐惧、紧张、忧伤等不良因素的刺激；
要积极参加各项体育活动，这样有利于改善胃部的血液循环，减少脂肪堆积和胃酸的分泌，
减少胃病发生的机会；要随气候的变化，适时增减衣服，夜间睡觉时要盖好被子，以防腹
部着凉而导致胃病发作。腹部受到寒冷的突然刺激，可引起胃部运动功能紊乱、分泌失调，

189

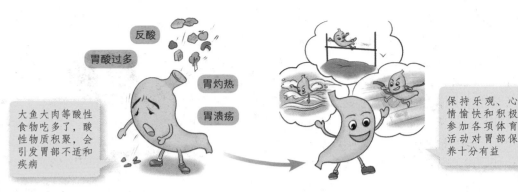

反酸

胃酸过多

胃灼热

胃溃疡

大鱼大肉等酸性食物吃多了，酸性物质积聚，会引发胃部不适和疾病

保持乐观、心情愉快和积极参加各项体育活动对胃部保养十分有益

产生恶心、呕吐、腹泻等急性胃炎症状。

一旦发现自己有急慢性胃炎的症状，最好马上去医院检查。因为看似普通的小毛病，如不及时治疗，有可能引发更严重的胃病。切勿拖延病情，随便吃药"忍"过去。乱吃药会使胃病雪上加霜，胃病患者第一忌服镇痛药。如果一定要用镇痛药，最好在医生的指导下，根据个体差异情况，有针对性地选用，尽量避免对胃肠道造成伤害。

肠的保健

在饮食上一定要讲究低蛋白、低脂肪，少吃熏烤、油炸食品，多进食粗纤维蔬菜、五谷杂粮和新鲜水果。另外，黑木耳有明显的涤垢除污功能，被称为肠道的"清道夫"，可解毒和净化血液。动物血中的血浆蛋白被消化酶分解后，可产生一种具有解毒和润肠作用的物质，它可与入侵肠道的有害粉尘、微粒结合，将其排出体外。所以，这两种食物可多吃。

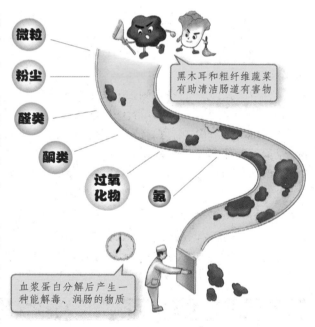

微粒

粉尘

醛类

酮类

过氧化物

氨

黑木耳和粗纤维蔬菜有助清洁肠道有害物

血浆蛋白分解后产生一种能解毒、润肠的物质

要重视体内代谢废物的排泄，及时排便，消除危害。人体肠道内存在大量细菌，食物经咀嚼和胃肠消化成为食糜，其在肠道经细菌发酵分解代谢的产物含有一系列有毒物质，如醛类、酮类、氨、过氧化物等。这些毒物若不能及时排出体外，被肠道重新吸收，进入血液循环，会导致神经细胞功能障碍、容易衰老等问题的发生。所以，要养成有规律地排便的习惯，早晚排便。

胃是人体加油站，全力打好保"胃"战

胃是一个特殊的器官，酸甜苦辣、荤素五谷，都要在胃里消化，而胃又是一个颇为娇嫩的器官，不注意保养便可能出现问题。例如饮食不规律，饥一顿，饱一顿，加之酒泡、烟熏、毒侵、细菌炎症的侵袭或者服用伤胃的药物，就会打乱胃的消化规律，产生消化障碍，

出现胃胀、胃痛、反酸、消化不良等初期浅表性胃炎症状。

初期的浅表性胃炎如果得不到有效治疗，再加上病菌的反复感染，而饮食规律又不能恢复，就可能会发生萎缩性胃炎。慢性萎缩性胃炎再不注意保养和治疗，就可能演变为癌症。由此可见，胃病患者特别是为"老胃病"长期困扰的患者尤须注意调养保健，才不会让病情变得更加严重。

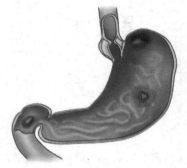

慢性浅表性胃炎是慢性胃炎中的一种，属于消化系统的常见病、多发病

俗语说胃病"三分治，七分养"，胃病是一种慢性病，不可能在短期内治好，治病良方就是靠"养"，急不来。从诱发胃病的以上这些病因来分析，如果可以改变不健康的生活方式，调整饮食习惯，改善情绪等，就能起到缓解胃病的作用。

尽管胃病的种类较多，其致病因素也较复杂，但胃病往往与饮食关系最为密切。因此胃病的日常调养应以饮食调养为主。

平时应当注意食用有营养的食物。多吃些高蛋白食物及高维生素食物，保证机体的各种营养素充足，防止贫血和营养不良。对贫血和营养不良者，应在饮食中增加富含蛋白质和血红素铁的食物，如瘦肉、鸡、鱼以及肝、腰子等内脏。高维生素的食物有深色的新鲜蔬菜及水果，如绿叶蔬菜、西红柿、茄子、红枣等。

当患有萎缩性胃炎时，宜饮酸奶，因酸奶中的磷脂类物质会紧紧地吸附在胃壁上，对胃黏膜起到保护作用，使已受伤的胃黏膜得到修复。酸奶中特有的成分乳糖分解代谢所产生的乳酸、葡萄糖醛酸能增加胃内的酸度，抑制有害菌分解蛋白质产生毒素，同时使胃免遭毒素的侵蚀，有利于胃炎的治疗和恢复。

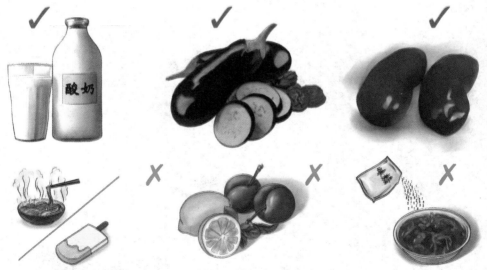

少吃冰冻和过烫食物。为避免对胃过度刺激，饮食要温度适中，喝汤或饮水均不宜过热

少吃含酸量多的水果。有胃酸分泌过多的患者，注意不要吃杨梅、青梅、李子、柠檬等含酸量较多的水果。否则，可使病情加重，并严重妨碍溃疡的正常愈合

少吃味精、酸辣及过咸食物。应以清淡食物为主，过量味重、酸辣之品会刺激胃酸分泌，加重病情。但少量的生姜和胡椒可暖胃并增强黏膜的保护作用

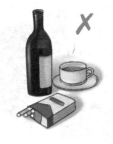 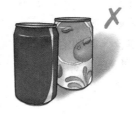 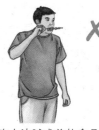

有胃病的人还应该戒烟、酒、咖啡、浓茶、碳酸性饮品（汽水）、酸辣等刺激性食物，这些都是最伤胃的

少吃太油腻或煎炸食品。饮食应尽量选择易消化的食物为主，可适量进食肉类，但炒煮一定要熟

注意饮食酸碱平衡。当胃酸分泌过多时，可喝牛奶、豆浆、吃馒头或面包以中和胃酸；当胃酸分泌减少时，可用浓缩的肉汤、鸡汤、带酸味的水果或果汁，以刺激胃液的分泌，帮助消化。要避免引起腹部胀气和含纤维较多的食物，如豆类、豆制品、蔗糖、芹菜、韭菜等。

夏季养脾不能不知这些事儿

中医认为"脾主长夏"，夏季炎热又多雨，湿为阴邪，好伤人阳气，尤其是脾阳。由于脾脏喜燥而恶湿，一旦受损，则导致脾气不能正常运化，而使气机不畅。

长夏最容易产生胃肠道疾病。中医上说，因为湿困脾，使其升清降浊功能削弱，吃油腻或过甜的东西就容易产生呕吐。所以饮食尤其要控制，饮酒也要控制，因为酒亦主湿。在长夏季节里，饮食应以清热祛湿、健脾和中为主，所以也有"夏天（清）补心，长夏（淡）补脾"之说。

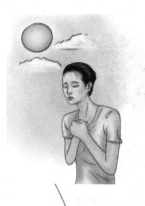

脾气运化不畅，表现为消化吸收功能低下，症状表现可见脘腹胀满、食欲不振、口淡无味、胸闷想吐、大便稀溏，甚至水肿

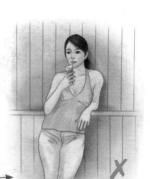

人们在夏天的时候往往喜欢吃冷饮，生冷食物容易伤脾，造成脾失健运，导致不思饮食和乏力等。所以夏天不要吃太多的冷饮

夏季养脾要点

日常生活中，除食用冬瓜、绿豆芽、小白菜、苦瓜之类清热食物外，还要吃些薏苡仁、芡实、赤小豆、常喝稀饭、淡茶、菜汤、豆浆、果汁等

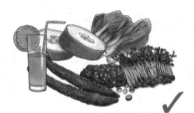

肺是人体"大宰相"，养好肺脏很重要

古时候有"悬命于天"之说，很多人认为这是封建迷信，不科学。其实古人所说的"悬命于天"不是说命运由上天决定，而是由肺决定的。人不吃食物，可以活上几天，但是人不呼吸空气就连十分钟也活不下去，而人体与空气相连的是肺，所以命悬于天，就是命悬于肺。

肺是人体内的宰相，负责将气血输送到全身，寅时（凌晨3点到5点）肺开始工作，这个时候恰恰是人体气血由静转动的过程，它是通过深度睡眠来完成的，所以这时候人睡得最死。如果你这时候偏偏不睡，就是在硬往上调体内的阳气，对身体的伤害非常大。也有的人是一到这个时候就睡不着了，自己就醒了，这其实是身体精气虚弱的表现，没有可供"分配"的气血了，一般出现这种问题的都是年老体衰的老年人。

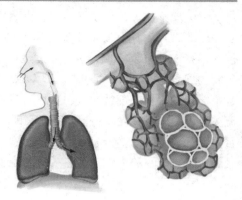

肺与肺泡

那么该如何养护我们的肺呢？

中医提出"笑能清肺"，笑能使胸廓扩张，肺活量增大，胸肌伸展、笑能宣发肺气、调节人体气机的升降、消除疲劳、驱除抑郁、解除胸闷、恢复体力，使肺气下降、与肾气相通，并增加食欲。

注重饮食，饮食养肺还应多吃玉米、黄豆、冬瓜、番茄、藕、甘薯、猪皮、贝、梨等，但要按照个人体质、肠胃功能酌量选用。此外，养肺要少抽烟、注意作息、保持洁净的居室环境等。

中医常说，肺为"娇脏"，正是因为它更容易感受外邪，好多传染性疾病，首先会侵犯肺。某些病还会使肺的结构发生变化，比如长时间抽烟的人生了病不容易抵挡，如果得了慢性肺气肿、哮喘的话，可能会转成肺炎。

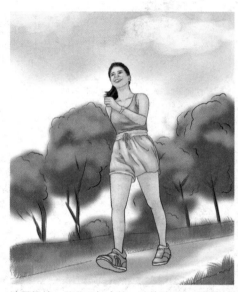

清晨锻炼，若能开怀大笑，可使肺吸入足量的大自然中的"清气"，呼出废气，加快血液循环，从而达到心肺气血的调和，保持人的情绪稳定

还有一点就是保持周围空气的清新，因为肺的主要生理功能是进行体内外气体交换，吸清呼浊，即吸入氧气，呼出二氧化碳，保证机体对氧的需求，所以日常生活中肺的养生保健最重要的是周围空气的清新，不管是家里还是单位，要多开窗通风，保持室内清洁。

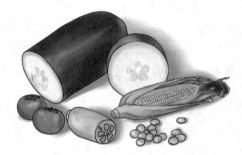

玉米、黄豆、冬瓜、番茄、藕都是养肺的佳品

哮喘大多由"外邪犯肺"所致

中医理论认为，哮喘最初多是由感冒引起，外邪犯肺，必先于表，如不用宣肺的辛温、辛凉解表医治，往往不能彻底治疗，使外邪不断传里未能透达，损伤肺气（破坏了气管内壁纤毛上皮），气机失调，以致肺气不能下行归肾，肾不能摄纳来自上部的肺气，所以有最初感冒症状的恶寒、流鼻涕、头痛、咳嗽发热等"肺卫表证"的正常反应。

因此，哮喘患者自身要注意减少诱发哮喘的因素，一旦确认相关的致敏物质，就应减少接触这些物质。

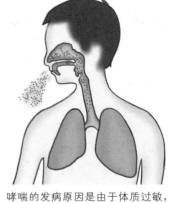

哮喘的发病原因是由于体质过敏，吸入过敏性抗原微粒，如花粉、灰尘、霉菌及其他致敏性物质等，造成细支气管平滑肌发生痉挛，黏膜充血、水肿和分泌增加。患者发病时出现胸闷、气急、哮鸣、气喘、咳嗽和咳痰。哮喘发作时，可用药物治疗缓解。哮喘发作后恢复正常，可以完全没有症状

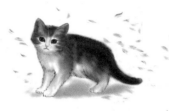

> **哮喘患者要注意减少诱发哮喘的因素**

少饲养宠物（或至少减少卧室内的皮屑，用致敏物质不能通过的覆盖物覆盖于床单和枕头，使之不接触粉尘）或者减少室内湿度，预防霉菌的生长

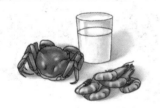

忌食可诱发哮喘的食物，比如螃蟹、虾、生奶。平时饮食宜清淡，少吃油腻、煎炸、生冷的食物或雪糕、冷饮寒食等

尽量避免吸烟以及在有烟雾的环境内逗留。其他的室外和室内的致敏物质如机动车的废气、工作场所的致敏物也应该避免

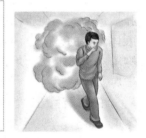

肺经当令在寅时，养好肺气可安眠

一、以食养肺

《本草纲目》中记载：甘蔗、秋梨、百合、蜂蜜、萝卜、黑芝麻、豆浆、豆腐、核桃、松子等食物，都有滋养润肺的功能，因此可以通过食疗来养肺。口鼻皮肤干燥的朋友，秋季可以多吃上述食物，也可以根据喜好做成药膳使用。

百合蜂蜜汤

材料：新鲜百合 50 克，蜂蜜 30 克

做法：将百合泡洗干净，与蜂蜜一起煎汤，每日一次服用。

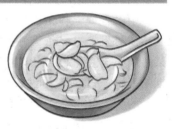

《本草纲目》中提出了这样的方子："烦闷咳嗽，用新百合四两，加蜜蒸软，时时含一片吞津。"此方润肺止咳，润肠通便。另外，《本草纲目》记载：百合也可以消"肺脏热"，温润补肺。用百合与蜂蜜或者小米合煮，都可以养肺

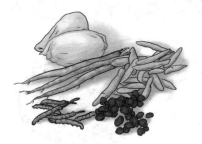

南沙参、北沙参、麦冬、五味子、冬虫夏草等都有养肺的功能

二、以药养肺

《本草纲目》记载,南沙参、北沙参、麦冬、五味子、冬虫夏草、燕窝等,都有养肺的功能,可以在医生指导下选用。肺阴虚的朋友,在秋冬季节用中药膏方进补,也是不错的选择。

三、以气养肺

肺主气,司呼吸。清气和浊气在肺内进行交换,吸入气体的质量对肺的功能有很大影响。要想使你的肺保持清灵,首先要戒烟,并避免二手烟的危害,不要在空气污浊的地方长期逗留。闻到有异常气味时,要迅速用手绢或纸巾把鼻子保护起来。有条件的朋友,可以经常到草木茂盛、空气新鲜的地方,做做运动,做做深呼吸,并通过着意的深长呼气,将体内的浊气排出。

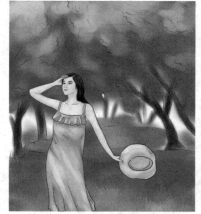

定期到森林、草原、海边散散步、吹吹风,更有利于肺的调养

四、以水养肺

肺是一个开放的系统,从鼻腔到气管再到肺,构成了气的通路。肺部的水分可以随着气的排出而散失,特别是秋冬干燥的空气,更容易带走水分,造成肺黏膜和呼吸道的损伤。这就是中医所说的,燥邪容易伤肺。因此,及时补充水分,是肺保养的重要措施。

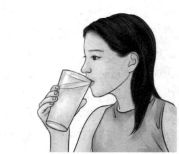

以水养肺,肺润泽了,皮肤也会光鲜润滑

养肺一定要懂得呼吸的学问

人的呼吸形式分为胸式呼吸和腹式呼吸两种。平时我们所做的呼吸就是胸式呼吸,但是胸式呼吸不利于肺部的健康,这是因为在胸式呼吸时只有肺的上半部肺泡在工作,占全肺4/5的中下肺叶的肺泡却在"休息"。这样长年累月地下去,中下肺叶得不到锻炼,长期废用,易使肺叶老化,进而引发疾病。

腹式深呼吸可以弥补胸式呼吸的缺陷,是健肺的好方法。需要注意的是,在锻炼腹式深呼吸的初期,切忌急于求成地去追求呼吸的深长细缓,不要过于注意自己呼吸,以防止出现胸闷气短、呼吸不畅、憋气等不良反应。

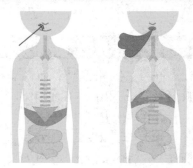

腹式呼吸法是指吸气时让腹部凸起,吐气时压缩腹部使之凹入的呼吸法。常做腹式深呼吸运动,可使机体获得充足的氧气,也能满足大脑对氧的需求,使人精力充沛

肝为"将军之官"，藏血疏泄都靠它

肝为将军之官，对人体健康具有总领全局的重要意义，我们要呵护好自己的肝脏，切勿因一些不良生活习惯，使肝脏成为最大的受害者。在保养肝脏之前，我们不妨先来认识一下人体内的这位"将军之官"。

中医理论认为，肝主要有两大功能，即主藏血和主疏泄。

一、主藏血

肝藏血，一部分是滋养肝脏自身，一部分是调节全身血量。血液分布全身，肝脏自身功能的发挥，也要有充足的血液滋养。如果滋养肝脏的血液不足，人就会感觉头晕目眩、视力减退。另外，肝脉与冲脉相连，冲为血海，主月经，当肝血不足时，冲脉就会受损，于是女子容易出现月经不准、经血量少色淡，甚至闭经的情况。

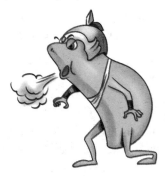

肝调节血量的功能主要体现在：肝根据人体的不同状态，分配全身血液。当人从安静状态转为活动状态时，肝就会将更多的血液运送到全身各组织器官，以供所需。当肝的藏血功能出现问题时，可能导致血液逆流外溢，并出现呕血、衄血、月经过多、崩漏等病症

二、主疏泄

疏泄，即传输、疏通、发泄。肝脏属木，主生发。它把人体内部的气机生发、疏泄出来，使气息畅通无阻。气机如果得不到疏泄，就是"气闭"，气闭就会引起很多的病理变化，譬如出现水肿、瘀血、女子闭经等。肝就是起到疏泄气机的功能。如果肝气郁结，全身各组织器官必然长期供血不足，影响其生长和营运功能，这样，体内毒素和产生的废物不能排除，长期堆积在体内，就会发展成恶性肿瘤，也就是我们闻之色变的"癌"。

此外，肝还有疏泄情志的功能。人都有七情六欲、七情五志，也就是喜、怒、哀、乐这些情绪。这些情志的抒发也靠肝脏。假如一个人怒气冲天，实际上就是肝的功能失调。谋略、理智全没了，全靠情绪去做事，这就会造成很多严重的后果。所以在这里要强调的是：要想发挥聪明才智最重要的是保证肝的功能正常。

肝的第二大功能是主疏通、发泄

养肝最忌发怒，要保持情绪稳定

肝为"将军之官"，而将军动怒肯定不是什么好事，养肝最忌发怒。因此，在平时，应尽量保持稳定的情绪。

肝在中医五行当中属木，它的功能就像树木生长时的情形，春天草木萌发，焕发生机，正是肝气最足、肝火最旺的时候，这时候人最容易生气发火。

如果肝气过旺的话，中医称作肝火上炎，容易诱发高血压，所以高血压患者一定要注意保养肝气。

因此，保持情绪的稳定是养肝的重中之重。

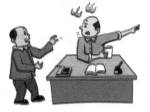

肝疏泄气机、疏泄情志。当肝气郁结时，人就容易感觉郁闷。因此应该注意保持情绪稳定，遇事不要太激动，尤其不能动怒，否则对肝脏损伤会很大

要想身体牛劲足，丑时养肝不可少

我们知道，肝主生发，如何能够使肝气畅通，让人体气机生发起来呢？首先要做的就是要配合肝经的工作。肝经当令在丑时，也就是在凌晨1点到3点的时候值班，这时是肝经气血最旺的时候，这个时候人体的阴气下降，阳气上升，所以应该安静地休息，以顺应自然。同样的道理，人在丑时也一定要休息好，最好处于熟睡状态，这样才能好好养肝血。

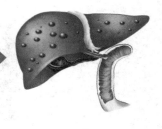

凌晨1~3点肝经值班，此时肝经有主藏血的功能，能起到收敛的作用

酒精会加重肝脏的排毒负担

中医认为，吸烟喝酒会损害肝脏健康。肝脏是我们人体内最大的化工厂，摄入到体内的酒精有90%以上要通过肝脏代谢。酒精中的乙醇对肝脏的伤害是最直接、也是最大的，它能使肝细胞发生变性和坏死。

因为过量饮酒而引起的肝病，是一个逐步发展的过程，在多数情况下，人们并不知道自己患上了酒精性肝病，等到出现如肝区疼痛、全身无力、消化不良、食欲不振、恶心呕吐、腹胀等症状时，这已是酒精性肝炎。如果不及时治疗则很容易发展成为酒精性肝纤维化和酒精性肝硬化，甚至危及生命。

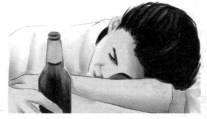

一次大量饮酒，会杀伤大量的肝细胞，引起转氨酶急剧升高

每天饮酒多于80克，就超过了肝脏的解毒能力，会引发酒精性肝病

如果长期过量饮酒，就会导致酒精性脂肪肝、酒精性肝炎，严重的甚至酒精性肝硬化

养生重在平时，养肝贵在坚持

养护肝脏其实重在平时，贵在坚持，那么在日常生活中我们应该注意什么呢？

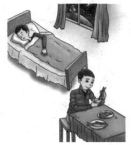

（一）生活要规律
生活要有规律，不饮酒、不过劳、不乱服药，能降低肝脏病变风险。

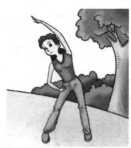

（二）舒缓焦虑情绪
情绪紧张对肝脏和心脏都非常不利，可以选择好的环境放松身心。

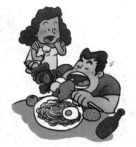

（三）不要暴饮暴食
不吃或少吃高热量、高脂肪食品，避免吃酸、辣等刺激性食品。

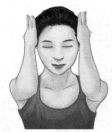

（四）学会舒缓眼肿
肝脏运作缓慢易致眼肿，宜用双掌由鼻子上端经双眼一直按向太阳穴。

过度疲劳会给肝脏带来损伤

前面我们已经提到，丑时是肝脏进行修复的时间段，这个时间段如果不休息，就会导致肝血流量的减少，直接影响肝脏的营养以及氧气的供给，导致人体免疫力下降，而且原来已经受损的肝细胞也会难于修复并加剧恶化，威胁我们的生命。

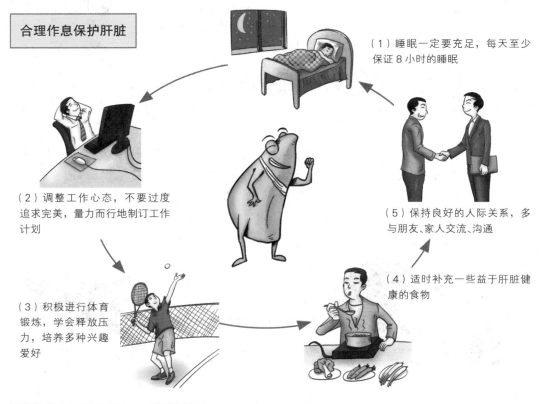

合理作息保护肝脏

（1）睡眠一定要充足，每天至少保证8小时的睡眠

（2）调整工作心态，不要过度追求完美，量力而行地制订工作计划

（3）积极进行体育锻炼，学会释放压力，培养多种兴趣爱好

（4）适时补充一些益于肝脏健康的食物

（5）保持良好的人际关系，多与朋友、家人交流、沟通

补肾即壮骨，补出健康的"身子骨"

"肾主骨生髓"，这一理念中医很早就提出来了。《黄帝内经》就明确指出，骨骼起着支持人体的作用，是人身的支架，骨之所以有这样的作用，主要依赖于骨髓的营养，而骨髓则由肾精所化生。也就是说，肾藏精，精生髓，髓藏于骨腔之中，髓养骨，促其生长发育。因此，肾、精、髓、骨组成一个系统，有其内在联系。肾精充足，髓化生有源，骨质得养，则发育旺盛，骨质致密，坚固有力。反之，如肾精亏虚，骨髓化生无源，骨骼失其滋养，在小儿会骨骼发育不良或生长迟缓，骨软无力，囟门迟闭等；在成人，则可见腰膝酸软，步履蹒跚，甚则不能行动；在老年，则骨质脆弱，易骨折等。

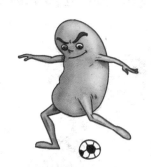

壮骨的根源在于养肾，肾精充足则骨骼健康

肾主骨这一理论，现代医学通过实验研究，也进一步得到证实。例如研究发现，某些补肾药物，能增加骨的坚韧度，对于某些骨折的患者，采用补肾的药治疗，多能加速

骨质愈合。近年来，根据肾主骨的理论，从治肾入手，治疗多种骨的病变，都取得满意疗效。

骨气即正气，养好骨气享天年

骨骼对一个人健康长寿的重要意义，绝不亚于身体上的任何一个器官。在我们的身体里，全部的骨和它们的相关结构组成了一个庞大的骨骼系统，包括200多块骨头和300多个连接骨头的关节。这个强大的骨骼系统，像身着盔甲的战士一样，保护着我们的脑、内脏及体内器官，不仅使我们的身体可以储存矿物质，还帮助我们的身体进行造血。一旦骨头出了问题，不仅会将其他器官暴露出来，很容易造成损害，还会影响人体的造血功能，导致人体气血不足，阴阳失衡，直接危及人的生命。

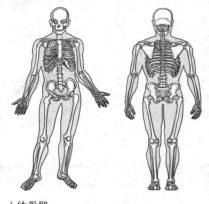

人体骨骼

养骨对于一个人的健康是至关重要的，而养骨就应该从生活细节做起。俗话说"久立伤骨"，一个姿势站立久了，要寻找机会活动活动，或者找个地方坐下来休息一会儿，尤其是长期从事站立工作的人，如纺织女工、售货员、理发师等，更要注意身体调节，否则每天都要站立数小时，下班后筋疲力尽、腰酸腿痛，容易发生驼背、腰肌劳损、下肢静脉曲张等。

与地心引力"作战"，维持骨骼平衡不是难题

对于骨骼来说，地心引力的确是一个重要的杀手，它虽然不像车祸那样将骨骼瞬间摧毁，但是无时无刻不在影响着骨骼的平衡，骨骼作为整个身体的支架，一旦失去平衡，那么整个身体的健康也就失去了平衡。尤其是脊椎骨，由于全身神经都从脊椎骨中央穿行而过，脊椎如果弯了，就会压迫到大动脉与神经，如果动脉与神经不通畅，各种疾病就会找上门来，从而缩短人的寿命。

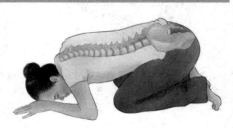

我们平时应多做一些有益脊椎伸展和放松的运动，以保证脊椎的健康

（一）维持好体态

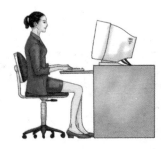

现在越来越多的人从事脑力劳动，长时间坐着办公，坐姿不良成为许多人骨骼不平衡的根本原因。如果我们必须长时间坐着，最好选择一张带有靠背的椅子坐，并且注意椅背向后的角度不可大于115°，臀部和椅背必须紧靠。如果是椅子比较深的"老板椅"，则务必在腰部和椅背之间放置一个腰垫，不能斜躺或者使后背悬空

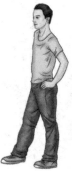

另外，站立时须两脚平行。为了避免骨盆倾斜，造成长短腿，最好不要养成"稍息"的站立习惯；但是长时间站立引起腿脚酸痛时，可以暂时稍息缓解疲劳，只是务必注意轮换双腿支撑

（二）睡觉时也要养骨

在睡眠时，为了保持颈椎的正常曲度，最好能够将枕头换成符合人体颈椎曲度的健康枕头，避免睡过高、过低、过软、过硬的枕头。趴着睡觉是最不可取的姿势，因为它很可能导致严重的颈椎神经压迫

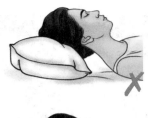
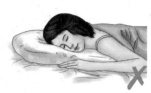

睡眠姿势可以仰睡，侧睡的话则要注意避免长时间单侧睡，要常常变换侧躺的方向

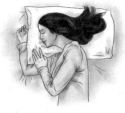
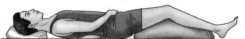

睡觉的时候，为了维护正常的生理曲度，可以在膝盖和腰椎下面垫上高度合适的垫子，这是缓解骨骼压力，让全身得到彻底放松的小秘诀

一张一弛，肌肉保健之道

徐文兵先生在《字里藏医》一书中提到了几种比较常见的肌肉问题：

治疗肌肉萎废的主要手段是服用补益气血、升举阳气的中药，以加强消化和吸收功能。配合现代医学的康复锻炼也是有效的方法。中医的导气引气的方法，比如五禽戏、太极拳、八段锦、形意拳等，也都有助于恢复元气，通调气血。

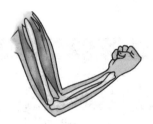
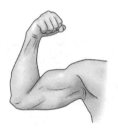
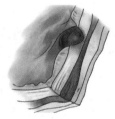

那些过于安逸、缺乏锻炼的人会出现肌肉松弛、无力甚至萎缩，古人称之为肉痿，也就是有肉无肌，弛而不张

长时间使肌肉处于紧张状态，会使本来柔软、温暖、生动活泼的肌肉，变成生冷坚硬的皮囊。这就是有肌无肉，古人称之为肌痹或死肌

长期暴饮暴食、饮食不节的人，会使胃平滑肌抽搐、痉挛，出现难以愈合的黏膜溃疡、萎缩

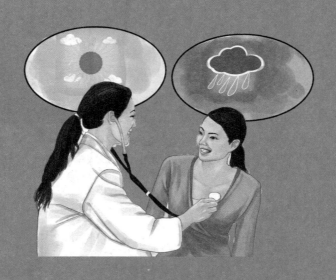

第九章

身体警报与健康
——察"颜"观色识百病

我们必须养成与身体交流的习惯

如今，生活条件好了，物质水平高了，但生病的人却越来越多了。其实，只要做个生活的有心人，学会与身体交谈，与疾病切磋，我们完全可以不生病或者少生病，可以夺回被一点点偷走的健康。

身体比我们想象的要机警得多，因为它拥有一支规模庞大、装备整齐的防卫部队每天都在巡逻，监视着体内的动向，只要有一丝一毫的风吹草动，它就会立刻拉响警报，引起我们的注意。

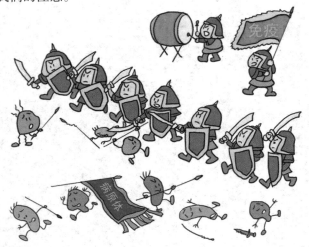

面对"外敌"的入侵，身体会用比较激烈的方式提醒我们，比如发热、腹泻、呕吐等。我们因此意识到自己"病"了，然后通过吃药、打针，很快把这些信号消灭。这些症状消失了，我们就以为身体已经安然无恙，又恢复了以前的生活习惯，根本不去想是什么引起了这些症状，以前的错误会继续下去，疾病还会卷土重来

所以，听懂身体的预警是非常重要的。一般而言，身体的预警有两类，一类是针对自身情况发起的，另外一类是针对外界敌人发起的。

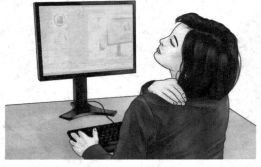

如果我们无法听懂身体的语言，不能和身体做真正的交流，那么，当它支撑不住、呼救呐喊的时候，只好给我们来点更厉害的警告。而病菌也会变得更为嚣张，因为我们在无意中给了它们很多帮助，协助它们不断攻击身体，把健康一点一点赶出我们的身体。

针对自身出现的状况发起的警报有多种情况。例如长时间盯着电脑会感到眼睛痛，这是身体在提醒你该眨眨眼睛休息一下了；看电视时间久了，脖子会感到酸痛，这也是身体的保护信号，提醒你该换个姿势活动活动了。身体信号是非常重要的，如果被忽视，就会影响身体的正常工作秩

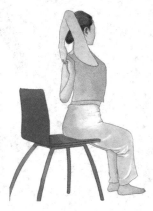

当我们想尽办法关闭身体发出的这些信号时，也会把破坏身体安全的不良因素关在里面。许多人在电脑前工作时间长了会感到肩颈疼痛，这时候我们应该停下工作，休息放松一下，做做拉伸运动，而不是马上吃两片止疼片

序，最终导致各类疾病。

在任何时候，身体都是最忠诚的，它永远都不会做对你有害的事情，它总是尽力规避风险，调整自身进入最佳的平衡状态。

我们必须养成与身体交流的习惯，而不是在第一时间内吃吃药打打针把信号掐断。聆听身体的语言，积极配合身体的需要，做有利于健康的事情，从而避免在"症状得到控制"的掩盖下，身体的健康在不知不觉间被不良生活习惯掏空。

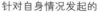

身体的预警有两类

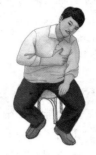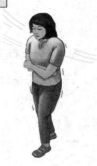

针对自身情况发起的　　　　针对外界侵害发起的

白带异常表明了什么

白带是女性生殖系统如子宫、阴道及卵巢分泌的黏液性液体，津津常润，白色透明，适量而无臭味，在排卵期或妊娠期白带量增多，这为生理性白带。而异常白带量多而浑浊，色、味、形异常，且伴有瘙痒或疼痛，中医称为带下病。

（一）白色乳酪状白带
白带呈白色、黏稠的乳酪状，并伴有外阴奇痒，见于真菌性阴道炎患者，多为白色念珠菌感染，糖尿病患者及长期应用广谱抗生素者易患此症

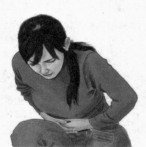

（二）黄色泡沫状白带
白带色黄、呈泡沫状，伴有外阴瘙痒、疼痛、有恶臭等症状，见于滴虫性阴道炎

（三）血性白带
生育期的妇女血性白带伴性交痛，应考虑宫颈炎

（四）绝经后血水样脓性白带
俗称"倒开花"，白带恶臭，呈脓血样，并伴有不规则阴道流血，应警惕子宫内膜癌的发生

（五）黄色水样白带
白带色黄，有恶臭，水样，伴有月经过多，应高度怀疑黏膜下子宫肌瘤

总之，不论发生什么样的异常白带，均是女性生殖系统出现严重疾病的表现，女性应该高度警惕，及时到医院检查以明确病因，切莫耽搁了治疗时间。

不可不知——肤色告诉你的疾病隐患

"最近你的肤色不太好看。"在办公室里经常听到这样的关心语。中医有句行话："病在里必形之于表。"对人体来说，皮肤是人体的护卫屏障，也是人们进行健康自查自测的一面镜子。

皮肤的颜色因年龄、日晒程度以及部位的不同而有所区别，主要由三种色调构成：黑色有深浅，由皮肤中黑色素颗粒的多少而定；黄色有浓淡，取决于角质层的厚薄；红色的隐现与皮肤中毛细血管分布的疏密及其血流量的大小有关。

一般正常的人，皮肤是红润的，观察皮肤颜色的变化，对判断疾病有很大帮助。如果一个人皮肤的颜色与其平时的肤色有较大的改变，并排除了正常的外来影响，就要考虑疾病发生的可能性。

下面就让我们一起从皮肤的颜色开始，看看我们身体中存在哪些危机：

一、皮肤苍白

贫血者往往有不同程度的皮肤、黏膜苍白。寒冷、惊恐、休克或主动脉瓣关闭不全等，会导致末梢毛细血管痉挛或充盈不足，引起皮肤苍白。雷诺氏病、血栓闭塞性脉管炎等疾病因肢体动脉痉挛或阻塞，也会表现为肢端苍白。

皮肤苍白

二、皮肤发红

皮肤发红是由于毛细血管扩张充血、血流加速以及红细胞数量增多所致。在生理情况下见于运动、饮酒时。疾病情况下见于发热性疾病，如大叶性肺炎、肺结核、猩红热等，以及某些中毒，如阿托品等药物中毒；红细胞数量增多，如真性红细胞增多症等也可引起皮肤发红。

皮肤发红

三、皮肤呈樱桃红色

十有八九是煤气或氰化物中毒。煤气中毒的患者，其血红蛋白与一氧化碳结合成碳氧血红蛋白，失去携氧能力，造成机体缺氧。当碳氧血红蛋白达到30%～40%时，患者的皮肤就会呈樱桃红色。

皮肤呈樱桃红色

四、皮肤暗紫

由于缺氧，血液氧合血红蛋白含量降低，还原血红蛋白含量升高。当还原血红蛋白升高到每100毫升血液5克以上时，血液就会变成暗紫色。此时患者的皮肤、黏膜出现发绀。皮肤出现暗紫的情况常见于重度肺气肿、肺源性心脏病、发绀型先天性心脏病等。

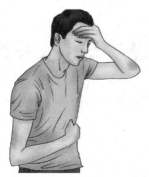

皮肤暗紫

五、皮肤呈棕色或紫黑色

多半为亚硝酸盐中毒，大量食用硝酸盐后，肠道细菌能将硝酸盐还原为亚硝酸盐，亚硝酸盐是氧化剂，能夺取血液中的氧气，使血红蛋白失去携氧能力，从而造成组织缺氧，

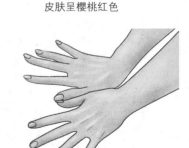

皮肤呈棕色或紫黑色

使低铁血红蛋白变成高铁血红蛋白，血液就变为棕色或紫黑色，患者的皮肤、黏膜表现为发绀。

六、皮肤发黄

当血液中胆红素浓度超过 34.2 纳克／升，皮肤、巩膜、黏膜就会发黄。过多食用胡萝卜、南瓜、橘子汁等食品饮料，可使血中胡萝卜素含量增多，当其超过 2500 毫克／升时，可导致皮肤黄染。长期服用带有黄色素的药物如米帕林、呋喃类药物时，亦可导致皮肤黄染。

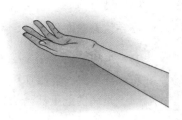

皮肤发黄

七、皮肤发黑变粗

这是胃癌的信号，不少胃癌患者在未发现任何症状时，其腋下、肚脐周围和大腿内侧的皮肤会变黑变粗。有的患者面容和掌心皮肤也略呈黑色。

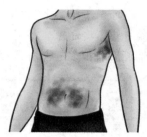

皮肤发黑变粗

八、色素沉着

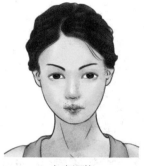

色素沉着

肝硬化、肝癌晚期、黑热病、疟疾以及服用某些药物如砷剂、抗癌药等亦可引起程度不同的皮肤色素沉着。仅在口唇、口腔黏膜和指、趾端的掌面出现小斑点状的色素沉着，往往见于胃肠息肉病。

多汗不是好事，你要谨防五种病

炎炎夏日，身体出汗是正常的现象。但有的人，无论夏季还是冬季，吃顿饭、做点事或稍一紧张便汗如雨下，这可能就是某些疾病在作怪了。

一、糖尿病

糖尿病的特征就是"三多一少"，其中出汗多就是病症之一。糖尿病患者由于糖代谢障碍，导致自主神经功能紊乱，交感神经兴奋使汗腺分泌增加而出现皮肤潮湿多汗，血糖高导致代谢率增高也是多汗的原因之一。

二、甲状腺功能亢进

一般来说，甲状腺功能亢进患者的代谢增高，周围血流量增加，必然会促进机体的散热，出现多汗症状。

三、更年期综合征

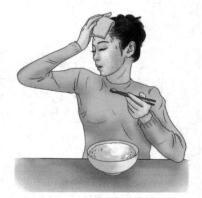

多汗是糖尿病的症状之一

更年期综合征也有多汗现象，进入更年期的妇女，卵巢功能逐渐减退，可出现不同程度的自主神经功能紊乱，血管舒缩功能出现障碍，导致多汗。

四、低血糖症

可导致患者面色苍白、出冷汗、手足震颤等。

五、危重病

若大汗淋漓，汗出如珠，冷汗不止，这种现象可能是气散虚极的表现，中医学上称为"绝汗"，是病情危重甚至是病危的表现。出现这种情况时就要严加注意。

腰带宽一点，寿命短一点——肥胖带来的隐患

对于从事脑力工作的上班族，因为久坐很容易导致肥胖。肥胖有许多危害，俗话说："腰带宽一点，寿命短一点。"

肥胖有很多危害，那么肥胖者就要警惕下列疾病的发生：

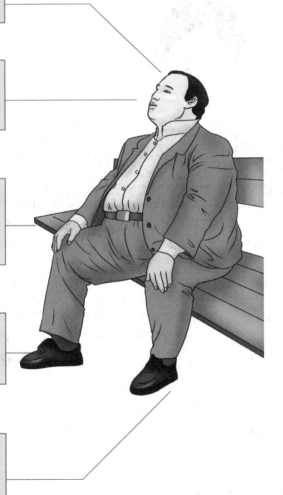

（一）糖尿病
中年以上明显肥胖者应注意是否患有糖尿病

（二）甲状腺功能减退症
又称黏液水肿。表现为身体肥胖，脂肪沉着以颈部脂肪沉着最明显，并伴有惧寒、易疲倦、皮肤干燥、声音低哑等

（三）肥胖生殖无能症
本病是因感染、肿瘤或外伤等损害，而使食欲、脂肪代谢及性腺功能异常，表现为肥胖、生殖器官不发育。此病如成年后发生，可出现性欲差、性功能丧失、停经和不育

（四）间脑性肥胖
其表现为普遍性肥胖，有食欲波动，体温、脉搏易变，性功能减退，睡眠节律反常，可出现尿崩症，脑电图出现异常

（五）库欣综合征
是由于肾上腺皮质功能亢进以致出现一系列症候群。其症状是面色发红、血压升高，男性阳痿，女性闭经或月经紊乱。腹部和背部明显肥胖，四肢相对较瘦，称为"向心性肥胖症"

人体自有气场影响着我们的生命

中医养生经常谈到气血，这里的气是指在人体内部巡行的气。真气、元气、精气、正气、邪气都是对气的分别称谓。人们常说的豪气万丈、一息尚存、气息微弱，本质上其实都是在说人体内气的盛衰。

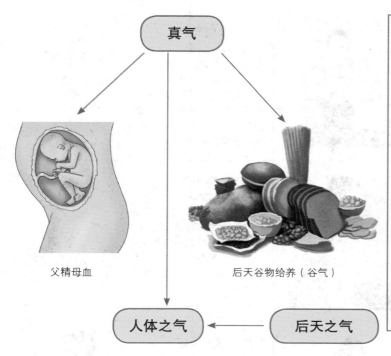

父精母血　　　　　　　　后天谷物给养（谷气）

真气是先天的父母精气和天地之气以及谷气合并而成的。《黄帝内经》说："真气者，所受于天，与谷气并而充身者也。"先天之气对人的成长十分重要。父母虚弱多病的，孩子就会先天真气不足，体虚多病。人活着就是不断消耗人体真气的过程，真气耗尽人的生命也就结束了。不过先天真气的充足与否并不能决定人的寿命长短，后天的养护也非常重要。有的人先天真气是很充足的，但后天不注意保养，透支身体，也可能早早去世；有的人虽然先天不足但是后天很注意养生，也可能活出大寿命

后天之气就是指天地之气，也就是我们时刻离不开的氧气，是从我们周围的空气获得的。谷气则是人体吸收营养物质所化生的精气，即水谷精微，也就是我们平常所吃的食物。人体的气就是由这三种气组成，《黄帝内经·素问脏象论》中说："人禀气而生，由气而化形。"庄子讲："人之生，气之聚也，聚则为生，散则为死。"都说明人是靠气来维持生命活动的

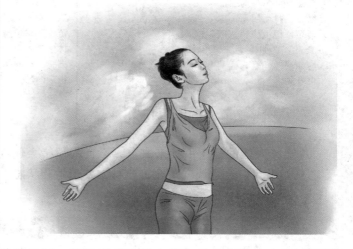

讲了人体的气，我们再来讲讲气场。气场其实就是人所生活的环境，人体后天所需要的气都是由周围的气场获得的，风水养生强调的就是"气"，好的气场可以使我们达到天时地利人和的境界，有利于我们身体的健康。所以，人要生存，一个好的环境非常重要。

百病生于气，调气亦可防百病

《黄帝内经·素问》中说："百病生于气。怒则气上，喜则气缓，悲则气消，恐则气下，惊则气乱，思则气结。"这里的"气"指人体内部的气场，意思是说，不同的情绪会对身体的气场带来不同的影响，而百病正是由于气场改变带来的。

（一）怒则气上

人在发怒时，气都跑到了上边，到了头上，那么脑血管就很容易破裂；与此同时，人体下边的气也就虚了，表现出来的症状为大便不成形、吃什么拉什么

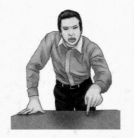

（二）喜则气缓

人如果过度欢喜，就会出现心神涣散的症状，气就会散掉。如老年人突然见到久别的儿女就容易"喜则气缓"，气往外散，再加上过节吃点好东西脾胃之气不足，心脏病就很容易发作

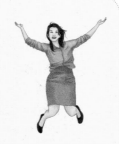

（三）悲则气消

中医认为，心肺之气因悲而消减，忧愁过度易于伤肺，人一哭就神魂散乱，气就会短，哭的时候，越哭气越短

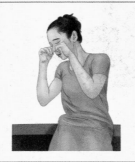

（四）恐则气下

在日常生活中，我们常说有人吓得尿裤子了，就是"恐则气下"的一种典型表现。人受到惊吓或过于恐惧时，气就会往下走，人体一下子固摄不住就会出现大小便失禁的现象

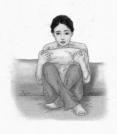

（五）惊则气乱

人突然受到惊吓时会心无所依，神无所附，虑无所定，惊慌失措，气机紊乱。在中医看来，人容易受惊吓是胃病的一个表象

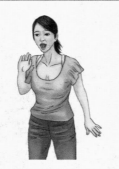

（六）思则气结

忧愁思虑的时候，人吃不下饭，睡不着觉，不言不语，沉默叹息思虑过度的话，人体之气就会凝滞不通，影响消化，久而久之，脾胃就会出现问题

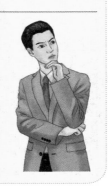

总之，人体的健康由气来决定，不良的情绪会使气在身上乱窜，给人带来疾病；反之，如果我们注意调气疏血，让身体处于平和状态，那么就可以防治百病，与健康同行。

胸闷，是哪里出了问题

胸闷是一种主观感觉，即呼吸费力或气不足，轻者若无其事，重者则觉得难受，似乎被石头压住胸腔，甚至发生呼吸困难，它可能是身体器官的功能性表现，也可能是人体发生疾病的最早症状之一。不同年龄的人胸闷，其病因不一样，治疗不一样，后果也不一样。常见的胸闷有功能性胸闷和病理性胸闷两种。

功能性胸闷是指无器质性病变而产生的胸闷，常见的原因有：

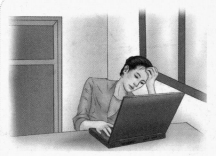

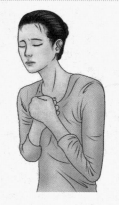

功能性胸闷

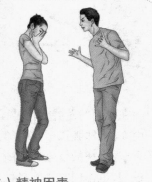

（一）环境因素

例如，在门窗密闭、空气不流通的房间内逗留较长时间，会产生胸闷的感觉；或处于气压偏低的气候中也往往会产生胸闷、疲劳的感觉

（二）精神因素

如遇到某些不愉快的事情，甚至与别人发生口角、争执等心情烦闷时就会产生胸闷

功能性胸闷经过短时间的休息、开窗通风或到室外呼吸新鲜空气、思想放松、调节情绪，很快就能恢复正常。像这一类的胸闷，不必紧张、也不必治疗。

病理性胸闷是由于身体内某些器官发生疾病而引起的，其原因如下：

（一）呼吸道受阻

如气管支气管内长肿瘤、气管狭窄；气管受外压，如邻近器官的肿瘤、甲状腺肿大、纵隔内长肿瘤等压迫所致

（二）膈肌疾病

膈肌疾病可导致胸闷，膈肌疾病主要包括膈肌膨升症、膈肌麻痹症、膈疝、膈肌肿瘤及其他原因造成的膈肌损害

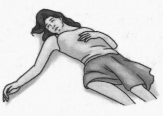

病理性胸闷

（三）肺部疾病

如肺气肿、支气管炎、哮喘、肺不张、肺梗塞、气胸等疾病均可出现胸闷症状

（四）心脏疾病

如某些先天性心脏病、风湿性心脏瓣膜病、冠心病等也可导致胸闷发生

一般情况下，如发现有胸闷的症状时，在排除功能性因素的情况下，通过休息、放松仍没有改善症状的，就必须引起重视，应该到医院去进行胸部透视、心电图、超声心动图、血液生化等检查以及肺功能测定，以便临床医师进一步确诊，以免延误必要的治疗。

正气一足，有病祛病，无病强身

正，即正气，是指人体的机能活动及抗病、康复能力。邪，又称邪气，泛指各种致病因素，包括六淫、饮食失宜、七情内伤、劳逸损伤、外伤、寄生虫、虫兽所伤等，也包括机体内部继发产生的病理代谢物，如瘀血、痰饮、宿食、水湿、结石等。

一般来说，邪气侵犯人体后，正气与邪气就会相互发生作用，一方面是邪气对机体的正气起着破坏和损害作用，另一方面正气对邪气的损害起着抵御和驱除作用。

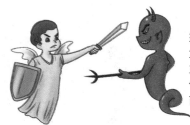

邪气增长而
亢盛，邪胜
正虚，则正
气必然虚损
而衰退

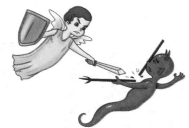

正气增长而
旺盛，正胜
邪退，则邪
气必然消退
而衰减

在疾病的发展变化过程中，正气与邪气客观上存在着力量对比的消长盛衰变化，邪气增长而亢盛，邪胜正虚，则正气必然虚损而衰退；正气增长而旺盛，正胜邪退，则邪气必然消退而衰减。疾病的发生与发展过程，也就是正邪斗争及其盛衰变化的过程。正气与邪气相斗争的过程，也像国家之间打仗一样。一个国家要想抵御住外敌的入侵，最根本的办法就是强大自己的国防军，提高自身的防御能力。正气充足，病邪是不可能侵犯你的。这就是中医理论所说的"正气存内，邪不可干；邪之所凑，其气必虚。"

调摄胃气，才能驱邪扶正

想要强身健体，让自己正气充沛，从而不畏惧一切外来的"邪气"，我们就不能不重视调摄胃气。明朝著名医药学家李时珍认为，人体内的元气因脾胃而滋生，脾胃的功能正常运转，人体内的元气才能生长并充实。而人吃五谷杂粮、果蔬蛋禽都要进入胃中，人体内的各个器官摄取营养，都要从胃而得来。

李时珍说："脾者黄官，所以交媾水火，会合木金者也。"意思是在强调脾胃是五脏升降的枢纽。脾胃如果正常运转，则心肾相交，肺肝调和，阴阳平衡；而如果脾胃一旦受损，功能失常，就会内伤元气，严重的还会导致患病。中医讲求"食助药力，药不妨食。"患病吃药时，必须要有合适的食物来滋养脾胃，才能使药物发挥更好的疗效。

要保养脾胃，调摄胃气，应该多吃五谷杂粮，尤其是豆类。现代医学认为，五谷杂粮里面含有大量的膳食纤维，可帮助肠道蠕动，排除毒素，预防便秘。

在食物多样化的前提下，提倡清淡少盐的饮食，对脂肪和食盐的摄入量加以控制，这样能养胃保胃，促进健康。

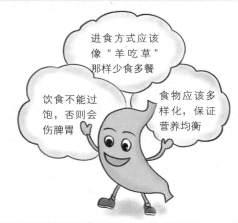

进食方式应该像"羊吃草"那样少食多餐

饮食不能过饱，否则会伤脾胃

食物应该多样化，保证营养均衡

我国著名营养学家李瑞芬教授总结的秘诀是："一日多餐，餐餐不饱，饿了就吃，吃得很少。"只有这样，才能延缓衰老，延年益寿

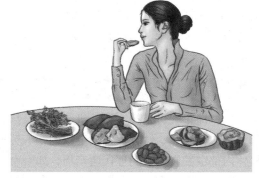

李时珍在《本草纲目》中提到枣、莲子、南瓜、茼蒿、红薯等都有养脾胃的功效

指甲是人体疾病的报警器

我们身体有没有病总是凭借身体感觉来判定，其实，如果我们留心一下，身体上某些部位的细微变化就有可能是某些疾病的征兆，如果能够掌握这些常识，对于预防某些疾病，有着很重要的意义，比如小小的指甲上就能如实反映出人体的健康状况。

一般来说，健康的指甲应满足以下几个条件：

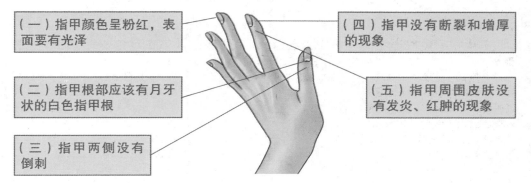

（一）指甲颜色呈粉红，表面要有光泽

（二）指甲根部应该有月牙状的白色指甲根

（三）指甲两侧没有倒刺

（四）指甲没有断裂和增厚的现象

（五）指甲周围皮肤没有发炎、红肿的现象

如果你的指甲颜色发白，还有些小斑点，那说明你身体里缺乏铁、锌等微量元素。

手指甲上的半月形应该是除了小指都有，大拇指上的半月形应占指甲面积的1/4～1/5，其他示指、中指、无名指应不超过1/5。如果手指上没有半月形或只有大拇指上有半月形的，说明人体内寒气重、循环功能差、气血不足，以致血液到不了手指的末梢。如果半月形过多、过大，则易患甲亢、高血压等病，应及时就医诊断。如果半月形呈蓝色，说明血液循环受到损害，可能有心脏病，有时也与风湿性关节炎或自身免疫性疾病红斑狼疮有关。

"十指连心"——从双手看健康

从中医的阴阳论来讲，人的一只手就是一个阴阳俱全的小宇宙，手掌为阴，手背为阳，五个手指刚好是阴阳交错。手指一般代表头，手掌一般代表内脏，手背一般代表我们的背部。人内脏经脉的气出来首先到手指，所以手指非常敏感，一个人内脏的问题很快就可以在手上看出来。

一、看手指

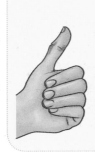

（一）拇指：关联肺脾，主全头痛

指节过分粗壮，易动肝火；扁平薄弱，体质较差，神经衰弱；拇指指关节缝出现青筋，容易发生冠心病或冠状动脉硬化；拇指指掌关节缝的纹乱，容易早期发生心脏疾病；拇指掌关节上粗下细者吸收功能差，上粗下粗者则吸收功能好；拇指中间有横纹的，吸收功能较差，横纹越多对人的干扰越大

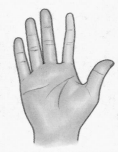

（二）示指：关联肠胃，主前头痛

正常的指尖应该是越来越细，如果相反则是吸收转换功能比较差；如果示指很苍白、弯曲、没有力，一般是脾胃的功能弱，容易疲劳、精神不振；如果在示指根部与拇指之间有青筋，则要注意会有肩周炎

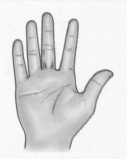 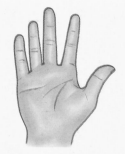 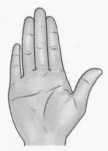

（三）中指：关联心脏，主头顶

心包经所过，主管人的情志、神志。如果中指细且横纹较多，说明生活没有规律，往往提示心脑血管方面的疾病；中指根部有青筋要注意脑动脉硬化，青筋很多有卒中倾向

（四）无名指：关联肝胆、内分泌，主偏头痛

无名指太短说明先天元气不足

（五）小指：关联心肾，主后头痛

小指长且粗直比较好，一定要过无名指的第三个关节或者与第三关节平齐，如果小于第三关节或者弯曲，说明先天的肾脏和心脏都不是很好；如果小指细小且短，女性很容易出现妇科问题，如月经不调等

二、观指形

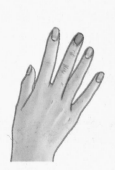 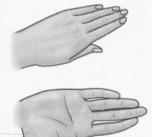 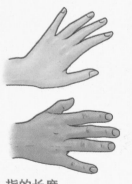

（一）指的强弱

哪个手指比较差就说明与其相关联的脏腑有问题

（二）指的曲直

手指直而有力，说明这个人脾气比较直。而我们经常说的"漏财手"，则是消化和吸收系统不好

（三）指的长度

手指细长的人多从事脑力劳动，手指粗短的人多从事体力劳动

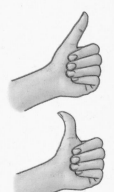

（四）指的软硬

拇指直的人比较自信，但容易火气盛；拇指弯的人容易失眠多梦

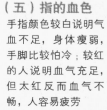 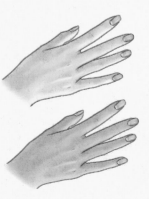

（五）指的血色

手指颜色较白说明气血不足，身体瘦弱，手脚比较怕冷；较红的人说明血气充足，但太红反而血气不畅，人容易疲劳

如何利用脸色辨别身体的健康状况

中医有"望面色，审苗窍"的说法，即从脸色可辨疾病。人的脸色好比一面镜子，随时都可反映人体的健康状况。一般而言，正常人的脸色应是微黄，略带红润，稍有光泽，中医学称之为"常色"。而身体存在某种问题的时候，脸色就不是这个颜色了。

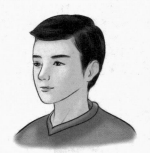
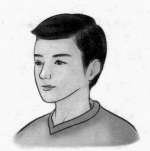
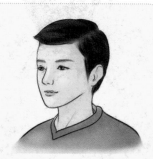

（一）脸色发青

肝在五行当中属木，为青色。面色发青的人，多见于肝胆及经络病症，多是阴寒内盛或是血行不畅。天气寒冷的时候，人的脸色会发青，这是生理反应，只要注意保暖就可以了。如果不是处在寒冷的环境中，脸色还发青，就是肝肾出现问题了。另外，经常喝酒的人也常会脸色发青

（二）脸色土黄

脸色土黄的人一般有懒动、偏食、大便不调等症状，这时应注意健脾胃，而捏脊可以督一身之气、调理脏腑、疏通经络，对于改善脾胃有很好的效果

（三）脸色苍白

"心主血脉，其华在面"脸色苍白是血气不足的表现。另外，体内有寒、手脚冰凉的人也会脸色苍白，这是阳虚在作怪，这样的人需要多运动，因为运动生阳，对改善阳虚很有效果。热水泡脚和按摩脚底的涌泉穴效果也不错，饮食上可多食用红枣、红糖等补血类食物

总之，从脸色可以看出身体的健康状况，我们平时一定要注意观察，关注自己的健康。

看头发，辨疾病

现在的年轻人喜欢把头发弄得奇形怪状、五颜六色，认为这样很时尚。如果你朋友是中医师，那么他肯定会劝你不要这么做，原因就是从头发我们可以知道身体的健康状况，一旦破坏了头发原有的颜色、形状，那就相当于关闭了观察疾病的窗口。

（一）头发变白

人老了以后，身体的各项机能都不如以前了，体内也没有多少元气可以消耗了，气血不足，头发也逐渐变白，这属于正常的生理现象。但现在很多人，不到40多头发就白了，这预示着健康出现了问题，应引起重视

头发变白与心情和生活状态也有一定的关系。一个人如果把每根头发都梳得一丝不苟，那心情一定是愉快；倘使头发如乱草，像鸟窝一样，则很可能是生活窘迫、困顿，或心思迷茫、愁郁。所以，希望自己拥有乌黑秀发的年轻人，一定要调控好情绪

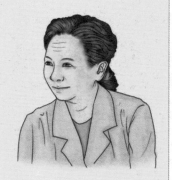

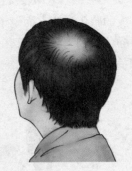

（二）脱发

很多人都有掉头发的经历，尤其是早上梳头时，常发现头发脱落，这是每天都会发生的生理性落发。但是，有一些掉发是由病态性因素所导致。以年轻人来说，比较常见的是秃顶，也就是俗称的"鬼剃头"。中医学认为，这主要有三种原因：一是血热伤阴，阴血不能上至巅顶濡养毛根，就会出现发虚脱落；二是脾胃湿热，脾虚运化无力，致使湿热上蒸巅顶，侵蚀发根，发根渐被腐蚀，头发便会脱落；三是食用了过多的甜食，甘的东西是涣散的，经常吃甜食会影响肾的收敛功能，收敛气机减弱，就会造成头发脱落。此外，秃顶与压力、情绪也密切相关，一个人如果思虑过多、心中苦闷，就会出现大量掉头发的现象

（三）头发的生长速度

肝主生发，肝主藏血，头发的生长速度与肝气相关。如果你的头发长得比较快，说明你的肝气充足，这类人一般都很聪明，反应很敏捷，是能够运筹帷幄的人。反之，头发长得非常慢，则说明肝气不足，常见的症状还有手脚冰凉、脸色苍白等

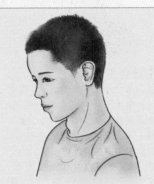

（四）头皮屑

中医学认为，头皮屑是阴盛阳虚导致的，当肾精敛不住虚火，虚火上升，时间一长，头皮上的精血就会慢慢变少，头皮得不到滋润，头皮屑也就产生了。我们知道用食醋洗头可以有效去除头皮屑，这其实是利用了醋的收敛作用。酸是主收敛的，可以使虚火下降、敛阴护阳。所以，被头皮屑困扰的人群不妨试用醋洗头。另外，还要注意的是，在洗头发时，要把洗发水倒在手中搓起泡再搽在头发上，而不要将洗发水直接倒在头上，因为未起泡沫的洗发水会对头皮造成刺激，形成头皮屑或加剧头皮屑

（五）头发的浓密、颜色

发为肾之华，是肾的外在表现，而肾又主黑色，所以头发黑不黑与肾的好坏密切相关。另外，头发的滋润和浓密也与肾有关。肾主收敛，一个人肾气的收敛能力比较好的话，头发就又黑又浓；反之，肾虚的话，气机不能很好地收敛，就容易掉发

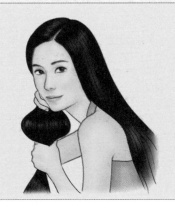

少年白发、牙齿松动是怎么回事

按照中医的理论，肾开窍于耳及二阴，其华在发，在志为恐。头发变白是肾气不足的表现。一般人过 40 岁就开始有白头发了，这说明肾气不足了。如果是少年白发，则说明是先天不足，应该多从后天之本的脾胃上补偿一些。肾的精气充足则会耳聪，听觉灵敏，如果精气不足，则会耳鸣。肾主骨，齿为骨之余，所以牙齿也依赖于肾精的充养，肾亏牙齿就会松动，甚至会脱落。补肾首先是固摄元气，具体可以从以下四个方面着手：

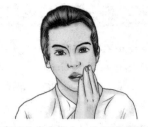

人老了头发会变白，这属于正常的生理现象。但现在很多青少年头发也会变白，俗称"少白头"，十分影响美观，治疗又往往比较困难，成为困扰年轻朋友的一个顽固性问题

（一）节制性生活

在中医的抗衰老、保健康的理论中，常把保护肾精作为一项基本措施。对此，前人早有定论："二十者，四日一泄；三十者，八日一泄；四十者，十六日一泄；五十者，二十日一泄；六十者，当闭固而勿泄。"意思是对房事要有节制，既要节而少，又要宜而和。只要做到节欲保精，就会阴精盈满，肾气不伤，精力充沛，从而有利健康，达到延年益寿的效果

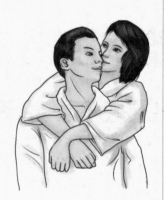

（二）调畅情志

"恐则伤肾"。只要精神愉快，心情舒畅，则肾气不伤。肾气健旺，五脏六腑得以温煦，功能活动正常，身体才能健康

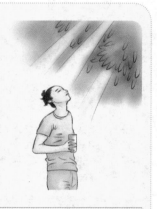

（四）起居有常

古人曾提出"春夏养阳，秋冬养阴"的护肾法则。阳者肾气也，阴者肾精也。所以在春季，应该是"夜卧早起，广庭于步"，以畅养阳气；在夏季应该是"夜卧早起，无厌于日"，以温养阳气；在秋季，应该是"早卧早起，与鸡俱兴"，以收敛阴气；在冬季，应该是"早卧晚起，必待正光"，以护养阴气。若能做到起居有常，自然精气盛，肾气旺，达到抗衰老、保健康的目的

（三）爱护脾胃

养肾一定要重视对脾胃的调养，平时应当对食物合理调配，烹调有方，饮食有节，食宜清淡，荤素搭配，忌食秽物，食后调养。只要脾胃不衰，化源有继，肾精得充，精化肾气，自然健康长寿

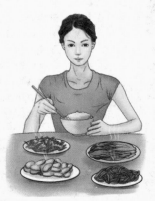

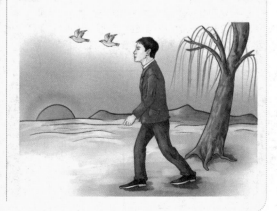

眉毛能反映五脏六腑的盛衰

很多人只知道眉毛对外貌的影响非常大，不同的眉形会让一个人的气质发生很大变化，却很少有人知道眉毛对于健康的意义。

中医学认为，眉毛能反映五脏六腑的盛衰。《黄帝内经》中记载："美眉者，足太阳之脉，气血多；恶眉者，血少；其肥而泽者，血气有余；肥而不泽者，气有余，血不足；瘦而无泽者，气血俱不足。"这就是说，眉毛属于足太阳膀胱经，其盛衰依靠足太阳经的血气。

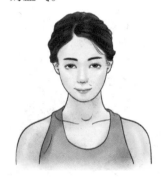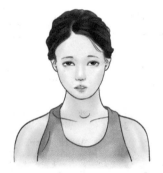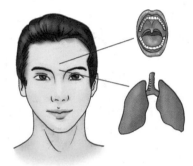

眉毛长粗、浓密、润泽，反映了足太阳经血气旺盛；眉毛稀短、细淡、脱落，则是足太阳经血气不足的征象。眉又与肾对应，为"肾之外候"，眉毛浓密，则说明肾气充沛，身强力壮；眉毛稀淡恶少，则说明肾气虚亏，体弱多病

两眉之间的部位叫印堂，又称"阙中"，印堂可以反映肺部和咽喉疾病。肺气不足的患者，印堂部位呈现白色；而气血郁滞的人，则会变为青紫色

令人难堪的黑眼圈说明了什么

也许是因为天气热影响睡眠，也许是最近工作比较累，也许是昨晚开夜车的缘故，总之今天镜子里的你模样不佳，眼睛下面青乌一片，活脱脱一只大熊猫。黑眼圈成了美女们的克星，虽然黑眼圈让人很烦，但是它在提示我们的身体出现了问题。

黑眼圈是以下四种病症的明显征兆：

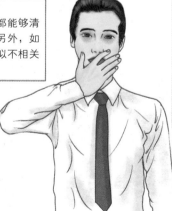

肾病

各种肾病如肾炎、肾结石等都能够清晰地反映在人的黑眼圈上。另外，如高血压、糖尿病和酗酒等看似不相关的病症，都会引起肾衰竭

心脏病

如果人们出现黑眼圈，并不时感到呼吸困难、心脏部位有刺痛感，那么就必须及时去医院就诊，并进行全面的心电图检查和化验

肝脏或者胆囊出现问题

如果肝脏或胆囊有病症，患者也会出现黑眼圈。要准确检查出肝脏和胆囊功能是否有问题，可以通过检查肝、胆功能的反应情况和在毛细血管中的渗透程度来确定。对于这些检查，患者都必须经过在显微镜下的血管显影诊断才能得到准确的结果

身体"水肿"

由排泄系统障碍引起的排泄困难，将会导致机体的"水肿"

眼皮跳也是疾病的先兆

在生活中，不少人都有过眼皮跳的经历。民间常有 "左眼跳财，右眼跳灾" 的说法。其实这种说法不科学，眼皮跳实际上是神经兴奋度增高的表现。

对于绝大多数人来说，眼皮跳最多见的原因是用眼过度或劳累、精神过度紧张。比如，用电脑时间过长、在强光或弱光下用眼太久、考试前精神压力过大等。此外，眼睛屈光不正、近视、远视或散光，眼内异物、倒睫、结膜炎、角膜炎等也可导致眼皮跳。这些病因主要作用于神经的末梢部分，因此导致的症状往往局限于一侧的上眼皮或下眼皮跳动。然而，当眼皮跳逐渐发展为完全的眼睑痉挛或

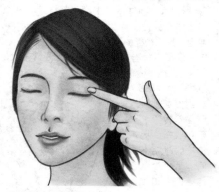

眼皮跳虽然没有生命危险，但是让工作和生活质量大打折扣

面肌痉挛后，则表明面神经的主要分支或主干受到刺激，作为病因的病变部位是在颅内或面神经出颅后的起始部位。最多见的病因为颅内行走异常的血管对面神经根部的压迫刺激。

绝大多数因眼肌疲劳、精神紧张等导致的眼皮跳动，只要通过放松压力、适当休息就能得到恢复。如果因屈光不正出现眼皮跳动，通常进行视力矫正就可以得到缓解。如果有眼部疾病，通过眼科医生治疗也能治好。如果眼皮跳动逐渐加重，导致眼睑痉挛或面肌痉挛，主要病因在颅内，则需要找神经外科医生进行治疗。

舌为心之苗，脏腑状况它知道

俗话说："观舌诊病，中医一绝。" 从舌头就能察知病症，真可谓舌头是疾病的窗口。那么从舌头上究竟能看出哪些疾病呢？

（一）淡白舌

淡白舌是虚证和寒证的重要标志。如果看到舌色淡白，舌体并不肥大，与正常人大小相似，或舌体略见瘦小，舌面虽然润滑，但并不多津，兼有气短乏力，声音低微，自汗心悸，头晕耳鸣，口唇淡而无华，面色苍白或萎黄等症状，可以诊断为气血两虚证。如果舌色淡白，舌体胖嫩，湿润多津，舌边有齿印，并有畏寒肢冷、浮肿、嗜睡、大便溏薄、脉象沉迟等症状，可以诊断为阳虚内寒证

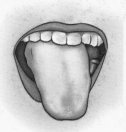

（二）红绛舌

正常人舌质的色泽淡红而润。如果舌质鲜红，以红色为主，称为红舌；如果舌红而颜色深暗，则称为绛舌。由于绛舌在出现之前，多经过红舌阶段，二者的临床意义和形成机理有类似之处，所以医生常称红绛舌是火热上炎的征象，二者仅有热性程度的差别而已。如红绛舌，多由高热伤阴而引起，常发生在感染、中毒、维生素缺乏、脱水、贫血、昏迷等病理过程中

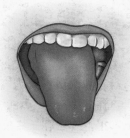

（三）杨梅舌

舌质有刺，类似杨梅，称为"杨梅舌"。杨梅舌是由于某些充血性疾病引起的舌乳头充血水肿、突起、增粗，形似杨梅的一种舌的病理特征。

舌尖发红，常因工作时间过长，经常失眠，心火过亢，致使消耗过多，体内缺乏维生素或其他营养物质所致。根据症状和发病时期不同，又分为白色杨梅舌和红色杨梅舌

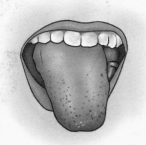

（四）青紫舌

青紫舌有全舌青紫和部分青紫的区别。所谓全舌青紫，就是指全舌分布着均匀的青色或紫色，或者是红绛之中泛现青紫色（紫中带青），或是淡红之中混有青蓝色（青多于紫）。所谓部分青紫，则出现在舌的左侧或右侧，或者是左右两侧，沿着舌边与舌中央沟之间，有一条或两条纵行的青紫带；也有的仅是青紫瘀点或斑块，而舌质的其他部分则不见青紫

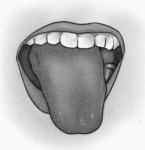

鼻涕、眼泪多也是病态的征象

我们经常会听说这样的话："哭得一把鼻涕一把泪"，为什么我们哭的时候眼泪、鼻涕会一起流出来呢？《黄帝内经》里说，心是君主，是五脏六腑之主，眼睛是宗脉聚集的地方，是上液的流通渠道，嘴和鼻子是气息的门户，所以人一动感情，五脏六腑就会受到震动，宗脉也感受到了震动，泪道就会打开，眼泪、鼻涕就一齐流出来了。

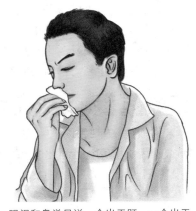

先说眼泪多，如果你迎风就流眼泪，说明是肝肾阴虚的征兆，因为只有当肝肾阴虚、肾气不纳津，受到冷风的直接刺激后才会流眼泪。这样应该多吃一些核桃、莲子和枸杞，这些食物有益精养血、滋补肝阴肾阴的作用，有助于津液的正常疏布。如果你没有感冒，也没有哭，

眼泪和鼻涕虽说一个出于肝，一个出于肺，但它们都是心之液，都能为心所动

而经常流鼻涕，那你就要注意可能是肺、肾、脾的虚损。平时在饮食中要多吃一些补养肺、肾、脾的食物。

口水太多，病可能在脾肾

为什么说唾沫和口水过多，可能是脾肾出现了问题呢？《黄帝内经》记载："五脏化液，心为汗，肺为涕，肝为泪，脾为涎，肾为唾。"意思就是说，出汗异常可以从心脏上找原因，鼻涕多了要看肺是不是出现了问题。眼泪不正常要从肝上找根源，相应的，口水和唾沫多了就要从脾肾上找原因。

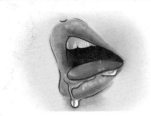

口水过多看看是否脾肾出现了问题

口水多了不行，但少了也不行，如果嘴里总是干干的，说明你的津液不足，是内燥的表现。这个时候就要注意多喝水，多吃酸味的食物，以及多吃水果，如苹果、梨子、葡萄等都是不错的选择。

很多小孩子特别爱流口水，但是如果都七八岁了还在流口水，这就说明孩子脾虚。脾是主肉的，因为脾虚，所以嘴角不紧，不能抑制口水外流，家长一定要引起重视，及时给孩子补脾。

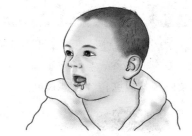

小孩子长到七八岁还不住地流口水，家长要注意给孩子补脾

疾病的"信号灯"——嘴唇

嘴唇不仅能为一个人的外貌增色添彩，还能反映出一个人的身体是否健康。正常人的嘴唇红润，干湿适度，润滑有光，而如果健康被破坏，嘴唇的色泽就会发生变化，及时给你信号。

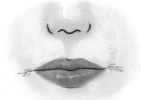

（1）口角裂纹常常是在有神经性皮炎和缺乏维生素C的情况下出现

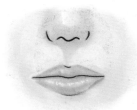

（2）嘴唇苍白意味着贫血

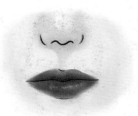

（3）嘴唇发黑提示消化系统异常

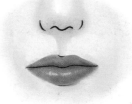

（4）嘴唇青紫表明血液循环不佳

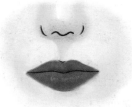

（5）心脏衰竭缺氧或罹患肺病时，嘴唇会呈深红色

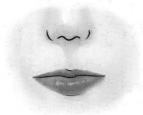

（6）双唇厚薄有别，上唇较薄的人先天心脏较弱

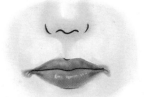

（7）口角部位疼痛、溃烂，显示患了口角炎

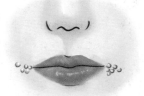

（8）嘴唇附近起水疱可能患有慢性胃病或肺炎

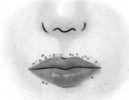

（9）嘴唇四周长颗粒，表示摄取糖分过多

鼻为"面王"，可报身体疾病

中医里有"上诊于鼻，下验于腹"的说法，可见在中医面诊中，鼻子具有很大的价值，有"面王"之称。鼻子位于面部正中，根部主心肺，周围候六腑，下部应生殖。所以，鼻子及四周的皮肤色泽最能反映五脏六腑的疾病。

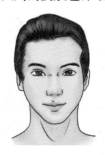

鼻梁高处外侧长有痣或者瘊子的话，说明胆先天不足

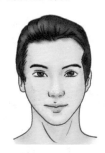

恶心、呕吐或者腹泻之前，鼻子上会冒汗或者鼻尖颜色有所改变

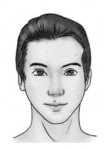

鼻子的色泽十分鲜明，说明脾胃阳虚、失于运化、津液凝滞

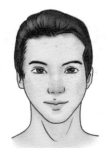

鼻头发青且通常伴有腹痛，可能是肝气疏泄太过，横逆冲犯脾胃

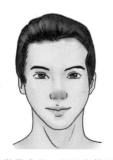

鼻尖微微发黑，说明身体里有水汽，是肾水反侮脾土的表现

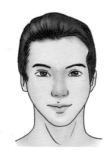

鼻子发黄，说明胸内有寒气，脾的脏色出现在脸上了

心脏有问题，耳朵先露出马脚

中医学认为，"耳主贯聪而通心窍，为心之司，为肾之候也。"《黄帝内经》中也有"视耳好恶，以知其性"的记载，并认为耳与经脉有着十分密切的联系，十二经脉都直接或间接地经过耳朵，所以有"耳者，宗脉之所聚也"的说法。现代生物全息理论也发现了耳朵与人体器官的对应关系，并确认了八十多种内外科疾病与耳朵的变化有关系，所以人体有病时，耳朵就会有反应。耳朵的形态、色泽和纹路的变化都能反映人体的健康状况。

关于具体的耳诊，很多中医书籍中都有记载，我们在这里只说一点，就是"冠脉沟"。冠脉沟是耳垂上的一条纹路，是判断冠心病的有效指标。如果谁的耳垂上出现了这条纹路，就说明有患冠心病的可能，纹路越清晰说明病情越严重。

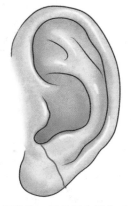

冠脉沟：耳垂里有很多毛细血管，这些血管如不能吸收到适量的养分就会凝固成沟纹

地磁线：睡眠方位的最佳指向

地球是一个大磁场，我们人类和一切生命都在这个大磁场中生存，人们睡眠的方向应该与地球磁场的磁力线保持平衡，这样人才会感觉舒服。我们处于北半球，地球磁力线的方向是从南到北，所以我们的睡眠方向最好是头朝北、脚朝南。

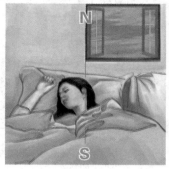

关于睡眠时间，我们通常说每天应该保持8小时睡眠，但也是因人而异的。不管是饮食、睡眠还是别的方面，身体感觉舒服就表明适合自己，这种个体感受才是最重要的。

N：北；S：南

月亮的盈亏变化与养生保健有着奇妙的关系

中医学认为：月亮的盈亏变化会直接影响到人的气血、经络之气的盛衰，这种变化会对防病治病和养生保健产生奇妙的影响。现代医学研究证实，月球引潮力与地磁场力对人体的干扰较大，会影响人体内的激素、电解质平衡，导致生理、心理上的各种变化，使疾病的发病率明显高于往常。

朔
每月阴历三十、初一、初二出现的月相叫新月或朔，此时月缺无光，白天阳气渐弱，夜晚阴气渐虚，机体抵抗力下降，是肺心病、冠心病、心绞痛、心肌梗死、脑梗塞的易发和加重期。患有上述疾病的人在这几天内要注意及时添加衣服，避免感受风寒邪气，还要保持情绪稳定

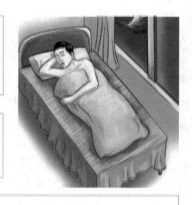

望
阴历十四、十五、十六出现的月相叫望，这段时间明月高悬，人体内的血液压力就会变低，血管内外的压力差、压强差特别大，容易引起心脑血管的意外，有这方面疾病的人要引起注意

弦日
每月的阴历初六、初七、初八、二十二、二十三、二十四出现的月相统称弦日，月初的三天为上弦日，月末的三天为下弦日。上弦日白天阳气渐长，夜晚阴气渐生；下弦日白天阳气渐衰，夜晚阴气减弱。这段时间是支气管炎、肺炎、传染性肝炎、慢性胆囊炎等感染性疾病的易发和加重期，尤其是上弦日的下半夜和清晨，下弦日的下午和傍晚是犯病的危险期

人只有跟着太阳走，才能找到内在的力量

世间万物都离不开阳光的照耀，我们人体也是一样。在人体这个设计精密的小宇宙里，同样需要阳气的温煦才能够充满鲜活的生命力。

天地之间最大的阳气就是太阳，太阳的变化直接影响着人体阳气的变化。如果能每天抽时间晒晒太阳，就会觉得整个人都精神很多，这是太阳给我们的力量。所以我们说：人只有跟着太阳走，才能找到内在的力量。

为了养好阳气，建议大家经常抽出时间晒晒太阳。阳光不仅养形，而且养神。对于养

神来说，常处于黑暗中的人看事情容易倾向于负面消极，处于光亮中的人看事情正面积极，晒太阳有助于修炼宽广的心胸。

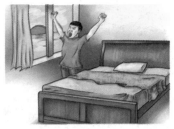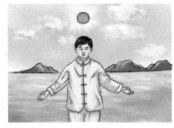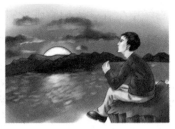

古人"日出而作，日落而息"是跟着太阳走的，但是现代人很难做到。太阳是最好的养阳药，我们却利用不起来，这真是一种极大的损失与浪费

另外，晒太阳的时间不要太长，半小时左右就行，什么时候的太阳感觉最舒服就什么时候去晒。晒太阳时一定不要戴帽子，让阳光直射头顶的百会穴，阳气才能更好地进入体内。

细说"温度""湿度"与人体健康

关于温度、湿度与人体健康的关系，我们应该并不陌生，最明显就是人们在三伏天容易中暑，在三九天容易感冒，这都是温度、湿度对人体产生的影响。

那么温度、湿度的变化究竟会导致哪些疾病呢？传统中医学把"风、寒、暑、湿、燥、火"称为"六气"。实际上，这"六气"就是空气流动，气温高低、湿度大小的反映。当"六气"发生骤变或人体抵抗力和适应能力下降时，"六气"就成为致病的因素。春天多风病，盛夏多暑病，夏末秋初多湿病，深秋多燥病，冬天多寒病。许多疾病都与温度、湿度有密切的关系，尤其与过低的湿度有关。现代医学发现：在45%~55%的相对湿度下，病菌平均寿命最短，过高或过低的湿度都会导致病菌寿命延长。当空气湿度为35% RH时，鼻部和肺部呼吸道黏膜上的纤毛运动减缓，灰尘、细菌等容易附着在黏膜上，刺激喉部引发咳嗽和其他呼吸道疾病。空气湿度低的时候，流感病毒和能引发感染的革兰氏阳性菌的繁殖速度也会加快，而且容易扩散，引发疾病。此外，过敏性皮炎、哮喘、皮肤瘙痒等疾病也都和空气干燥有关。

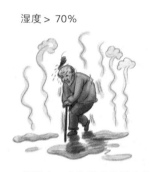

湿度 > 70%

18~25℃

> 30℃

一般说来，人体适宜的健康温度为18~25℃，健康湿度为40%~70% RH，在此环境下人体感觉最舒适。当温度介于24~30℃、湿度小于60%时，人体感觉热而不闷；在温度高于30℃、湿度大于70%时，人体感觉闷热；在温度高于36℃、湿度大于80%时，人体感觉严重闷热，且发汗机制受阻，容易因体内蓄积大量的余热而中暑；心情也会感觉很烦躁，在工作中容易出错，各类工伤事故的发生率也会上升

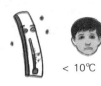
< 10℃

寒冷也是人类健康的一大"杀手"，每一次寒潮降临，医院门诊及住院人数都会骤增，死亡率也会上升。调查表明，每年的12月死亡人数居全年各月之首，占死亡总数的10.4%

气象的变化到底是怎么影响人体健康的

对《红楼梦》比较有研究的朋友可能会注意到一个问题：《红楼梦》中大多数重要人物的病与死都在深秋和冬季。如秦可卿病死时是在年底，紧接着秦氏父子又相继死去，元妃、林黛玉都是在农历十二月去世的，第二年的深秋史太君"寿终归地府"，冬天时，王熙凤也"咽气归册"，这些人都是死在了秋冬季节。

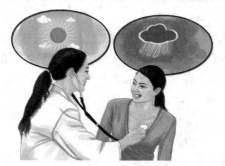

气象病，是指与气象变化有关的疾病。这类疾病的发作或症状加重受天气突变的影响

其实，关于气象病，我们在生活中是深有体会的，比如风湿病、关节病患者对阴雨天气特别敏感，甚至可以起到"天气预报"的效果。这就是典型的气象病。每年的秋冬季节，温差变化最大，当日最低气温从零度以上降到零度以下，一两天后，因为感冒而就诊的患者就会大量增加。同时，支气管哮喘的患者也会出现病情加重的症状，往往发生呼吸急促，甚至窒息。当北方强冷空气带来寒潮时，高血压、冠心病、克山病等心血管疾病的发病概率就会增加。有资料显示，最冷的元月，脑溢血的死亡人数要比6月多两倍以上。而偏头疼则大多发生在出现大风、温度偏高、气压下降和温度变化较大的天气里。这些都是气象病的表现。

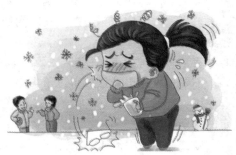

气象变化与疾病之间确实关系密切，我国传统医学就有"时疫"之说，现代医学上也有"气象病"之称，而深秋和冬季正是气象病的高发季节

都有哪些疾病容易受到气象变化的影响呢？下面我们就具体介绍一下。

感冒。感冒一年四季可发，但冬季为多发季节，特别是冷空气南下时，气温剧降，如果不及时增衣御寒，就容易感冒。另外，冬季冷空气过后，如果出现冷高压天气，由于天气晴朗，一天内温差较大，也容易着凉感冒。

心肌梗死与锋的活动有关（锋是一种天气系统，简单地说是冷暖空气交汇的界面）。锋的到来往往会引起天气变化，从而影响人体自主神经系统和血液的理化性质，增加毛细血管及周围小动脉的阻力，提高血液黏性，缩短血凝时间，造成心肌梗死。

青光眼与锋的活动有关。锋经过时，天气变化影响体温调节中枢，通过自主神经影响血压而使眼压波动，从而诱发青光眼。

溃疡病。多发于秋冬季节，特别是12月至次年2月。此外，紫外线对溃疡病患者不利。

偏头痛。当天气突变时（如久阴突晴、暴风雨等），由于痛感受器灵敏度提高，颅外血管扩张和颅内毛细血管收缩，可诱发偏头痛。

脑出血。大部分发生于锋经过前后及当天，发生于阴雨天气的概率也很大。

气象病的罪魁祸首多是北方的强冷空气和寒潮活动，在此类疾病的防治上，除了饮食进补外，更主要的是时刻注意防寒保暖，保养好身体，提高抵御疾病的能力，从而更好地适应天气变化，这才是最根本的。

警惕"无影无形"的电磁波

电磁辐射到底对人体是否有害？医学专家认为，一定强度的电磁辐射对人体健康有不良影响，人如果长期暴露在超过安全剂量辐射的环境中，人体细胞会被大面积杀伤或杀死。因此，这种看不见、摸不着、闻不到的电磁波也成为继废气、废水、废渣和噪声之后的人类环境的第五大公害。

研究发现，电磁波功率越高，辐射强度越大，波长越短，频率越高，距离越近，接触的时间越长，环境温度越高，湿度越大，空气越不流通，则污染也越大。而老年人、儿童、孕妇属对电磁波敏感人群，这些人应当尽量避免长时间处于电磁波密集的环境里。

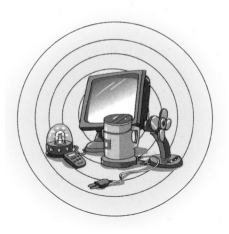

如今，家用电器、电脑、移动电话等已成为人们日常生活的必需品，各种电器装置只要处于操作使用状态，周围就会存在强弱不等的电磁辐射

我们在日常生活中应该注意防范电磁波污染，不要把家用电器摆放得过于集中，或经常一起使用。特别是电视、电脑、冰箱等更不宜集中放在卧室内。对各种电器的使用应保持一定的安全距离。

办公一族使用各种办公设备、移动电话等都应尽量避免长时间操作，如需要长期面对电脑的人，应注意至少每一小时离开一次，采用眺望远方或闭上眼睛的方式，减少眼睛疲劳程度。手机在接通的瞬间电磁辐射最大，所以这个时候最好不要把手机贴在耳朵上，手机天线的顶端也应该偏离头部。

日常饮食上要多食用富含维生素 A、维生素 C 和蛋白质的食物，以利于调节人体电磁场紊乱状态，加强身体抵抗电磁辐射的能力。

第十章

孕产与健康

——为拥有健康聪明的宝宝做好准备

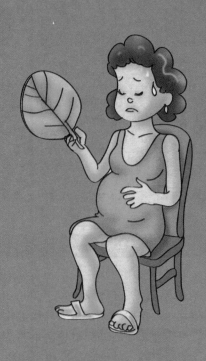

避开八大黑色受孕时间

一般来说，以下八个时期不宜受孕：

情绪压抑时不要受孕
因为不良的情绪刺激会影响母体激素分泌，使胎儿不安，躁动而影响生长发育，甚至造成流产

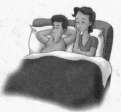

蜜月
因为新婚前后，男女奔走劳累会降低精子和卵子的质量，不利于优生

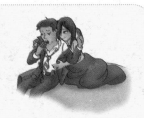

患病期间
疾病会影响体质、受精卵的质量、宫内着床环境等，此时受孕不利优生

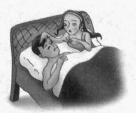

旅行途中
旅游途中往往起居没有规律、饮食失调、饥饿无常，加上过度劳累，可影响孕卵生长或造成子宫收缩，易导致流产

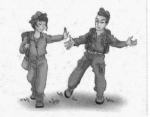

高龄
高龄妇女的并发症，如心脏病、高血压等，可能增多，会对胎儿产生一定影响。而且高龄孕妇在整个孕期更易发生妊娠并发症，容易造成复杂的高危状况

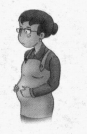

饮酒后
在孕前如果饮酒过量，会影响胎儿的正常发育，出生的婴儿多发畸形的智力低下

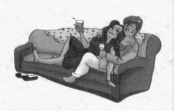

炎热和严冬季节
苦夏高温，孕妇妊娠反应大，营养摄入量减少，会影响胎儿的大脑发育，严冬季节孕妇在室内活动，新鲜空气少，容易感冒而影响胎儿

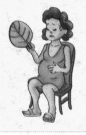

停用避孕药后
避孕药有抑制排卵的作用，并干扰子宫内膜生长发育，长期口服避孕药的妇女，最好停药6个月后再怀孕为好

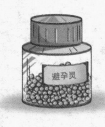

择时怀孕保证后代更健康

许多青年夫妇结婚以后不采取避孕措施，往往在不知不觉中怀孕。因为事先毫无计划和准备，结果有的自然流产，有的感染了病毒性疾病，有的使用了孕期禁用的药物……

另外，很多夫妇婚后房事频繁。而房事过频，可能导致老化精子与卵细胞结合。有可能造成流产，所以，当夫妻双方决定要孩子时，应取得医生的帮助，通过综合检测手段来确定最佳受孕时机并同房受孕，使新鲜的、活性最高的精子和卵子相结合。

有的青年男女喜欢选择在春节结婚。这对婚后不择时怀孕的夫妇，危害尤其大。因为，冬春季节是各种病毒性疾病流行的季节。而且，由于天气寒冷，如果居室用煤取暖又不注

意通风换气，就会造成室内空气污染。因此，凡是准备在春节结婚的人，应注意采取有效措施避孕和预防各种病毒性传染病。

有些专家认为，6～7月比较适合受孕，因为在此期间受孕，受孕早期的8个月是市场上供应蔬菜、瓜果的旺季，且气候宜人，待到来年的春季，又为产妇分娩创造了良好的外部环境条件。

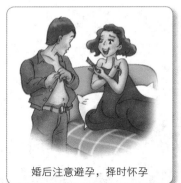

婚后注意避孕，择时怀孕

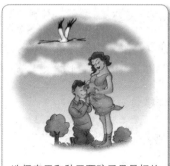

选择春天和秋天要孩子是最好的

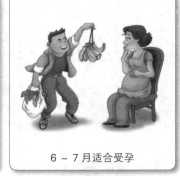

6～7月适合受孕

准妈妈要防营养不良，更要谨慎营养过剩

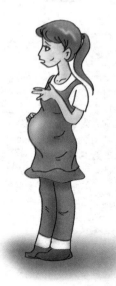

孕妇营养不良对胎儿有害，但如果孕妇营养过剩，同样会为孩子的健康埋下隐患。

巨大儿出生后容易出现低血糖、低血钙，而且会增加孩子心脏的负担，成年后容易患肥胖、糖尿病和心血管疾病。

要想让孩子生下来就健健康康的，孕妈妈一定要均衡营养，注意饮食，以控制胎儿的体重。膳食品种要多样化，尽可能食用天然的食品，少食高盐、高糖或刺激性食物，特别是一些高糖水果，最好不要增加饭量，可以多吃些辅食。在孕妇怀孕期间，要注意铁、钙、锌的吸收，以确保孕妇和胎儿的健康。

其实，现在的很多疑难杂症都和营养过剩、运动少有关。平时，我们的高营养食物过多，而我们的身体并不具备完全消化和吸收它们的能力，所以即使天天吃海参、鲍鱼，这些东西也只会成为

孕妇营养缺乏，也会对胎儿造成危害

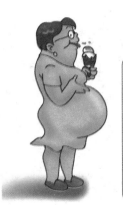

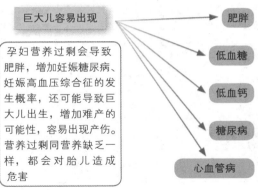

身体内一堆没用的垃圾。如果再不积极锻炼身体，垃圾便堆积成有害物质。假如吃饱了不运动，就算营养到了肌肉也没有用，

反而无形中增加了脾的工作量。这些营养如果始终不能消化，慢慢地就会在身体内凝滞成湿气，但人体内并不需要这种湿气，最终人体就要调动体内的元气把湿气化掉。这就告诉我们：不运动也会耗散元气，营养过剩是导致现在大多疑难杂症的一大原因。

所以，孕妇要参加适当的运动，以促使体内的新陈代谢，消耗多余的脂肪，维持身体的平衡，这样才有益于孕妇和胎儿的健康。

孕妇最佳食物

怀孕是女人一生中的特殊阶段，生一个健康聪明的小宝宝是每个孕妇的最大心愿。科学地选择食物不仅有利于孕妇的健康，更有益于胎儿的发育。

最佳防早产食品

丹麦专家研究发现，常吃鱼有防止早产的作用

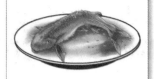

最佳零食

孕妇在正餐之外，吃一点零食可补充养分的供给渠道，专家建议嗑一点瓜子，诸如葵花子、西瓜子、南瓜子等。孕妇往往对酸味食品感兴趣，而孕妇吃酸也确有好处。不过孕妇食用酸味食品要有选择。山楂的营养成分较丰富，但可加速子宫收缩，有导致流产之嫌，故孕妇不宜多食。而西红柿、杨梅、樱桃、葡萄、柑橘、苹果等是补酸佳品，孕妇宜食之

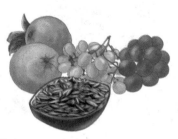

最佳分娩食品

产妇分娩时需要足够的产力，而产力来源于食物，在各种食物中当以巧克力为最佳，美国产科医生称它为最佳分娩食品。巧克力营养丰富、热量高，如 100 克巧克力含糖 50 克，且能在短时间内被人体吸收，并迅速转化成热能，巧克力的消化吸收速度为鸡蛋的 5 倍，对于急需热量的产妇来讲无疑是雪中送炭。故产妇临产时吃几块巧克力，可以缩短产程，顺利分娩

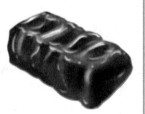

最佳饮料

绿茶乃微量元素的"富矿"，对胎儿发育作用突出的锌元素就是其中一种。根据测定，在食谱相同的情况下，常饮绿茶的孕妇比不饮者每天多摄取锌达 14 毫克，此外，绿茶含铁元素也较丰富，故常饮绿茶可防贫血

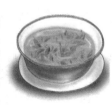

最佳防吐食物

晨吐是孕妇最常见的反应之一，会给孕妇带来相当大的痛苦。选择适合孕妇口味的食物有良好的防吐作用，营养学家认为，柠檬和土豆含有多种维生素，对孕妇尤为合适

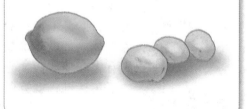

最佳保胎蔬菜

菠菜的叶酸含量高达 350 微克，名列蔬菜之首。叶酸的最大功能在于保护胎儿免受脊髓分裂、脑积水、无脑等神经系统畸形之害。因此，专家建议孕妇在怀孕后的两个月内应多吃菠菜或服用叶酸片。同时，菠菜中的大量 B 族维生素还可防止孕妇盆腔感染、精神抑郁、失眠等常见的孕期并发症

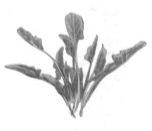

孕妇不宜多吃的食物

有些食物对孕妇和胎儿有害，妇女孕期最好不吃或尽量少吃。下面介绍几种孕妇不宜吃的食物：

酒
孕期喝酒会导致胎儿畸形或出生体重低

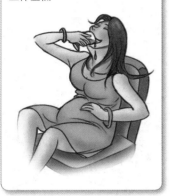

油条
在制作油条时，必须加入一定量的明矾，明矾中含的铝可以通过胎盘使胎儿的大脑受到损害

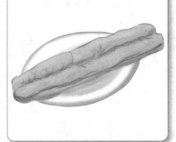

腊味或肉罐头
各种腊味、腌熏肉（鱼）或肉罐头在加工过程中可能添加亚硝基化合物，而亚硝基化合物有较强的致畸性

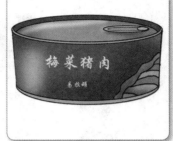

鱼肝油
鱼肝油的成分是维生素A，孕期缺乏维生素A或服用维生素A过多都会导致胎儿畸形。而且服用维生素A过多可引起中毒

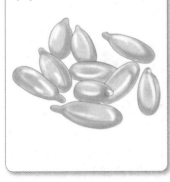

有刺激性的调味品
这类调味品对肠道具有刺激性，很容易消耗肠道水分，造成便秘。这时孕妇在排便时必然用力屏气，这样就会引起腹压增大，压迫子宫内的胎儿，易造成胎动不安，影响胎儿的发育；或造成流产、羊水早破、早产等不良后果

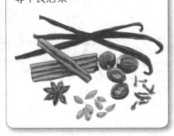

霉变食物
孕期多吃干果有利于胎儿的大脑发育，但这类食物容易霉变，应特别注意。霉变食物含有黄曲霉毒素或其他霉菌毒素，对身体危害极大，也有较强的致畸性

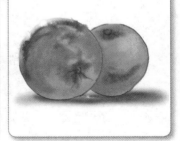

此外，可乐和人工添加甜味果汁饮料里面含有的食用添加剂，对胎儿健康有不利影响，孕妇应避免摄入，可喝一些天然果汁和纯净水。

细节提醒

孕妇肥胖，脂肪堆积，会不利于其他营养物质的充分吸收，导致孕妇体内营养的不协调，虚胖而非健壮，还会诱发高血压、糖尿病、高脂血症等心脑血管疾病，不但不利于孕妇健康，而且也无法满足胎儿发育所需要的营养。孕妇过度肥胖，还可能因胎儿过大，造成难产。

胎儿期的保健诀窍

胎儿期的保健诀窍有以下 4 点：

孕妇要定期进行产前检查，以保证胎儿健康发育

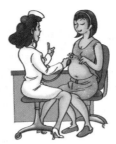

胎儿保健从受孕开始就必须重视，孕妇应做到生活有规律、心情舒畅，有充足的睡眠和休息，经常洗澡，勤换内衣，服装要宽大，在孕早期或孕晚期应避免性生活

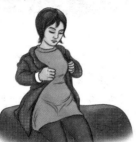

四诀窍

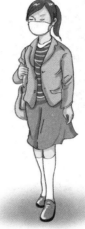

妊娠期，不接触有毒、有害的化学物质，避免放射线，积极预防病毒感染性疾病，有病需要用药时一定要在医生指导下进行，不要擅自用药

增进营养，合理安排。孕妇必须注意全面营养，尤其在孕晚期多吃含蛋白质、维生素丰富的食品，但也要适量，不宜摄入过多的脂肪。要少吃或不吃刺激性食物

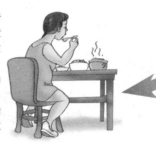

此外，孕期还要注意热量的摄取量，孕期如果超热能进食，会导致胎儿的脂肪细胞分裂加速，脂肪转化速度加快，使正常胎儿变成肥胖的巨胎，为孩子健康埋下隐患。

孕期重点补充铜元素

女性体内铜元素不足，会妨碍卵子和受精卵的运动，从而导致不孕。在妊娠期间，如果母体缺铜，胎膜的韧性和弹性就会降低，容易造成胎膜早破而流产或早产，同时还影响胎儿的正常发育，有可能造成胎儿畸形或先天性发育不足，并导致新生儿体重减轻、智力低下及缺铜性贫血。

缺铜会影响大脑中酶的活性，铜是酶的激活剂。在生活中，孕妇和胎儿却极容易缺铜。因为胎儿的肝是含铜量极高的器官，从妊娠开始，体内胎儿所需含铜量就急剧增加，约从

女性妊娠的第 200 天到孩子出生，胎儿对铜的需求量约增加 4 倍。因此，妊娠后期是胎儿吸收铜最多的时期，这个时期如果不注意补充铜，就容易造成母子双双缺铜。

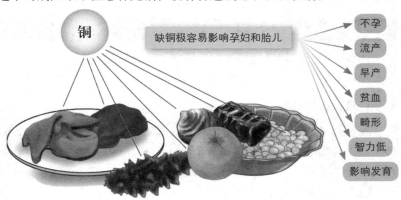

铜在人体内不能储存，所以要每天摄取，特别是孕妇和哺乳期妇女。补铜的途径最好以食物为主，富含铜的食物有很多，如动物肝脏、水果、海产品、紫菜、巧克力中都含有较丰富的铜，粗粮、坚果和豆类等也是较好的来源

铜

缺铜极容易影响孕妇和胎儿

不孕
流产
早产
贫血
畸形
智力低
影响发育

准妈妈补维生素 E，宝宝不易患哮喘

研究发现，孕妇在怀孕期间如果适量补充维生素 E，可大大降低幼儿患哮喘的概率。

研究人员在 5 年内对 2000 名孕妇及其婴儿进行了跟踪调查，结果显示维生素 E 有助于胎儿肺部的发育，而且在怀孕 16 周以前是最关键的阶段，因为胎儿在怀孕 16 周时气管已经发育完全。因此，专家建议，孕妇应在怀孕前期适量补充维生素 E。

但必须指出的是，孕妇完全没必要摄入太多的维生素 E，只要饮食均衡就行了。富含维生素 E 的食物包括植物油、坚果和葵花子等。

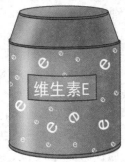

维生素 E

在怀孕期间维生素 E 摄取量最低的孕妇所生婴儿患哮喘的比例是摄取量最高的孕妇所生婴儿的 5 倍

孕期不必担心怀孕发胖

有的孕妇担心发胖，影响体形，于是经常节制饮食，尽量少吃。这种做法是很不科学的，既有害孕妇健康，也不利于胎儿发育。

因为，在怀孕期间，与妊娠有关的机体组织和器官会发生生理性的变化，自动增加重量，子宫、乳房以及周身的脂肪重量都有增加，这是在为胎儿的生长发育做营养上的准备，是女性妊娠所必需的。再加上胎儿与胎盘的重量，孕妇一般要比孕前增重 10千克左右，因此，孕妇发胖是一种必

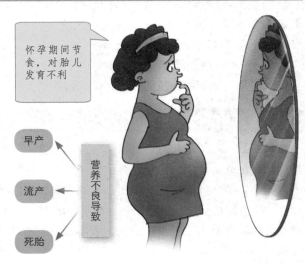

怀孕期间节食，对胎儿发育不利

早产

流产

死胎

营养不良导致

然的现象。如果孕妇因为看到或担心自己发胖而节食，则会导致营养不良，不但孕妇自身的健康难以保证，而且还容易导致早产、流产、死胎等严重后果。

孕期最易被忽视的"营养"

调查表明，孕期最容易忽视的营养素，一是水和新鲜的空气；二是阳光。

1. 水和新鲜空气

除了必要的食物营养之外，水和空气也是必需的营养物质。但是，这两样营养却经常被人们忽视。

随着近年来机动车辆的增多，空气污染已经成为一种社会公害，而这种公害靠我们自己是无法解决的。但是，有些孕妇因为怕感冒，屋中常年不开窗，影响了新鲜空气的流通，长此以往，会对孕妇的健康带来损失。因此，一定要保持室内空气的清新。

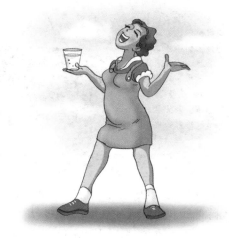

孕期最容易忽视的营养素是水和新鲜的空气

众所周知，水占人体体重的60%，是人体体液的主要成分，饮水不足不仅仅会造成喉咙的干渴，同时关系到体液的电解质的平衡和养分的运送。调节体内各组织的功能、维持正常的物质代谢都离不开水。所以，在怀孕期间要养成多喝水的习惯。

2. 阳光

阳光中的紫外线具有杀菌消毒的作用，更重要的是，通过阳光对人体皮肤的照射，能够促进人体合成维生素D，进而促进钙质的吸收和防止胎儿患先天性佝偻病。

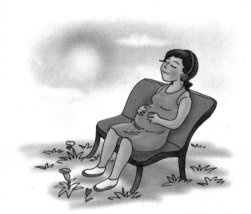

阳光也是孕期最容易忽视的营养素

因此，在怀孕期间要多进行一些室外活动，这样既可以提高孕妇的抗病能力，又有益于胎儿的发育。

孕期要注意抑郁症

大多数人包括孕妇自己都认为怀孕期是女人最幸福的时光，因此，很多人都对孕期抑郁症没有足够的认识，甚至忽视孕期抑郁症，这是一个认识误区。

其实，孕期抑郁症是一种很常见的病症，多数孕妇都或多或少地存在孕期抑郁症的表征，主要表现为易怒、焦躁不安、情绪起伏大、睡眠不好等。究其原因，主要是怀孕期间，女性体内激素分泌水平显著变化，进而影响大脑对情绪神经的调解，也有的是外在刺激的作用。

　　虽然孕期抑郁症是由于一种正常的生理变化导致的，但是如果不加注意，还是会对母亲和胎儿的健康造成影响，不利于优生。一方面，孕妇由于精神抑郁，内分泌容易出现失调，导致身体功能处于一种非正常状态；另一方面，由于抑郁导致的食欲下降或者暴饮暴食，睡眠质量不高，又会进一步损害孕妇身体健康，不利于营养储备，对胎儿的发育有直接的负面影响。

　　因此，孕妇和家人应当有意识地关注孕期的精神状况，对孕期抑郁症做到及早发现、及早治疗。

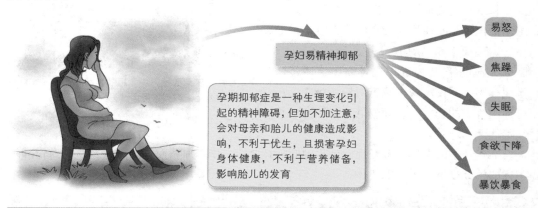

孕妇要防辐射

　　在日常生活中，家电辐射对孕妇的危害是非常大的。由此孕妇一定要防辐射，具体做法如下：

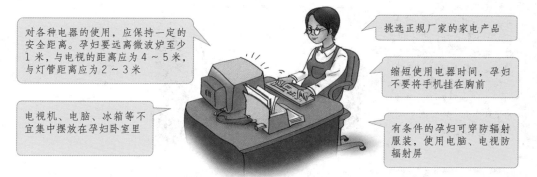

　　为了胎儿的健康，怀孕前3～6个月，夫妻均应脱离电磁波辐射环境；怀孕之后的前3个月，孕妇尽量不要接触电脑，因为这3个月是胎儿发育最敏感的阶段，器官发育尚未成形。

细节提醒

　　孕妇不宜睡电热毯。电热毯所产生的电磁波会危害到胎儿的生长发育，甚至造成流产或胎儿畸形，而且电热毯的功率越大，产生的电磁波越强，对胎儿的影响也越大。科学家发现，生育畸形儿的女性中有不少都是喜欢睡电热毯的。

孕期要警惕铅污染

铅是一种具有神经毒性的重金属元素，妊娠期如果受到铅污染，就会使胎儿神经系统受到影响，影响孩子的发育。

预防铅的危害，孕妇应避免过多地接触铅，这就要求孕妇防止被动吸烟，少食罐装食品和饮料，妊娠期不要搞室内装修，不宜用含铅化妆品及使用含铅厨具。而且，孕妇在妊娠期要多食含钙食品并适量补充钙剂。因为人体的铅95%蓄积在骨骼中，通过适量地补钙，不仅可减少肠道对铅的吸收，还可抑制骨铅的释放，从而降低铅对胎儿的神经毒性。

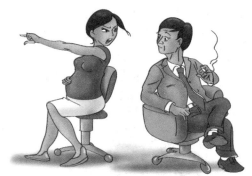

孕妇要防止被动吸烟，少食罐装食品和饮料，妊娠期不要搞室内装修，不宜用含铅化妆品

准备怀孕的女性，最好提前半年到医院查血铅，如果血铅超标，就要及时将血铅降到中毒的标准之下，再考虑要孩子。

孕妇少看电视

孕妇常看电视对自身和胎儿的健康都是不利的。

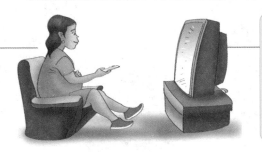

孕妇常看电视影响自身和胎儿健康

看电视过久，就会减少孕妇活动的机会，久而久之，会导致孕妇身体健康状况的下降，对优生不利。而且，孕妇看电视时，坐得过久，会影响下肢的血液循环，造成对下肢静脉的压迫，会导致下肢静脉曲张和水肿，对健康不利，也可能诱发妊娠期疾病

电视中的显像管在工作中会不断发出肉眼看不到的X射线，孕妇如果长时间接受这些射线的照射，则可能造成胎儿的畸形，或者容易出现流产或早产

妊娠期宜侧卧不宜仰卧

小林平素体质尚好，只是血压有点偏低，因没有明显症状便没当回事，怀孕之后，情况就不一样了。怀胎到7个月时，患了一种"怪病"，站起来活动没有什么异常，可一到睡觉病就来了：如果采取仰卧位，不一会就会出现头晕、恶心、呕吐、胸闷、面色苍白、出冷汗、脉搏加快、心悸不安等症状，大有虚脱之势。家人百思不得其解，营养没少一点，活没多干一点，睡觉怎么会出毛病呢？后来被医生诊断为"仰卧位低血压综合征"，看来，怀孕时睡觉姿势也马虎不得。

妊娠期无论是睡眠，还是休息，都应注意卧姿。妊娠早期，躺在床上采取什么卧位都可以，只要觉得舒服就行。但妊娠12周以后，必须采用侧卧位，尤以左侧卧位为好。

妊娠期子宫血管变粗，弹性增强，血容量增加，以保证向胎儿输送氧及营养物质，并替胎儿清除代谢产物及二氧化碳，同时从盆腔流到下腔静脉的血量也随妊娠的进展相应增加，孕妇仰卧，使增大的子宫压迫于脊柱前的下腔静脉，阻碍下半身的血液回流，其后果：一是回心血量减少，一般比侧卧时减少一半，使子宫、胎盘灌流量相应减少，胎盘不能发挥正常功能，不利于胎儿生长发育；二是使下肢和外阴及直肠的静脉压升高，加之孕期静脉壁呈扩张状态，孕妇极易发生下肢和外阴静脉曲张或褥疮。孕妇仰卧时，增大的子宫还会压迫骨盆入口处的输尿管，如果输尿管受压，尿流不畅，排尿量将更加减少而增加水肿程度。另外，孕30周后，部分正常妇女体内有较多的水、钠滞留，加上腹静脉压力增高，下肢更易出现水肿，严重者会并发高血压综合征或低血压综合征，造成水肿延及腹壁甚至全身。

所以，妊娠晚期，下肢水肿的孕妇，尤其是患高血压综合征的孕妇必须侧卧。

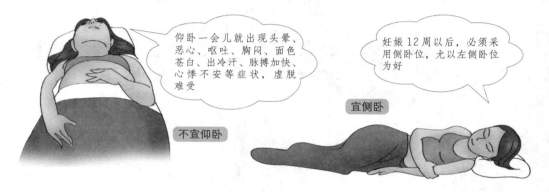

仰卧一会儿就出现头晕、恶心、呕吐、胸闷、面色苍白、出冷汗、脉搏加快、心悸不安等症状，虚脱难受

不宜仰卧

妊娠12周以后，必须采用侧卧位，尤以左侧卧位为好

宜侧卧

孕妇感冒伤胎儿大脑

孕妇自身健康的好坏直接关系到胎儿能否健康地生长发育，所以，孕妇应预防感冒。

在目前已经分离出的十几种感冒病毒中，有些病毒对胎儿有明显的致畸作用。感冒多数是由普通感冒病毒引起的，部分是由流感病毒引起的，症状较轻的患者仅有头痛、低热、食欲差、鼻塞、流涕等症状，严重的可引起39℃以上的高热，可持续数天。高热时，产生的毒素可能通过胎盘进入胎儿体内，影响胎儿脑细胞发育，尤其在妊娠早期，危害很大。

为防止感冒，孕妇应该尽量少去各种病毒细菌密度较高的公共场所，以减少感染相关病毒的机会。

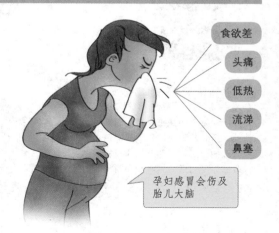

食欲差
头痛
低热
流涕
鼻塞

孕妇感冒会伤及胎儿大脑

细节提醒

孕妇用药应该相当谨慎，因为很多药物都会危害胎儿的正常发育。

产后五注意

很多女性在生完孩子后都担心落下"月子病"，影响自己一生的健康。

这里就介绍五点产后需要注意的事项：

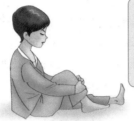

注意个人卫生。产妇的身体比较虚弱、抵抗力下降，容易感染病菌。因此，要特别注意个人卫生，应勤换衣裤；每天定时冲洗会阴（每天 2～3 次），勤换护垫

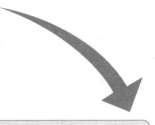

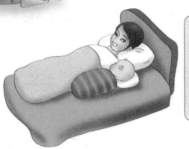

劳逸结合。由于分娩时消耗了大量体能，产妇易感到疲惫和思睡。产后第一天应完全卧床休息，体力的恢复有助于子宫和其他生殖器官的恢复。从产后第二天开始下床在室内活动，每次 10～20 分钟，保持充足的睡眠，每天的睡眠时间最好不少于 10 小时

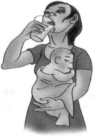

防止便秘。便秘会引起产后腹胀，影响食欲，不利于产妇尽快康复和哺乳。预防便秘先要尽早下床活动，其次是多饮水并多吃蔬菜、水果等高纤维食物

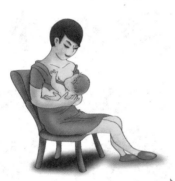

坚持哺乳。母乳中含有婴儿需要的各种营养物质和抗体，对宝宝的健康发育很有益处，新生儿吸奶动作能够促进母乳的分泌，帮助产妇的子宫收缩，使之尽快复原。同时泌乳消耗能量，有助于产妇减肥

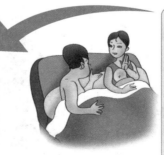

坚持避孕。在哺乳期不来月经，是由于婴儿吸奶引起催乳素分泌，通过一系列的内分泌变化，使卵巢分泌的雌激素减少。但不来月经并不等于没有排卵，因此要注意避孕

产妇在每一次哺乳前应洗净双手，用湿毛巾擦洗乳头，患感冒时应戴口罩喂奶，以免传染婴儿。

细节提醒

产妇为了早日康复，保持精神的愉快非常重要，这有利于提高身体功能和恢复速度。

坐月子穿衣要注意

产妇穿衣，首要的一点，就是要符合时令，要随着天气的变化增减衣物，既不能受凉，也不能热着。切不可在夏季穿衣过多，那种所谓的"捂月子"是不可取的。

产妇穿衣要符合这一特殊的生理时期，平常的一些穿衣习惯应当改变。比如平常喜欢束腰和穿紧身衣服的女性，在怀孕期和产后就应当换穿比较宽大的衣服，以避免对身体的压迫。胸罩在进入产褥期后，也尽量不要再戴，即使佩戴也注意不要过紧。贴身衣物的材料最好是棉麻织品，以防止皮肤的过敏。穿鞋应当选择软料厚底的棉鞋或布鞋，同时鞋帮要高，以保护脚踝，也不可多穿凉鞋或拖鞋，防止脚部受凉。

另外，产妇穿衣虽以舒适符合时令为准，但也应当注意整洁和美观，不能因为出门较少穿着邋遢，这样不但不卫生、不舒适，而且对产妇的心理也会造成抑制作用，影响情绪，降低生活质量。

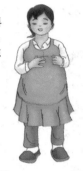

穿鞋应当选择软料厚底的棉鞋或布鞋，不可多穿凉鞋或拖鞋，防止脚部受凉

怀孕期和产后应当穿比较宽大的衣服，以避免对身体的压迫

注意要点

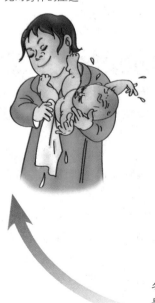

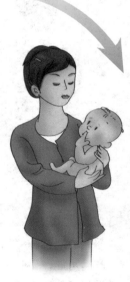

夏季，穿衣应当讲求舒爽，一般穿棉布的单衣、单袜、单裤即可，又吸汗又避风

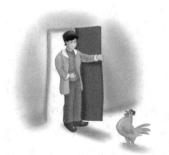

冬季，产妇的衣物要保暖效果良好，最好是棉线制品，既舒适又温暖，而且尤其注意对下体和背胸的保暖

产后不宜马上进补营养高汤

许多女性产后为了催奶、补充体力，会喝许多大补的汤水。其实这样不对，刚生完孩子不应马上进补猪蹄汤、参鸡汤等营养高汤。因为此时初生婴儿吃得较少，如果再服催奶汤，反而会导致乳汁分泌不畅。因此，产妇只需在正常饮食的基础上适量增加汤汁即可，三天后，再加喝滋补汤。在熬炖汤时，应除去汤中浮油，既能避免引起婴儿肠胃不适，也有助于产妇保持身材。

产后煲汤时尽量少用补剂。一般情况下，炖汤讲究药食同源，但药的数量和种类不能过多，也不主张多用参芪、当归之类的补剂。相对而言，桂圆、栗子、蘑菇等煲汤更合适。由于产后失血多、体力消耗大，可多吃一些补血活血、补气健脾的食品，如红糖、阿胶枣、枸杞、山药等。

老年人们通常会认为，产妇产后虚弱，不宜多吃生冷之物。其实，新鲜的蔬菜水果是补充维生素最好的食物，如不充分摄入，会使维生素缺乏，对身体反而不利。

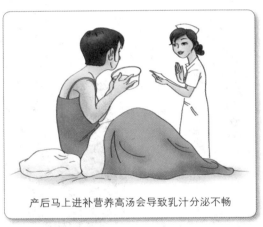

产后马上进补营养高汤会导致乳汁分泌不畅

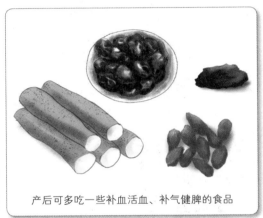

产后可多吃一些补血活血、补气健脾的食品

产后腰腿痛的原因

产妇出现腰腿痛的现象比较常见，要根据自身的情况多方面寻找原因。

产后可能产生腰腿痛，首先是与孕妇腰部及下肢骨骼的骨质疏松症有关，其次是与孕妇睡觉的姿势，以及床垫的软硬程度有关。

骨质疏松症的发生，很大程度上与妊娠过程中钙的不足有关。产后虽然也增加了钙的供给，但仍不能满足需要，这样就会进一步加重钙的缺乏，导致在产后出现腰背酸痛、下肢无力或痉挛等症状。

在怀孕和产前阶段，女性身体会自动为分娩做出一系列相应的身体调整，此时卵巢会分泌一种名为松弛素的激素，能够松弛生殖器官中的韧带和关节组织，并使骨盆组织的稳定性和密合性降低，呈松散状态，以利于分娩。在分娩结束后，骨盆组织还不能立即恢复完整性，仍处在比较松散的状态，如果此时产妇睡席梦思床，身下的支撑力不足，身体的重量就会对骨盆产生压迫，从而易使骨盆受到损伤，甚至变形。

在怀孕期间，女性的腰骶椎也会发生一定的变形，在分娩后不能及时复原，如果睡席梦思床，对其复位也是不利的。产后的一段时间内不能保持正确的<u>坐姿</u>、<u>睡姿</u>，而松弛的关节韧带还没有完全恢复，就会造成关节位置的改变，从而导致腰腿痛。

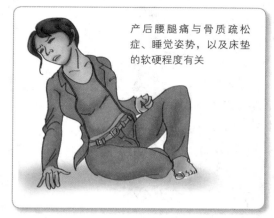

产后腰腿痛与骨质疏松症、睡觉姿势，以及床垫的软硬程度有关

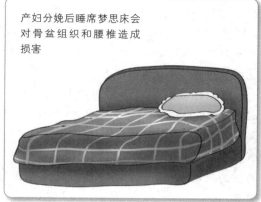

产妇分娩后睡席梦思床会对骨盆组织和腰椎造成损害

产后不宜"捂月子"

产妇要恢复身体健康、增强体质，都必须获得充足的阳光照射，这样也有利于防病。如果将门窗关得严严实实，产妇和新生儿捂在被窝里，得不到阳光的照射，就会处于一种很不健康的状态，不仅产妇体质难以恢复，也容易导致新生儿对钙的吸收能力低下。

捂月子的时候，室内空气不流通，空气污浊，在这种条件下，更容易滋生细菌和寄生虫，而产妇和新生儿分别处于身体虚弱和柔弱的时期，抵抗力差，极易患病。

室内捂得过于严实，空气不新鲜、阳光不充足，对产妇和新生儿的精神健康也有危害，且能够影响各方面身体功能和食欲，也对婴儿的发育不利。

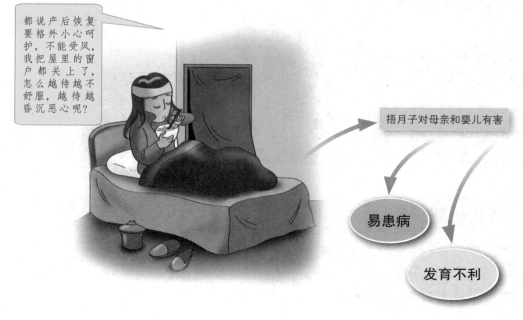

都说产后恢复要格外小心呵护，不能受风，我把屋里的窗户都关上了，怎么越待越不舒服，越待越昏沉恶心呢？

捂月子对母亲和婴儿有害

易患病

发育不利

产后马上节食减肥伤身体

很多女性在生完孩子后，体重会有所增加，为了快速恢复苗条的身材，她们便急不可耐地节食减肥。其实这样很伤身体。应该过了哺乳期再适量节食减肥。如果能够每天吸收 6279 千焦的热量，再加上运动，恢复苗条的身材并非难事。

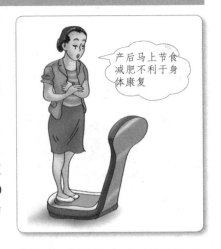

产妇在临产前所增加的体重大多是水分和脂肪，产后给婴儿哺乳，拥有这些水分和脂肪是必不可少的，因此，产妇产后不仅不能马上节食减肥，反而还应该多吃一些钙质丰富的食物，每天最少要吸收 11720 千焦的热量。只有这样，才能保证婴儿和自身身体的健康。

产后运动的注意事项

产后做些适当运动，可以预防或减轻因生产造成的身体不适及功能失调情形，协助骨盆恢复韧带韧性，恢复腹部及骨盆肌肉群功能，并使骨盆内器官位置复原。

产后运动，一定要注意以下几点：

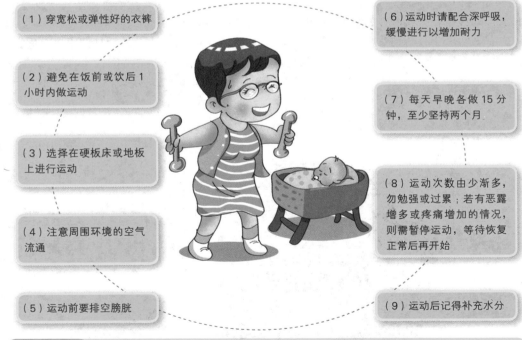

（1）穿宽松或弹性好的衣裤

（2）避免在饭前或饮后 1 小时内做运动

（3）选择在硬板床或地板上进行运动

（4）注意周围环境的空气流通

（5）运动前要排空膀胱

（6）运动时请配合深呼吸，缓慢进行以增加耐力

（7）每天早晚各做 15 分钟，至少坚持两个月

（8）运动次数由少渐多，勿勉强或过累；若有恶露增多或疼痛增加的情况，则需暂停运动，等待恢复正常后再开始

（9）运动后记得补充水分

细节提醒

如果产后及早下床活动，则不仅有利于下肢血流增快和恶露排出，也能使腹部肌肉得到锻炼，早日恢复原来的收缩力，从而保护子宫、直肠和膀胱等器官。

第十一章

育儿与健康

——让孩子赢在起跑线上

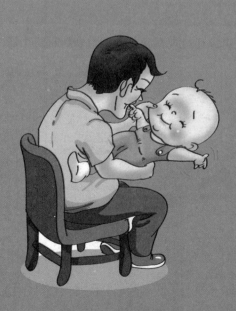

给新生儿冲奶粉不能太浓

新生儿出生后，如果母乳尚未分泌或母乳不足，可用全脂牛（羊）奶粉喂哺，但不要配制得太浓。

目前，全脂奶粉或强化奶粉含有较多钠离子，如不适当稀释，可使钠摄入量增高，给血管增加负担，使血压上升，引发毛细血管破裂出血、抽风、昏迷等危险症状。强化奶粉还补充了加工制作中损失的维生素与牛奶中容易缺少的元素，更应加以稀释，以适用于新生儿。

此外，奶粉中的蛋白质，虽经过高温凝固，比牛奶蛋白质易消化，但新生儿的消化能力差，奶粉如过浓，仍不好消化，所以，奶粉必须稀释才可代替母乳。

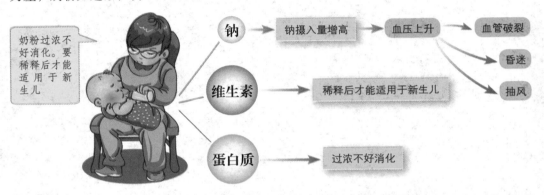

婴儿是否有病可观察其行为来判断

在日常生活中，家长可以通过观察婴儿的行为来判断婴儿是否患病。

哭声

正常婴儿哭声洪亮。如出现过多或持续性的哭吵、异样的哭叫、刺激后哭声延迟甚至不哭，则是有病的表现

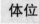

体位

新生儿多采取自然仰卧的体位，刚出生的婴儿，四肢屈肌张力较高，仰卧时四肢屈曲，髋关节屈曲并略外展，双手间歇性放松和握拳，头常转向一侧。婴儿颅内病变可引起双手紧紧握拳，下肢交叉及角弓反张（头极为后仰）；破伤风也可引起角弓反张

自发活动

正常婴儿有不自主和不协调的手足徐动：哭闹时会四肢抖动，但如果四肢频繁抽动，不自主地吸吮和咀嚼，新生儿就可能要发生惊厥了；产伤如果引起臂丛麻痹和各种潜在的骨折，婴儿自发活动会减少，或者完全不活动

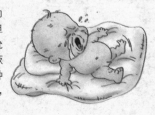

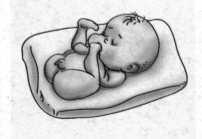

还有，百日咳初时像感冒，几天后，咳嗽变成一种特殊的阵发性的痉挛性咳嗽，孩子会咳得喘不过气来，面色青紫，眼部发肿，到最后一声像鸡鸣一样的长吸气后，这一阵咳嗽暂时停止，过不了多久，咳嗽再一次发作。孩子如果出现了以上症状，就是患上了百日咳。

给孩子接种疫苗要慎重

在生活中，如果不是特殊情况，最好不要给孩子接种疫苗，因为一针之痛往往使小儿难以忘怀，导致孩子以后只要看到穿白衣服的医生，就会不安，乱叫乱动，妨碍诊治。而且，有的针药有不良反应，如会引起儿童耳聋等，从而影响儿童的正常发育。

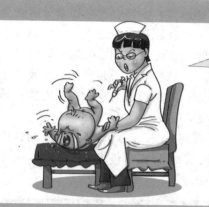

给孩子接种疫苗前要给孩子做详细的体格检查，没有禁忌证才能接种疫苗。每接种一次，做一次体检，不能认为曾接种过一次没出现反应就不检查了

新生儿不宜多大笑

一些大人出于对孩子的喜爱，经常喜欢逗着婴儿玩，让婴儿大笑不止，这虽然能够加深与婴儿之间的感情，但是经常让婴儿大笑，对婴儿的健康成长不利。

这是因为，婴儿的骨骼、肌肉以及呼吸系统的发育都还不成熟，如果过分大笑，时间过长，就有可能导致对呼吸的影响，可能造成婴儿瞬间窒息、低氧，引起暂时性脑缺血，甚至进而损伤大脑，影响智力，还可能导致孩子口吃、痴笑。婴儿过分张口大笑，还容易发生下颌关节脱臼，久而久之会形成习惯性脱臼。另外，在睡前逗笑，会影响婴儿正常入睡；在吃东西时逗笑，会使婴儿咽部的反射功能紊乱，乳汁和食物也会随着气流吸入气管，引起婴儿剧烈呛咳、发喘、憋气，有时还会把婴儿的气管堵住，非常危险；过分张嘴会导致颌关节脱臼等。

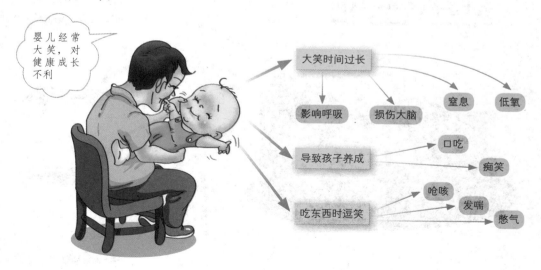

婴儿夜晚啼哭有原因

孩子在夜晚啼哭，既不利于婴儿身体健康，也使父母不能很好地休息，但只要饮食和护理妥当，就能避免出现这种情况。

如果婴儿喝牛奶过多，牛奶中蛋白和糖分解就会产生酸气，从而引起消化不良、腹胀不适。牛奶摄入量如果太少，婴儿就会感到饥饿，也不能入睡。此外，如果尿布更换不及时，就会造成婴儿皮肤受尿液中尿酸素刺激，引起炎症，或是包裹太紧，从而使婴儿感到燥热，也会引起婴儿啼哭。

为了不让婴儿夜间哭闹，一定要注意婴儿的饮食和护理，喂养适量，勤换尿布，包裹松紧适度，这样就能让婴儿安然入睡。

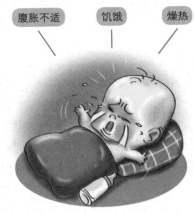

腹胀不适、饥饿、燥热等，都会引起婴儿啼哭，不利于婴儿身体健康

抱着新生儿睡觉，弊大于利

在生活中，有些家长对孩子总是爱不释手，只要孩子哭就抱在怀里哄，尤其在晚上，常常抱着孩子睡熟后才把他放在床上，时间长了，很容易使孩子养成不抱不睡的习惯。

其实，新生儿也需要培养良好的睡眠习惯，让孩子独自躺在舒适的床上睡觉，不仅睡得香甜，也有利于心肺、骨骼的发育和抵抗力的增强。如果经常抱着孩子睡觉，孩子睡得不沉，醒后常常不精神，影响睡眠的质量；抱着孩子睡觉，他的身体不舒张，身体各个部位的活动受到限制，全身肌肉得不到休息；抱着孩子睡觉也不利于孩子呼出二氧化碳和吸进新鲜空气，影响孩子的新陈代谢；同时，抱着孩子睡觉还不利于孩子养成独立生活的习惯。所以，经常抱着孩子睡觉，对孩子来说弊大于利。

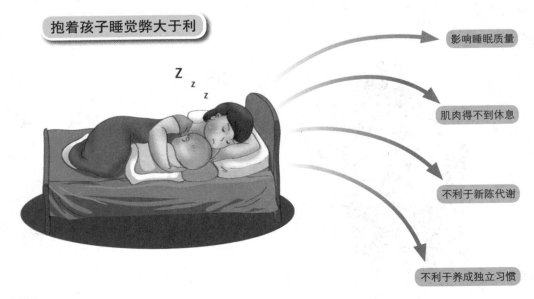

抱着孩子睡觉弊大于利

影响睡眠质量

肌肉得不到休息

不利于新陈代谢

不利于养成独立习惯

冬季带孩子晒太阳有讲究

冬季由于臭氧层出现季节性薄弱，太阳光中的紫外线加强，容易给人的身体带来不同的损伤。因此，在冬季带孩子晒太阳也要选择时间段。

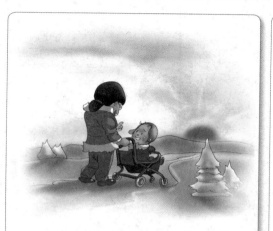

（1）上午6～9时，这一时间段阳光以温暖、柔和的红外线为主，紫外线相对薄弱。红外线温度较高，可使身体发热，促进血液循环和新陈代谢，提高人体活力

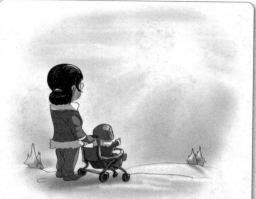

（2）上午9～10时、下午4～5时，这两个时间段的太阳照射特点是紫外线中的A光束成分较多，这两个时间段是储备维生素D的好时机；同时还可以促进肠道钙、磷的吸收，增强体质，有利于促进骨骼正常钙化

晒太阳时最好穿红色服装，因为红色服装的辐射长波能迅速消灭杀伤力很强的短波紫外线。

如何判断孩子是否发热

其实有时候孩子体温发生变化是生理性的，并不是发热，这些情况是：

（1）孩子穿得过多、盖得太厚，都会使体温有所升高，尤其是新生儿。只要将这些因素排除，孩子的体温就会恢复正常。

（2）剧烈活动、精神紧张、情绪激动、进食、排便等，都可使孩子的体温暂时升高。

（3）体质虚弱、饥饿、久不活动或保暖不佳等，则会使孩子的体温暂时偏低。

那么，该如何判断孩子是否发热呢？

1. 摸

平时经常摸摸孩子的小手和颈部后面，即可知道孩子体温是否正常，更重要的是可以了解孩子的衣着是否合适。穿得过多或过少都不利孩子的健康。了解了孩子的正常体温，一旦孩子发热，你就马上能"摸出"。用手大致感觉出孩子的体温异常时，可用你的额角接触孩子的额角，如果明显感觉孩子的额头比大人的热，那么孩子多半是发热了

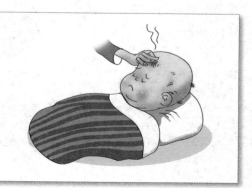

2. 看

孩子如果脸部潮红、嘴唇干热、哭闹不安，或者没有食欲，很可能是发热了。发热时身体的水分消耗较大，如果孩子的小便比平时的尿量少，且小便发黄、颜色较深，孩子也可能体温增高了

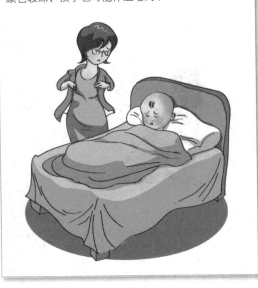

3. 测

用体温计测量体温是最确切的。通常用肛表测量孩子的直肠温度较确切（正常体温为 37 ~ 38℃），也可测量孩子的腋下或颈部（正常体温为 36 ~ 37℃），测出的直肠温度需减去 0~5℃，腋下和颈部温度应加 0~5℃，得出的度数便是孩子的现时体温数，如此可知孩子的准确体温和是否发热。学龄前孩子最好不要用口腔表测量体温，以免发生意外

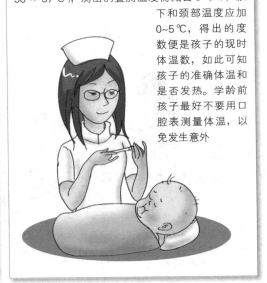

拍背可缓解孩子的咳嗽

　　有时候，看着孩子咳嗽，做父母的往往不知所措，干巴巴地瞅着心疼。其实在孩子咳嗽时，父母可以帮孩子按摩止咳穴。另外，拍背也可以缓解孩子的咳嗽。

　　如果父母在孩子咳嗽未愈期间注意饮食宜忌，可以收到事半功倍的效果。一般来说，当孩子咳嗽时，应该注意以下饮食四忌：

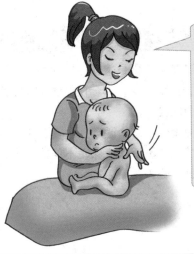

在孩子咳嗽时，父母让孩子坐起，使其上身成45°角，然后轻轻地帮孩子拍背，这样能起到宽胸理气、促进痰液排出的作用。需要注意的是，父母在给孩子拍背时不能集中在一个地方，应该上下左右都拍到，如果拍到孩子的某一部位时孩子就咳嗽，说明孩子的痰液就积在此处，应重点拍

1. 忌吃肥甘厚味

中医学认为，咳嗽多为肺热引起的，儿童尤其如此。日常饮食中，多吃肥甘厚味会产生内热，加重咳嗽，且痰多黏稠，不易咳出。所以，父母不能给孩子吃肥甘厚味之物，也不能让孩子吃得太咸

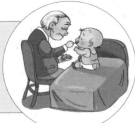

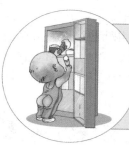

2. 忌吃寒凉食物

咳嗽时不宜吃冷冻饮料。中医学认为"形寒饮冷则伤肺"，咳嗽时如饮食仍过凉，就容易造成肺气闭塞，症状加重，日久不愈。不论是儿童还是成人，咳嗽多伴有痰，痰的多少又跟脾有关。脾是后天之本，主管人体的饮食消化与吸收。如过多进食寒凉食物，就会伤及脾胃，造成脾的功能下降，聚湿生痰

3. 忌吃甜酸食物

酸食常敛痰，使痰不易咳出，以致加重病情，使咳嗽难愈。咳嗽严重时连一些酸甜的水果，如苹果、香蕉、橘子、葡萄等也不宜吃，多吃甜食还会助热，使炎症不易治愈。民间有用"生梨炖冰糖"治疗咳嗽的做法，这种吃法对咳嗽初起（新咳）的孩子是不适宜的

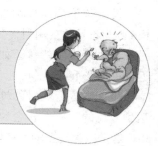

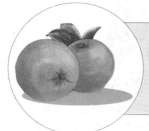

4. 忌吃橘子

很多父母认为橘子是止咳化痰的，于是孩子咳嗽时就给其吃橘子。实际上，橘皮确有止咳化痰的功效，但橘肉反而生热生痰，而孩子一般不会吃橘皮

孩子咳嗽时忌"发物"，父母不能给其吃鱼腥之物，也不能给孩子吃补品。

高热时给孩子"捂汗"的方式不可取

小儿体温超过 38℃ 即为高热。通常人们会在婴幼儿发热时为他们多穿衣服或盖棉被来"捂汗"，其实这种做法对婴幼儿来说是很不合适的，因为这样会使孩子感觉很不舒服，哭闹不安而消耗体力，热度反而会上升。高热时只让孩子穿适合的衣服就可以了，但较冷的天气，孩子手、脚发凉时，则要添加衣服。

婴幼儿体温在 38 ~ 39℃ 时要多饮水。38.5℃ 以上时应在医生指导下服用退热药，或采用物理降温的方法为孩子退热。一般情况下可用温水洗浴擦身，用温湿毛巾反复敷前额部或胸腹部，或用凉湿毛巾（尽量拧干）放在前额。如果你想用碎冰块降温，一定要注意不可让冰块直接接触孩子的身体，并严格控制用冰时间，不可大意。

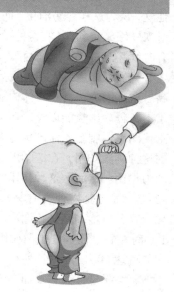

如果你发现孩子在发高热时精神不好，脸发红，摸额头

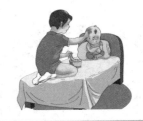

感到烫手或是体温在 39℃以上，也可用酒精擦浴的方法。擦酒精是一种方便的物理降温方法，可选用市售浓度为 75% 的消毒酒精，加温水 1 倍左右，使浓度降为 30%～40%。你可用纱布或小毛巾蘸上备好的酒精擦小儿身上大血管区域，即腋窝、颈部、大腿根部及外阴部。

近视眼孩子多吃糖，近视更严重

很多孩子都喜欢吃甜食，这是一种很不好的习惯，因为过量地食用甜食会导致孩子肥胖，产生龋齿。另外，患近视眼的孩子如果过量食用甜食，会使得近视更加严重。

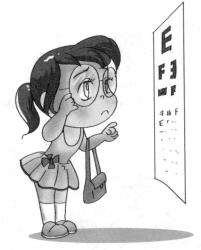

甜食中含有大量的糖分，而人体摄入糖的含量达到 6 克的时候，就会大量消耗体内存在的维生素 B_1，这是因为过多的糖在体内代谢时必须有一定的维生素 B_1 参与。人体内的维生素 B_1 不足，就会影响机体对眼压的调节，从而助长近视的发展。

另外，过量地摄入糖分还会使孩子的血液呈酸性，而为了维持体内的酸碱平衡，人体就不得不动用大量的钙质去中和体内的酸性物质，这就会造成血钙不足，减弱眼球壁的弹性，使眼轴伸长，埋下近视的隐患。同时，血糖升高，也会使晶体复凸而形成近视。

过量地食用甜食会导致肥胖，产生龋齿，使眼球壁的弹性减弱，使得近视更加严重

发热时吃鸡蛋羹等于火上浇油

当孩子发热时，父母通常会做鸡蛋羹给他吃，认为这样容易消化，而且鸡蛋有营养，对恢复健康有利，其实这种做法是不科学的，有时候甚至是"火上浇油"。

我们都知道，人在进食后体温会略有升高。这是因为，食物在体内氧化分解时，除了本身释放出热能以外，还会增加人体的基础代谢，刺激人体产生更多的热量，食物的这种刺激作用，在医学上称为食物的特殊动力作用。然而，这种作用与进食的总热量无关，而与食物种类有关。比如进食碳水

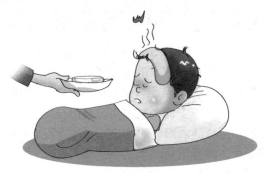

发热时，食用含有大量蛋白质的鸡蛋，不但不会降低体温，反而会使体内热量增加，导致体温升高，不利于早日康复

化合物，可增加基础代谢率 5%～6%，脂肪会增加基础代谢率 3%～4%，二者持续时间只有 1 小时左右。而进食蛋白质影响最大，可增加基础代谢率的 15%～30%，持续时间也较长，有的可达 10～12 小时。所以，当孩子发热时，如果父母让孩子食用含有大量蛋白质的鸡蛋，不但不会降低体温，反而会使孩子体内热量增加，导致孩子的体温升高，因此不利于孩子

的早日康复。

对于发热的孩子，在饮食方面应力求清淡、易消化，多吃水果、蔬菜以及含蛋白质低的食物，主食应以流质或半流质食物为主，如米汤、稀饭、面条、藕粉等，这有利于孩子早日恢复健康，等身体恢复后再多补充瘦肉、鱼、豆腐等高蛋白食物。

让孩子远离这些日常用品

许多家长都对铅中毒忌惮三分，因此处处提防孩子铅中毒，殊不知，在生活中，有许多日常用品比含铅物对孩子危害更大。

抗菌皂

为什么能抗菌？因为里面含有少量的有毒物质。这对人体有害，特别是对神经系统正在发育的儿童而言。因此，要避免一切宣称"抗菌"的产品，最好使用自然香皂，让孩子的免疫系统发挥作用，杀死一般细菌

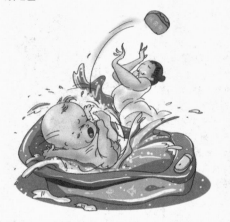

空气清新剂

空气清新剂含有致癌物质，能够导致哮喘和其他呼吸系统疾病。如果你重视孩子的健康，就用橘子皮来代替吧

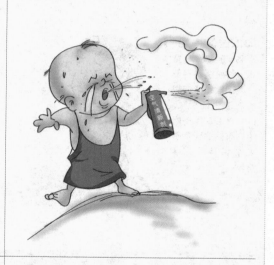

洗衣剂

洗衣剂中含有的有毒物质很多，其中的香味剂就属于致癌物质。它们对环境有害，同样对儿童健康有害

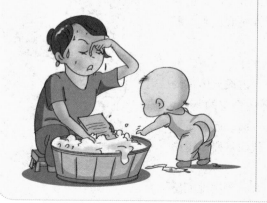

非处方药品

几乎所有的药品都有一定的毒性。许多儿童药品比成人药品毒性更强，因为它们增加了化学甜味剂和人工色素的含量

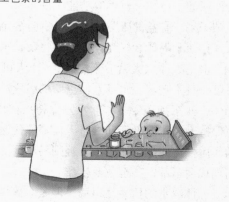

运动饮料

仅仅因为"运动"二字，一些父母便认为这种饮料是健康的，还觉得它能起到补钾的作用。实际上，其中含有的化学甜味剂是有害的。喝水是更聪明的方法

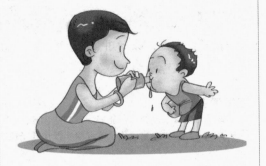

碳酸饮料

它可能导致糖尿病和肥胖，还含有磷酸，会损害牙齿，导致骨质疏松。此外，儿童经常喝碳酸饮料更危险，因为它们含有的化学甜味剂与学习能力低下和神经紊乱都有关系

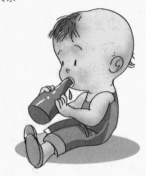

加工过的牛奶

不到10岁的儿童患上心脏病，有部分原因是跟他们喝的加工牛奶有关。因为这些加工牛奶中，有些会含有杀虫剂和其他化学物质

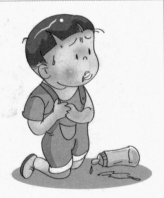

快餐

快餐极不健康，不仅因为这些食品常常是油炸的，还因为它们含有添加剂、味精、色素等物质。奇怪的是，许多家长对孩子良好表现的奖励，竟然是为他们购买不健康的快餐食品

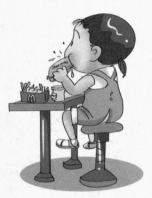

白开水最适合孩子

目前市场上的饮料可谓五花八门，各种各样的饮料吸引着孩子，也让父母挑花了眼。由于大多数的饮料都声称具有诸如保健、益智、营养等功能，许多家长不惜多花钱，也要让孩子喝"有益健康"的东西，有时甚至用饮料取代水。那么，让孩子喝什么好呢？正确的答案是水。

水是人体六大营养素之一，一个人可以数日不吃饭，但不可一日不喝水。水是人体重要的组成成分，占成人体重的60%，儿童则还要多些。水是保持人体内环境稳定的基础，在保持人的体温平衡和维持人体新陈代谢等方面，起着重要的作用。体内如果缺少水，轻则易于疲劳，代谢障碍；重则出现代谢紊乱，甚至危及生命。

人体缺水的信号是口渴，但是对孩子而言，等到他们感

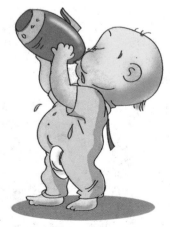

孩子喝白开水最好

到渴时再让他喝水就迟了。因为，孩子的玩心大，玩时常将口渴的信号放置脑后，等到玩累了才想起喝水，那样容易使得体内的代谢产物堆积，不利于孩子健康发育。特别是夏天，孩子出汗增多，如果不及时补充水，可能出现中暑现象。孩子中暑的表现为体温升高、神志不清，有时还会出现四肢抽搐等情况。

那么孩子究竟应该喝多少水呢？这要视年龄而定，并非越多越好。在新生儿期，喝水量要严格掌握，因为宝宝的肾脏发育尚未完善，一次 20 毫升即可。随着月龄增长，喝水量也要相应增多。一般而言，吃母乳的孩子需水量相对少，而喝牛奶的孩子需水量就多一些。到了 1 岁，孩子活动量大了，需水量也更多了。此时，应该让孩子每天至少喝 3 次水，每次在 100 ~ 200 毫升。天气干燥及夏天时还要相应增加。过了 1 岁，孩子每天的需水量就应在 500 毫升以上。

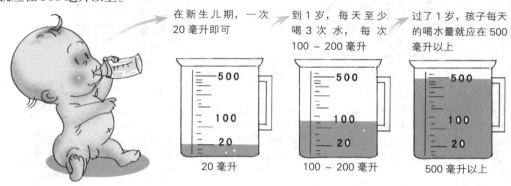

| 在新生儿期，一次 20 毫升即可 | 到 1 岁，每天至少喝 3 次水，每次 100 ~ 200 毫升 | 过了 1 岁，孩子每天的喝水量就应在 500 毫升以上 |

20 毫升　　　　100 ~ 200 毫升　　　　500 毫升以上

有些家长说，孩子不喜欢喝白开水怎么办？这是因为孩子养成了喝饮料的习惯，他们认为甜水好喝。但从健康角度讲，白开水更适宜孩子。

这些食品会让孩子变笨拙

我们都知道，牛奶、胡萝卜、海带等食物对大脑是有好处的，经常吃能起到健脑益智的作用。同样的道理，大脑也会不喜欢某些食物，经常吃它们，我们就会变得迟钝、笨拙，甚至出现记忆力减退的现象。它们包括以下的食品：

含过氧脂质的食品

油温在 200℃以上的煎炸类食品及长时间曝晒于阳光下的食物都含有较多的过氧脂质，而过氧脂肪对大脑的危害很大，它们会在人体内积聚，使人体内某些代谢酶系统受到损害，导致大脑早衰，所以孩子还是少吃炸薯条、烧鸭、熏鱼等食物

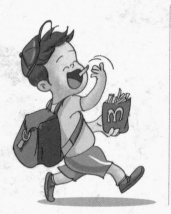

高糖食品

白糖是典型的酸性食品，我们如果经常在饭前吃含糖分高的食物，就容易形成酸性体质，这会严重影响我们的记忆力

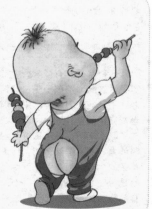

过咸食品

人们对盐的生理需要很低，尤其是儿童，只要保持在每天4克以下就可以，而经常吃过咸食物的人，动脉血管会受到损伤，影响脑组织的血液供应，使脑细胞长期处在缺血、低氧的状态下，从而导致反应迟钝，大脑过早老化

含铅食品

有些孩子在吃早餐时喜欢吃油条，但是油条在制作过程中，须加入一定量的明矾，而明矾正是一种含铝的无机物。当它被人体吸收后，很难被排出，而会逐渐蓄积，长期下去就会导致孩子记忆力下降，思维变得迟钝

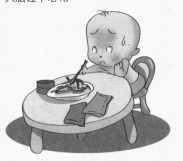
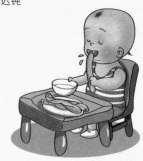

含铅食品

有的小孩爱吃爆米花和皮蛋，但是爆米花在制作过程中，机罐受高压加热后，罐盖内层软铅垫表面的铅有一部分会变成气态铅，皮蛋的原料中则含有氧化铅和铅盐，而铅能取代其他矿物质铁、钙、锌在神经系统中的活动地位，因此是脑细胞的一大"杀手"。如果长期吃含铅的食物或者食物中含铅量过高，大脑就会遭受损害导致智力低下

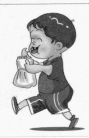

别陷入喂养孩子的误区

鸡蛋代替主食。有的母亲为了使孩子长得健壮，每餐都给孩子吃鸡蛋类食品，结果孩子出现消化不良性腹泻。因为婴幼儿胃肠道消化功能尚未成熟，各种消化酶分泌较少，过多地吃鸡蛋，会增加孩子胃肠负担，甚至引起消化不良性腹泻

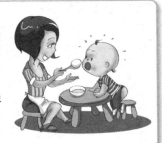

果汁代替水果。有些家长经常买果汁制品冲给孩子喝，这种做法不妥。因为新鲜水果不仅含有充足的营养成分，而且在孩子吃水果时，还可锻炼其咀嚼能力，刺激唾液分泌，促进孩子的食欲，而各类果汁制品都是经过加工制成的，不仅会损失一些营养素，而且还含有食品添加剂，婴幼儿长期过多地饮用会给健康带来危害

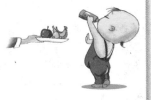

葡萄糖代替白糖。因为各种食物中的淀粉和所含的糖分，在体内均可转化为葡萄糖，所以婴幼儿不宜多补充葡萄糖，更不可用它来代替白糖。如果常用葡萄糖代替其他糖类，肠道中的双糖酶和消化酶就会失去作用，使胃肠懒惰起来，时间长了就会造成消化酶分泌功能低下，消化功能减退，影响婴幼儿的生长发育

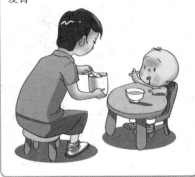

怎样让孩子爱吃蔬菜

我们都知道，蔬菜含有丰富的维生素和矿物质，是我们生命中不能缺少的食物种类。有一些小朋友不爱吃蔬菜，或者不喜欢吃某些种类的蔬菜。这些小朋友很可能会由于维生素摄入量不足而产生营养不良，进而影响身体的健康。

怎么才能让孩子爱吃蔬菜呢？其实，孩子的口味是大人培养出来的。如果一种食物孩子从小没有吃惯，那么他长大后肯定不会接受，所以应该让孩子从小吃蔬菜。

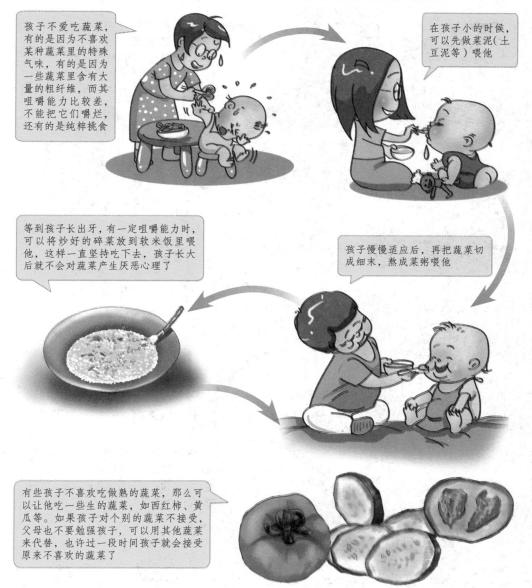

孩子不爱吃蔬菜，有的是因为不喜欢某种蔬菜里的特殊气味，有的是因为一些蔬菜含有大量的粗纤维，而其咀嚼能力比较差，不能把它们嚼烂，还有的是纯粹挑食

在孩子小的时候，可以先做菜泥(土豆泥等)喂他

等到孩子长出牙，有一定咀嚼能力时，可以将炒好的碎菜放到软米饭里喂他，这样一直坚持吃下去，孩子长大后就不会对蔬菜产生厌恶心理了

孩子慢慢适应后，再把蔬菜切成细末，熬成菜粥喂他

有些孩子不喜欢吃做熟的蔬菜，那么可以让他吃一些生的蔬菜，如西红柿、黄瓜等。如果孩子对个别的蔬菜不接受，父母也不要勉强孩子，可以用其他蔬菜来代替，也许过一段时间孩子就会接受原来不喜欢的蔬菜了

细节提醒

不要过度迷信小儿滋补品，小儿不宜多进补，很多时候进补反而会危害小儿健康。

培养儿童心理健康的要点

不要太亲近孩子
应该鼓励孩子与同龄人一起生活、学习、玩耍，这样才能使他学会与人相处的方法

不要对孩子太严厉、苛求甚至打骂
这样会使孩子形成自卑、胆怯、逃避等不健康心理，或导致反抗、残暴、说谎、离家出走等异常行为

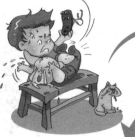

要帮助孩子分析他所处的环境
帮助孩子解决困难，而不是代替他们解决困难。应教会孩子分析问题、解决问题的方法

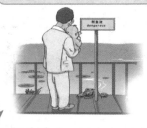

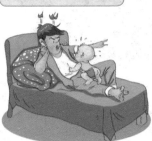

不要勉强孩做一些不能胜任的事情
孩子的自信心多半是由做事成功而来的，强迫他做力所不能及的事情，只会打击他的自信心

不要欺骗和恐吓孩子
欺骗和吓唬孩子会丧失父母在孩子心目中的权威性，最终导致孩子不服从父母的管教了

不要贿赂孩子
要让孩子从小知道权利与义务的关系，不尽义务不能享受权利

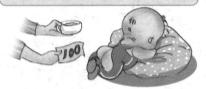

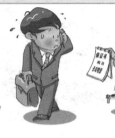

不要在小伙伴面前当众批评或嘲笑孩子
这会造成孩子怀恨和害羞的心理，大大损害孩子的自尊心

不要过分夸奖孩子
孩子做事取得了成绩，略表赞许即可，过分夸奖会使孩子形成自负、骄傲等不良心理

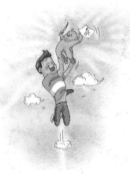

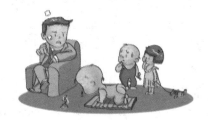

孩子多动，并不全是他的错

顽皮的孩子显得可爱，顽劣的孩子令人头疼，不知疲倦的孩子让家长束手无策，如果你有一个多动的孩子，千万别以为这都是孩子的错。

从中医角度分析，小儿为稚阴稚阳之体，脏腑娇嫩，形气未充，脏腑器官及体格发育尚未成熟，功能还不完善，与成人相比较，处于脏腑未壮、精气未充、经脉未盛、气血不足、神气怯弱的状态。小儿因为脏腑的形态结构及功能均未成熟，所以必然往成熟完善的方面发展，即显示出生机旺盛、迅速生长发育的现象，表现出来的就是爱动。

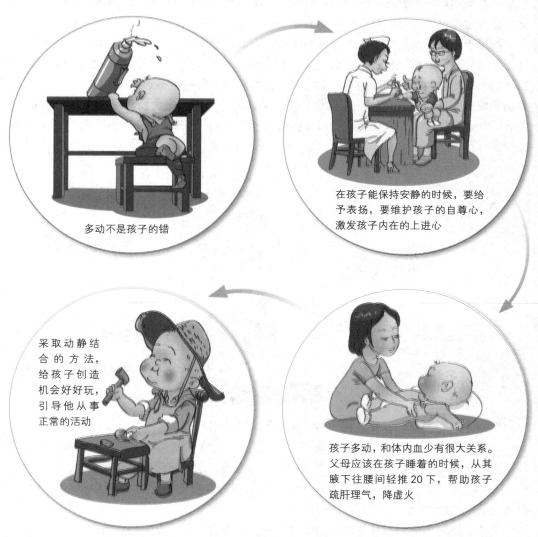

多动不是孩子的错

在孩子能保持安静的时候，要给予表扬，要维护孩子的自尊心，激发孩子内在的上进心

采取动静结合的方法，给孩子创造机会好好玩，引导他从事正常的活动

孩子多动，和体内血少有很大关系。父母应该在孩子睡着的时候，从其腋下往腰间轻推20下，帮助孩子疏肝理气，降虚火

父母一定要多给孩子吃补血的食物，多吃细碎、容易消化的流食以便其更快生血。孩子的血液足了，身体内部各脏器都吃饱了，就不会有燥火了。孩子内部平衡了，外部也就安静平稳了。

还有一个方法可治疗孩子多动，那就是用大蒜敷脚心：将一头大蒜剁碎后分两份敷在脚心处，然后用保鲜膜固定住，半小时后取下即可。

另外，细心的家长可能会注意到，孩子吃了某些食品后会变得特别亢奋，难以入睡，尤其是吃了巧克力、甜食后，会精力充沛，情绪高昂，跳来蹦去，显得极度活跃。所以，调整孩子的饮食结构，也是改变孩子多动的有效方法。

孩子吃饭速度太快并不是好事

爱玩是小孩的天性，因为急着出去玩，许多孩子把吃饭不当回事，每次吃饭的时候，总是狼吞虎咽地吃完就跑出去，家长也不当回事，甚至觉得孩子吃饭快说明胃口好，其实孩子吃饭速度过快对健康是十分不利的。

如果孩子吃饭的速度过快，很容易使胃肠内的食物倒流，也就是胃里面的食物反流到食管里，导致胃酸腐蚀食管，进而引发严重的健康问题。另外，在我们的唾液中有一种淀粉酶，它能对食物进行初步消化，而吃饭时狼吞虎咽，食物得不到充分咀嚼，就导致大块食物和唾液进入胃里，胃还没来得及分泌出足够的胃液来消化食物，可是食物既然来了，只有硬着头皮接受了，这样就会造成胃疲劳，发生疼痛的现象，时间久了小小年纪也会得胃病。

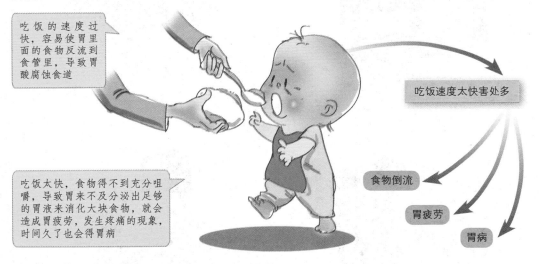

明白了狼吞虎咽的害处，那细嚼慢咽有什么好处呢？

首先，可以让小胖墩变瘦。这是因为人体内的饮食中枢可以在吃饱后"提醒"人们停止进食，但是由于我们在吃饱后做出相应的反应需要一定时间，在狼吞虎咽时，我们的身体还来不及反应，这就导致过度进食；而细嚼慢咽为饮食中枢发出吃饱信号提供了时间，从而使我们减少进食量，达到减肥的目的。

其次，细嚼慢咽可以使食物被咀嚼得更充分，更有利于消化。当食物进入胃部后，就使其在胃里的消化时间减少，这样可以减少消化系统疾病的发生。

最后，细嚼慢咽有助于面部肌肉和骨骼的运动，这种运动可以对大脑产生震动，增加大脑的活力。

所以，为了孩子的身体健康，家长应该让孩子在吃饭时养成细嚼慢咽的好习惯。

放手让孩子去"搞破坏"

许多小孩都是父母眼中的"破坏王",电动汽车的零件散落在屋子里,桌上的电话线被拔掉,影碟机再也不能打开……父母总是要以一种"时刻准备着"的精神状态去面对随时可能出现的破坏场面。其实,与其这样紧张不安地等待破坏场面的出现,不如主动为孩子提供动手的条件,让他们在探索和尝试中找到创造的感觉。

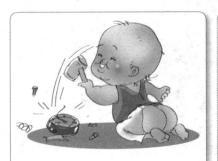

刚接触和认识这个世界,孩子对任何事物都很好奇,对于身边的物品,他们会摸一摸、闻一闻甚至是摔一摔,看看它们会产生什么样的反应,于是就有了父母眼中的"破坏性"行为

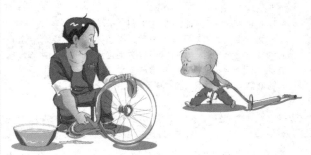

如果孩子正处在这个年龄段,父母可以把一些贵重的、危险的物品收藏好,然后给孩子一些安全的家用物品或是耐摔的玩具。也可以让孩子自己当"修理工",当你在修理家中物品时,可以让孩子参与进来,找没有危险性的动手部分教孩子如何操作

父母要慢慢引导孩子,让他明白什么东西可以碰,什么东西不可以碰。比如他可以玩一个小皮球,甚至可以拆卸电动小汽车来看它的内部结构,但是不能把电视机当作玩具,不能把影碟机扔进水桶里。总之,对于孩子的"破坏性"行为,父母该做的不是惩罚,而是鼓励,以利于孩子求知欲和创造力的发展。

有时候孩子在发脾气时会故意摔东西,对于这种行为,父母要坚决制止,并且要及时弄清孩子发脾气的原因,疏导他的情绪,耐心地给他讲道理,使他的情绪稳定下来。

别让孩子抱着毛绒玩具睡觉

有一些孩子喜欢抱着毛绒玩具睡觉,但是家长可能并不知道,这些毛绒玩具其实是一个"隐形杀手",它正悄悄地危害着孩子的健康。

白天时,小孩通常喜欢把毛绒玩具随意堆放,这就使它们沾染上很多细菌和寄生虫,相对于其他玩具来说,毛绒玩具消毒更困难,并且极容易再度沾染病菌,小孩睡着后,身体自然放松,抵抗力变得低下,如果抱着这样的脏玩具睡觉,细菌就会非常容易进入体内,从而引发各种疾病。毛绒玩具还会脱落很多细毛屑,如果被小孩吸入气管里,时间长了就会引起气管的过敏,导致哮喘病的发作。

睡觉的时候,小孩常常不自觉地把头埋进毛绒玩具里,这样很容易造成窒息,导致大脑低氧,对身体和大脑都很不利。

另外,有些家长贪图便宜,爱在路边摊购买毛绒玩具,这类玩具里面的填充物很可能是不干净的棉花，这些棉花上面有大量的细菌和病毒，很容易感染接触毛绒玩具的人，因此家长一定要到正规的商店购买毛绒玩具。

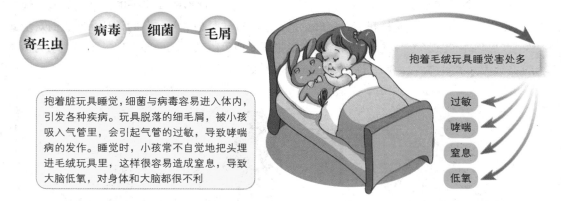

寄生虫　病毒　细菌　毛屑

抱着毛绒玩具睡觉害处多

抱着脏玩具睡觉，细菌与病毒容易进入体内，引发各种疾病。玩具脱落的细毛屑，被小孩吸入气管里，会引起气管的过敏，导致哮喘病的发作。睡觉时，小孩常不自觉地把头埋进毛绒玩具里，这样很容易造成窒息，导致大脑低氧，对身体和大脑都很不利

过敏
哮喘
窒息
低氧

宠物虽然可爱，也别让孩子乱摸乱抱

现在的小孩大多数是独生子女，从小就缺少玩伴，所以父母会买来一些小宠物陪伴他们。但是，医学研究发现，宠物身上隐藏着很多可怕的细菌，如果处理不好就会对孩子的健康带来隐患。

以小猫为例，小猫的身上大约有18种病原体会给人带来疾病，小狗还能通过肠寄生虫、跳蚤、螨虫等传播疾病

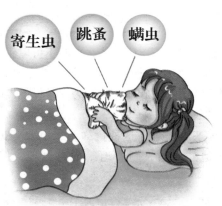

寄生虫　跳蚤　螨虫

有些孩子喜欢抱着宠物睡觉，宠物身上的细菌会在这时趁机侵入孩子的体内，危害孩子的健康

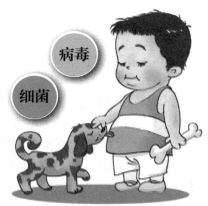

病毒
细菌

许多宠物喜欢亲昵地在小主人身上舔来舔去，如果碰到孩子身上破损的皮肤，细菌和病毒就会进入孩子的身体，引发多种疾病

所以，为了身体的健康，最好不要养宠物，如果家里已经养了宠物，就要注意宠物的卫生，经常给宠物洗澡和防疫注射。在睡觉时不要和小宠物共枕而眠，不要和小宠物亲嘴、贴脸，也不得和小宠物在一块儿吃东西，与宠物玩耍后要洗手、洗澡，清除身上的宠物毛屑。

父母还应该知道，"狂犬病"是一种危险的传染性疾病，它并不是像我们平时所想的那样只有狗的身上才携带，在猫、鼠等肉食动物的身上也会有。被这些动物咬了容易得"狂犬病"，即使是被抓伤，也容易感染，因此孩子一旦被宠物抓伤，父母应尽快带他们去医院打预防针。

若要小儿安，常带三分饥和寒

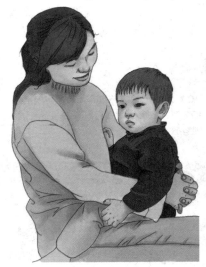

每到冬季，一些年轻的父母就忙着给孩子加衣，里三层外三层的，家里还要紧闭门窗，生怕孩子冻着，一些孩子就因为生长在这种"温室"的环境里，体温不断上升，等父母发现时，孩子往往已经处于高热之中，这样便形成了现在常见的冬季"中暑"现象

著名儿科专家钱乙提出，"若要小儿安，常带三分饥和寒"。人若受寒，人体自然会调集卫气分布于体表以御寒，防止感冒。家长如果给孩子穿得过暖，人体在这样的环境中毛孔会张开。没有寒冷环境的刺激，人体不会在体表形成防寒的卫气。但是在严寒的冬日，孩子总有穿脱衣服的时候，很可能就在脱衣服的瞬间，寒气从孩子开放着的、没有防寒系统的毛孔长驱直入，这样孩子很容易感冒生病。所以，在秋天凉意初起的时候，父母不要忙着给孩子加衣，要让其保持"三分寒"，以增强抗寒能力。

孩子穿衣讲究"三分寒"，是从宏观上讲的，而不是说让孩子全身都要"寒"，正确的做法是"三暖三凉"。

脚暖

脚部是阴阳经穴交会之处，皮肤神经末梢丰富，对外界最为敏感。孩子的手脚保持温暖，才能保证身体适应外界气候的变化

背暖

保持背部的"适当温暖"可以减少感冒机会。所谓"适当温暖"，就是不可过暖，过暖则背部出汗多，反而因背湿而患病

肚暖

肚子是脾胃之所，保持肚暖即是保护脾胃

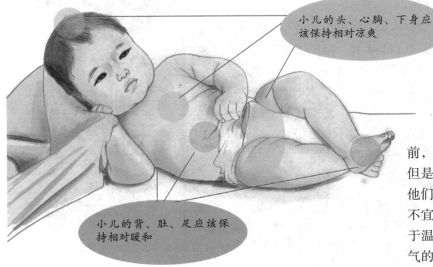

小儿的头、心胸、下身应该保持相对凉爽

小儿的背、肚、足应该保持相对暖和

孩子在10岁之前，血气都很旺盛，但是阴气不足，此时他们下身的衣服宜薄不宜厚，如果下身过于温暖，则有碍于阴气的生长。

头 凉

从生理学的角度来讲，孩子经由体表散发的热量，有 1/3 是由头部发散，头热容易导致心烦头晕而神昏。头部最容易"上火"，孩子患病更是头先热。如果孩子保持头凉、足暖，则必定神清气爽，气血顺畅

心胸凉

穿着过于厚重臃肿，会压迫到胸部，影响正常的呼吸与心脏功能，还容易造成心烦与内热。应该保证孩子的"心胸凉"

下身凉

孩子在 10 岁之前，血气都很旺盛，但是阴气不足，此时他们下身的衣服宜薄不宜厚，如果下身过于温暖，则有碍于阴气的生长

提高孩子免疫力，把疾病拒之体外

每天孩子们都会接触到细菌病毒和其他微生物，孩子在接触这些微生物后是否会得病，很大程度上取决于他们免疫力的强弱。为了孩子免受各种细菌和病毒的伤害，能够健康苗壮地成长，父母一定要提高孩子的免疫力。

父母可以通过培养孩子的健康习惯，来改善孩子的免疫系统。

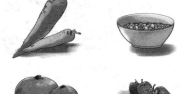

胡萝卜、青豆、橘子、草莓等，都包含提高免疫力的植物营养素，如维生素 C 和胡萝卜素

一、多吃水果和蔬菜

植物营养素可以增加体内产生白细胞和干扰素的数量，前者与病菌感染作战，后者是一种覆盖在细胞表面阻止病毒侵入的抗体。研究显示，植物营养素丰富的饮食，也可以保护孩子长大后不得慢性病，如癌症和心脏病。因此，设法让你的孩子每天吃 5 次水果和蔬菜。

二、增加睡眠时间

对成年人的研究显示，睡眠少会减少体内淋巴细胞的产生，这样，人更容易生病。淋巴细胞是免疫系统攻击微生物和癌细胞的武器，对孩子来说也是如此。专家建议，新生儿每天需要 18 小时的睡眠时间，初学走路的孩子需要 12 ~ 13 小时，学龄前儿童需要大约 10 小时。如果你的孩子在白天不能或者不愿意小睡，那么，晚上让他早点上床睡觉是一个好办法。

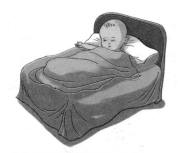

增加睡眠能让孩子更好地成长

三、坚持母乳喂养

母乳中含有能提高免疫力的抗体和白细胞。母乳喂养可以防止孩子耳朵发炎、过敏、腹泻、肺炎、脑膜炎、尿道感染和婴儿猝死综合征。它还可以提高孩子的智力，

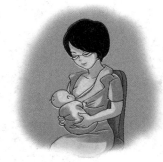

母乳喂养最安全最健康

并帮助孩子在长大后不会患胰岛素依赖型糖尿病、结肠炎以及某些类型的癌症。初乳是生育最初几天从乳房留出的淡黄色的"前乳汁"，它尤其富含防病的抗体。有条件的话，建议坚持母乳喂养1年。如果不能，至少要在最初的2~3个月进行母乳喂养。

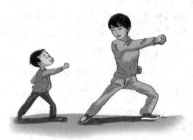

为使孩子养成终身锻炼的习惯，首先家长要做好榜样，与孩子一起运动

四、全家一起来运动

锻炼可以提高成年人体内产生淋巴细胞的数量。有规律的运动同样也能使你的孩子受益。运动包括骑自行车、徒步旅行、溜冰、打篮球和羽毛球。

五、防止细菌传播

从技术上讲，与细菌战斗并不会提高免疫力，但这可以减少孩子免疫系统的压力。让孩子养成经常用肥皂洗手的习惯，应该特别留意孩子饭前饭后、外面玩回来、触摸宠物、擤鼻子、上厕所以及从幼儿园回家后的卫生情况。当外出时，要随身携带一次性毛巾，这样，可以很方便地帮他快速清洁双手。为了帮助孩子养成在家洗手的习惯，要让他挑选自己喜欢的小手巾和肥皂。

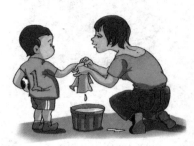

从小就要孩子养成讲卫生的习惯

健脾消积，掐断小儿腹泻的病根

婴儿期腹泻多为水样便或蛋花汤样便，有急性及慢性肠炎之分。婴儿腹泻病因很多，可为肠道内或肠道外感染、饮食不当及气候改变等引起，但重型腹泻多为肠道内感染引起。

如果孩子是急性腹泻，短期内禁食，以减轻肠道负荷，适应于较重腹泻及有频繁呕吐者。一般禁食时间6~8小时，营养不良者禁食时间短些，禁食期间给予静脉输液。禁食后，给予部分母乳及米汤，米汤含有淀粉，易于消化吸收，可供给少量热量。然后给予脱脂奶。约7天左右过渡到全脂奶，再给予胡萝卜汤，因富有电解质及果胶，有利于大便成形。对于慢性腹泻，可根据肠道功能逐渐增加营养素，特别是蛋白质供应。尽可能争取母乳喂养。除短期内用5%米汤、脱脂奶及稀释奶治疗外，争取蛋白奶喂养。

小儿支气管炎不用忙，细分病症慢开方

冬春季节是小儿支气管炎多发期，患病小儿常常有不同程度的发热、咳嗽、食欲减退或伴呕吐、腹泻等症状，小儿支气管炎分为两类：风寒型和风热型，强调辨证施治。

（一）风寒型
症状：咳嗽、喉痒、痰稀色白。
组成：苏叶3克，陈皮3克，半夏4.5克，薄荷3克，肺风草9克，白芷3克，前胡4.5克。
用法：水煎服，1日2次

（二）风热型
症状：咳嗽痰黄，不易咳出。
（1）组成：麻黄2克，苦杏3克，苏子6克，桑白9克，竹茹15克，鱼腥草15克，桔梗6克，胆星3克，黄芩6克。
用法：水煎服，1日2次

少吃零食才能健康

很多孩子都喜欢吃零食，但是吃太多的零食对身体没有什么好处。

吃零食要把握好"度"，不是吃什么都会导致肥胖，只要配合健康低热量的食物，适量吃零食不但可以减轻饥饿感，还有助于防止胰岛素骤升而导致脂肪积聚。建议家长根据3个级别给孩子选择健康零食。

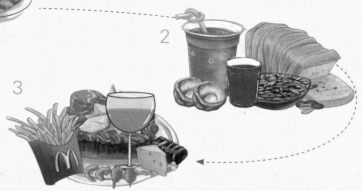

第1个级别的零食含丰富的营养素，糖分和脂肪含量相对较低，适合作为日常零食。这样的零食包括低脂乳酪、含粗纤维的饼干或一般的巧克力饼干、不太甜的面包和三明治等。如果不是很饥饿，提子、杏脯、无花果等干果也是很好的选择。此外，还有苹果片或香蕉片。这些食物吃起来又香又脆，但并非油炸而成，而是经过高温烘焙，将水果的水分抽干，这样不仅营养损失小，含脂肪、热量也较低，多吃不会导致发胖

第2个级别的零食营养含量高，糖分含量也高。这类零食只适宜偶尔食用，长期食用对健康有害无益。这一级别的食物主要包括点心、果仁、有馅的甜面包、奶昔及巧克力奶等。果仁的植物脂肪含量非常高，吃多了容易导致肥胖。奶昔和巧克力奶糖分含量相当高，属高热量食物

第3个级别的零食是营养少、脂肪高的零食。这一级别的零食主要包括糖果、含糖分较多的巧克力、汽水和甜饮料、炸薯片或薯条、酥皮点心、奶油蛋糕以及油炸食物等。这类零食不仅营养含量低，而且糖分和脂肪含量极高，平时应尽量避免食用。尤其是某些用人造奶油做成的蛋糕中，含有对心脏有害的反式脂肪酸；油炸的肉类中则可能含有苯并芘等致癌物质，更应小心食用

女性保健

——掌握女性保健的最佳时间

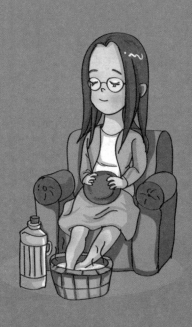

女人不补容易老

作为一个女人，不应该只注重外表的化妆，应该注重改变你的体质和不健康的生活方式。

常言道："不补容易老。"现代女性由于身兼家庭、工作两方面的重任，长期紧张劳作，忽略了自身的调养，导致容颜逐渐衰老、皮肤干涩枯黄。所以，建议女性朋友们要根据自己的身体情况有针对性地进补。

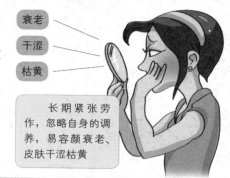

衰老 干涩 枯黄

长期紧张劳作，忽略自身的调养，易容颜衰老、皮肤干涩枯黄

虚胖的女性
虚胖的女性应控制脂肪及热量的摄入，饮食宜清淡，少吃盐和味精等调料，做菜多采用少油的烹调方式，如清蒸、清炖、凉拌等

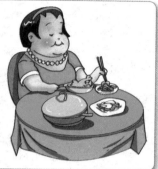

肢寒怕冷的女性
有些女性尤其是更年期妇女，每逢冬季特别怕冷，医学上称为"冷感症"。这类女性应多吃羊肉、牛肉、狗肉、鸡肉、鹌鹑、大蒜、辣椒、生姜、香菜、洋葱、桂圆、栗子等温热的食物

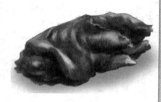

经常熬夜的女性
经常熬夜的女性应多吃富含蛋白质的食物、易消化的流质食物和碳水化合物，如豆浆、菜汤、甜点之类。这样既能满足白天睡眠时的热能和体液代谢之需，又不会因进食脂肪、蛋白质过多，出现饱胀现象而影响睡眠

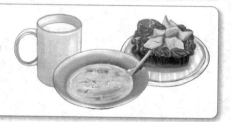

容易眼睛疲劳的女性
各种动物肝脏中含有丰富的维生素A，经常食用有益于保护眼睛，但血脂及胆固醇偏高的女性应少食或不食。富含胡萝卜素的蔬菜也应多吃，每周吃3根胡萝卜，可保持体内维生素A的日常含量。此外，红薯、橘子、柚子、柿子维生素A含量也较高。乳、蛋类食品，如牛奶，鸡蛋、鸭蛋、鸽蛋等的蛋黄维生素A含量比较丰富。枸杞子富含丰富的胡萝卜素，是补眼佳品，冬令可泡水饮用

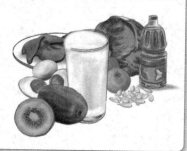

压力大内分泌失调的女性
压力大及内分泌失调的女性，应调整机体的阴阳气血平衡来恢复健康，这是调整女性功能早衰的有效手段。进补可选用人参、当归、川芎、黄芪等中药，亦可选乌鸡白凤丸、阿胶补血浆等中成药。平时注意营养均衡，多食猪心、母鸡肉、海参、鱼、虾、红枣、猕猴桃、红薯、菠菜、洋葱及豆制品等食物

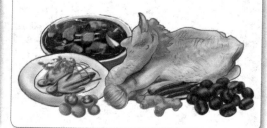

滥用维生素 E 养颜不可取

许多人为延缓衰老，美颜护肤，每天都服用维生素 E 丸。殊不知这样做弊多利少。

临床上，普通成人使用维生素 E 的日常用量，口服是每天 1 ~ 3 次，每次 10 ~ 100 毫克。如超过剂量使用，会导致很多不良反应。早期过量，会使人体免疫功能下降，部分人会出现头晕目眩、视力模糊、口角炎，女性可能发生闭经；晚期过量，则可能导致激素代谢紊乱，诱发肌肉无力、妇女乳房肥大，甚至导致乳腺癌。另外，部分人在使用一些含有维生素 E 的美容产品，如防皱霜、美容霜、面膜时，会出现红肿、丘疹等接触性皮炎症状，一旦出现上述症状，要立即停止使用。

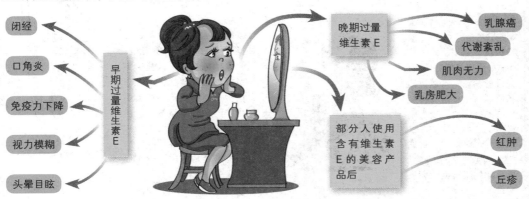

日常"四要"，让女人平稳度过更年期

多数女性能够平稳地度过更年期，但也有少数女性在更年期出现身体及精神上的困扰，因此一定要好好调理。

要注意饮食营养

月经频繁、经血量多，甚至引起贫血的人，可选择蛋白质含量较高的食物，如鸡蛋、瘦肉（牛、羊、猪等）、豆类等。平时还应多食一些猪肝、蔬菜和水果。如果食欲不好，厌油腻，可用红枣、桂圆加红糖做成红枣桂圆汤饮用，或用红枣、红小豆煮粥服用，可以起到健脾补血的功效

对于更年期有头昏、失眠、情绪不稳定等症状的人，要选择富含 B 族维生素的食物，如粗粮（小米、麦片）、豆类和瘦肉、牛奶。牛奶中含有的色氨酸，有镇静安眠功效；绿叶菜、水果含有丰富的 B 族维生素。这些食品对维持神经系统的功能、促进消化都有一定的作用。此外，要少吃盐（以普通盐量减半为宜），避免吃刺激性食品，如酒、咖啡、浓茶、胡椒等

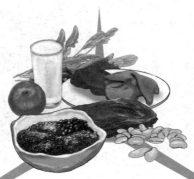

身体发胖，胆固醇增高者，应选择含优质蛋白质和胆固醇低的食物，如瘦肉、鸭肉、鱼类，多吃豆类及豆制品，因为大豆中含有丰富的钙、磷、铁和维生素 B_1、维生素 B_2，另外大豆中的亚麻酸和亚油酸还具有降低胆固醇的作用

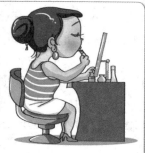

要注意修饰打扮
良好的仪表、举止、风度会让人信心倍增，充满信心。更年期妇女适当修饰打扮，会让你尽显成熟之美

要加强身体锻炼
在这里向你推荐几种活动项目。一是跳绳。人在跳绳时，全身都进行活动，大脑也在运动，手握绳头不断地旋转会刺激拇指的穴位对大脑发生作用，进而更增加脑细胞的活力，提高思维和想象能力。二是长跑。长跑能产生大量的儿茶酚胺物质，儿茶酚胺能加强大脑皮质的兴奋，提高人对刺激的敏感性，使人精神愉快，自我感觉良好，食欲增加。因为患精神抑郁的更年期妇女的儿茶酚胺分泌量很低，所以建议这部分人用长跑来直接治疗精神抑郁。在控制神经衰弱方面，跑步比药物更为优越

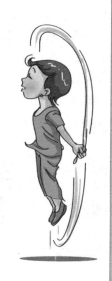

要保持乐观、愉快的情绪
积极投入到生活和工作中去，保持良好的情绪。良好的情绪，可以提高和协调大脑皮层和神经系统的兴奋性，使人精神饱满、精力充沛、食欲增强。这对提高抗病能力、促进健康、减少更年期的不适症状大有裨益

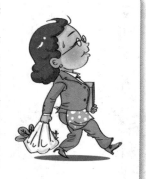

女性久坐不动易患不孕症

据临床统计，育龄妇女 10% 左右患有不孕症，尤其是在办公室工作的女性，久坐不动导致"卵巢低氧"；缺少锻炼使病毒侵袭致妇科炎症增多；营养不平衡和肥胖成了现代女性不孕增多的原因。

办公室女性，上班时间多是处于坐的状态，平常又缺乏锻炼，导致气血循环障碍，痛经严重；气滞血瘀导致淋巴或血行性的栓塞，使输卵管不通；因久坐及体质上的关系，形成子宫内膜异位症，这些都是不孕的原因。

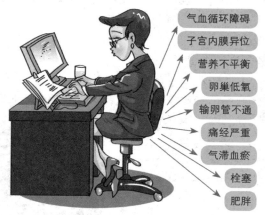

气血循环障碍
子宫内膜异位
营养不平衡
卵巢低氧
输卵管不通
痛经严重
气滞血瘀
栓塞
肥胖

久坐不动导致妇科炎症增多，易患不孕不育症

女人要给自己的阴道最贴心的关怀

阴道是女人身体上很重要的一个器官，它是女性的性交器官及月经血排出与胎儿娩出的通道，关系着女人一生的幸福。所以，女人要给自己的阴道最贴心的关怀，保证它的健康。

1. 注意保暖

女人的阴道及宫颈疾病都是受寒导致的，特别是下半身的寒凉会直接导致女性宫寒，不仅造成手脚冰凉、痛经，还会引起性欲淡薄。而宫寒造成的瘀血，也会导致白带增多，阴道内卫生环境恶化，从而引发盆腔炎、子宫内膜异位症等。另外，中医常说"暖宫孕子"，很多女人的不孕症就是宫寒造成的，只要子宫、盆腔气血通了，炎症消除了，自然就能怀上宝宝

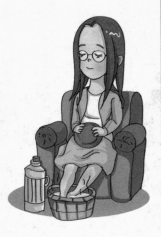

2. 适度的性生活

适度的性生活能适当滋润阴道，缓解阴道干涩，促进阴部血液循环，可以看作是给私处最好的 SPA

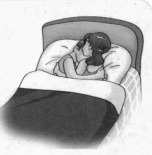

3. 不要久坐

下半身缺乏运动会导致盆腔瘀血，对心脏和血管也没有好处，还会导致女性乳房下垂。坚持锻炼，加强腰腹肌力量对保持身材、预防盆腔炎等各种妇科病都有很大作用，还可以提升性生活质量

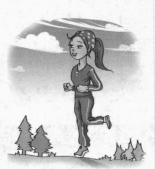

4. 保持下半身血液循环畅通

紧身的塑身衣和太紧的牛仔裤会让下半身的血液循环不畅，也不利于女性私处的干爽和透气，而私处湿气太大，容易导致真菌性阴道炎。因此女性着装不应只求美观，还要以舒适、透气、卫生为主要准则

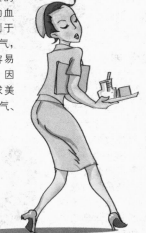

5. 健康饮食

女人在饮食上要当个"杂食动物"。每天要吃 4 种以上的水果和蔬菜，每星期吃两次鱼。另外在早餐时摄取各类谷物和奶制品，适当补充纤维素、叶酸、维生素 C 和维生素 E

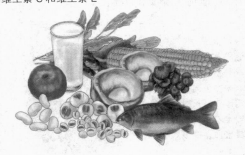

此外，流产对女性伤害很大，容易给盆腔炎、不孕症、子宫内膜异位症等制造发病机会，还容易扰乱免疫系统，造成反复流产。因此在还不打算要宝宝的时候，请女性做好性生活的防护工作。

外阴的正确清洗

女性由于其特殊的解剖、生理特点，具有白带、月经、排尿时尿液浸湿外阴等现象，加上会阴、肛门处皮肤皱褶多，极易藏纳污垢，使得大多数女性养成了每天晚上清洗会阴的良好卫生习惯。可是，许多女性清洗方法不符合卫生要求。她们洗会阴与洗脚所用的盆、

水、毛巾不分，或清洗与擦干各部位的顺序不正确，这样虽有暂时的舒适感，但容易导致各部位交叉感染。

正确清洗原则

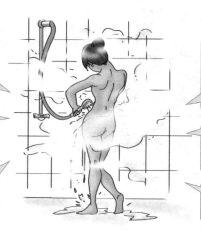

健康女性洁阴，只需清除外阴部皮肤表面积聚的汗液、皮脂、阴道排液、尿和粪渍即可，没必要大动干戈

洗脚与洗外阴所用的盆、水、毛巾要分开，不能混用

平时清洗所用液体以清水为好。正常情况下不要进行阴道内清洗。患病时，在医生指导下，使用相应的酸性或碱性液清洗

阴部皮肤有尿、便残液存留，需要经常清洁去污，但并不是洗得越勤越好。过度的清洁会破坏皮肤表面上的保护膜，使其变得干燥不适，乃至瘙痒

卫生纸根本擦不净肛部残留物，便后水洗是彻底清除粪便残留的有效方式

不要在阴部喷香水，否则会污染阴部

女性要注意保护自己的卵巢

卵巢有着无限的智慧和能量，但是它是个极怕寒冷的地带，所以我们要重视卵巢的保暖。有一个很好的卵巢保养方法，就是经常用温热的装有红豆的面袋或手随时从腰部到骨盆方向按摩，传送给卵巢温暖。

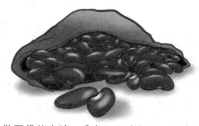

做豆袋的方法：准备 500 克红豆，放入面口袋中；把装有豆的面口袋放入微波炉中，调到中间温度，转动 3~4 分钟即可

其他呵护卵巢的方法：

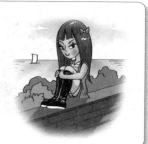

避免穿长筒袜、紧身衣等紧紧包在身上的衣服。下内裤要穿得温暖些。长时间站着或坐着也容易引起骨盆瘀血，要多走动

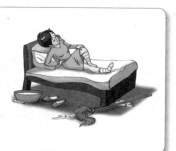

避免过劳。对于脑和卵巢而言，充足的营养和睡眠是最好的保养品。给自己更多的时间休息，才能自然恢复荷尔蒙周期

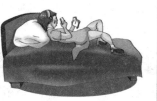

请清理一下身心上的不快或者有负担的人际关系，认识自己的愤怒情感，坦诚地表现出来。要做到内心的要求和情感表现一致，表里如一

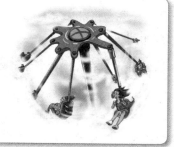

对于给自己带来的愉悦、快感、生机，不要畏惧、舍不得或有负罪感。你有追求愉悦的权利

这些时候不宜过性生活

由于一些人缺乏必要的性生活知识，粗鲁行事，结果给双方的身心健康带来很大的危害。一般来讲，以下几种情况夫妻不宜过性生活。

（一）清晨不宜过性生活

清晨是人们一天学习、工作的开端，是一天中的黄金时间，如果此时进行性生活，人会因得不到适当的休息而出现头昏脑涨、四肢无力现象

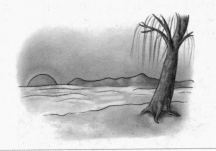

（二）无欲不宜过性生活

合理、和谐的性生活，应在双方有要求的情况下进行。如一方因种种原因而不愿过性生活时，另一方则不可勉为其难，以免使对方产生反感心理

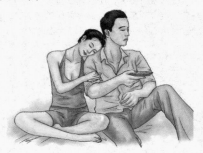

（三）心情不佳时不宜过性生活

有些夫妻在一方情绪不佳时勉强过性生活，不仅得不到性生活的和谐，还会使情绪不好的一方对此反感，如反复发生，会导致女子性冷淡或男子阳痿

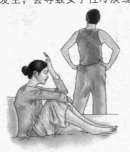

（四）环境极差时不宜过性生活

在污浊、杂乱的环境里过性生活，会影响男女双方的精神状态，干扰性生活的质量。性器官不卫生会对女方的健康构成威胁，将细菌等病原体带入女方体内，损害爱人的健康

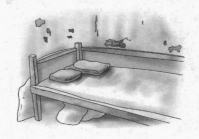

（五）经期不宜过性生活

女性月经期子宫内膜呈充血、出血、脱落状态，宫颈口扩张，加之阴道的酸度被经血冲淡，使其对细菌感染的防御力减弱，此时性交不但会使阴道充血加重，造成经血过多，经期延长，还会诱发阴道炎、子宫内膜炎、宫颈炎等

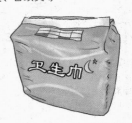

（六）怀孕期间不宜过性生活

妻子怀孕后，丈夫应克制自己的情欲。因为在怀孕两个月后，性生活极易使妻子流产。分娩前三个月内性交，不但容易使孕妇早产，还会导致孕妇生殖器感染而使婴儿夭折于腹内

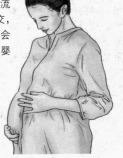

呵护乳房，拒绝增生——为女人的健康系上粉红丝带

乳房跟女性的其他的器官一样，也有自己的喜好，我们满足了它的各种喜好，它自然就会乖乖听话，不会给我们的健康惹麻烦了。可爱的乳房到底有哪些嗜好呢？

（一）保持心情愉悦

紧张的情绪容易招来乳腺疾病，而快乐的心情可令心血管系统加速运行，胸肌伸展，胸廓扩张。女性的乳房健康与心情紧密相关，所以，每当有一些患有乳腺增生等良性疾病的患者向医师寻求保健良方时，医师总不忘告诫她们——每天对着镜子大笑3次

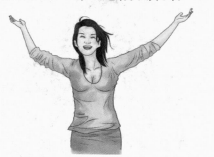

（二）健康饮食

平时要多吃些谷类、蔬菜及豆类。这些食物低脂高纤，正是乳房最喜欢的营养素；少吃油炸食品、动物脂肪、甜食及过多进补食品，要多吃蔬菜和水果类，多吃粗粮。黑黄豆最好，多吃核桃、黑芝麻、黑木耳、蘑菇。不吃或少吃咸辣的刺激食物

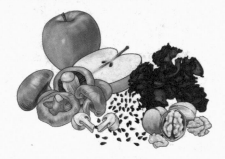

（三）温柔的按摩

轻轻按摩乳房，可使过量的体液再回到淋巴系统。按摩时，先将肥皂液涂在乳房上，沿着乳房表面旋转手指，约一个硬币大小的圆。然后用手将乳房压入再弹起，这对防止乳房不适症有极大的好处

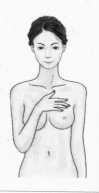

（四）合适的胸罩

各种化学纤维、尼龙面料的内衣容易导致皮肤过敏，甚至会造成泌乳障碍或形成乳腺炎。不太适合的胸罩会使局部血液循环受到影响，还会阻碍乳房及其周围组织器官的发育

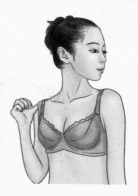

（五）夫妻恩爱

和谐的性生活能调节内分泌，刺激雌激素分泌，增强对乳腺的保护力度和修复力度，性高潮刺激还能加速血液循环，避免乳房因气血运行不畅而出现增生

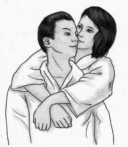

（六）胸部自检及正确的清洁方法

沐浴时，胸部先上好香皂，便于滑动检查。检查时，一手放在脑后，一手手指伸直并拢，用指腹以螺旋方式仔细检查乳房每一部位，看看是否有硬块，以此方法左右互换检查。女人擦洗乳房或冲洗隐秘部位时，最好用清洁的温开水和专用的柔软毛巾，并且擦洗动作要轻柔

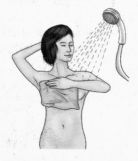

哪些才是温暖女人冰河时期的良药

现在女性月经不调十分普遍，特殊的那几天总是感觉身体发冷，有痛经的女性，一般来说是体内寒湿过重，如果不治好痛经，生下来的孩子也会多病。经期正是女性身体免疫力最低下的时候，各种生理值也同时减弱。

经期的女性一定要注意保持清洁，每日要清洗外阴。不过不适宜盆浴，应采用淋浴的方式

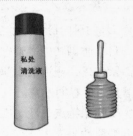

女性经期不适宜喝浓茶、咖啡。因为这类饮料中所含的咖啡因容易刺激神经和心血管，会对行经产生不利影响

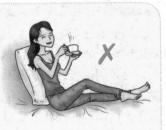

经期不宜过性生活，因为子宫腔内膜剥落，会形成创伤面，性生活容易将细菌引入，使其进入子宫腔内，引发感染

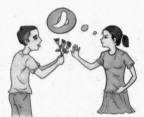

要注意禁食生冷，因为生冷食物会给身体刺激，降低血液循环的速度，从而影响子宫的收缩及经血的排出，容易引发生理疼痛

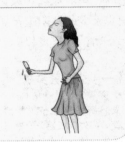

现在介绍一个经典的温暖食疗方，希望对女性朋友们有所帮助。

山楂红糖饮

材料：生山楂肉 50 克，红糖 40 克。

做法：山楂水煎去渣，冲入红糖，热饮。

用法：非妊娠者多服几次，经血亦可自下。

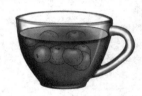

山楂红糖饮功效：活血调经，主治妇女经期紊乱

去除卵巢囊肿，不再让女人彷徨与无奈

卵巢囊肿是指卵巢内部或表面生成肿块。肿块内的物质通常是液体，有时也可能是固体，或是液体与固体的混合。卵巢囊肿的体积通常比较小，类似豌豆或腰果那么大，也有的长得像垒球一样，甚至更大。

卵巢囊肿对于身体的危害以及对该种疾病的治疗，都取决于它的性质。对于 30 岁以上的女性来说，即使身体没有任何不适，每年也应进行一次包括妇科检查在内的体检。如果发现卵巢囊肿，应进一步检查，明确是功能性囊肿还是肿瘤性囊肿，以采取不同的治疗方法。

卵巢的兴衰与女人一生中月经的长短有关联。民间的说法是，女人的月经会持续 30 年，也就是说，如果月经初潮的时间是在 15 岁，那么绝经的时间就是 45 岁。女子绝经就代表卵巢已经衰老。

第一次怀孕的年龄越大，绝经越早；哺乳时间越长，绝经越晚。这也是现代人多见

卵巢早衰的原因。现代女性忙工作、忙事业，经常把婚姻大事和生孩子的事推得很晚，30多岁才生第一胎的大有人在，而且生完孩子后为了保持体形和尽快工作，拒绝给孩子母乳喂养的人也越来越多，这都是造成卵巢早衰的原因。

拒绝卵巢早衰，永葆青春，就要从呵护卵巢开始。

阴道炎种种，让女人告别尴尬的伤痛

阴道炎是阴道黏膜及黏膜下结缔组织的炎症，是妇科门诊常见的疾病。正常健康妇女，阴道对病原体的侵入有自然防御功能，当阴道的自然防御功能遭到破坏时，病原体易于侵入，导致阴道炎症。幼女及绝经后妇女由于雌激素缺乏，阴道上皮薄，细胞内糖原含量减少，阴道 pH 值高达 7 左右，故阴道抵抗力低下，比青春期及育龄妇女易受感染。阴道炎临床上以白带的性状改变以及外阴瘙痒灼痛为主要临床特点，性交痛也常见，感染累及尿道时，可有尿痛、尿急等症状。常见的阴道炎有细菌性阴道病、滴虫性阴道炎、真菌性阴道炎及老年性阴道炎。

防治阴道炎保健对策：

（一）少穿紧身裤

少穿紧身或贴身的裤子，夏日宜多穿裙子或松身裤。另外，要避免穿紧身尼龙内裤，应选择棉质内裤。这是因为女性下体阴暗潮湿，过紧的裤子令下体不透气，患阴道炎机会亦会增加

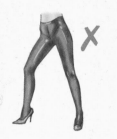

（二）要用无香味的厕纸

为了减低刺激性或敏感性，要用无香味的卫生用品，避免使用加添了香剂的卫生巾或厕纸。另外，勿胡乱使用消毒药水清洗阴道，以免刺激皮肤引致局部皮肤受损，甚至发炎

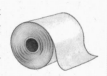

（三）擦阴部由前至后

注意阴部清洁，内裤要经常清洗，如厕后用纸巾清洁阴部，应按照由前至后的顺序擦，避免把肛门的细菌带到阴道，导致发炎

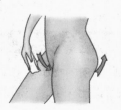

（四）夫妻共同治疗

患上阴道炎，应按医生指示，采取正确的药物治疗，如阴道塞药、外用药膏或口服药物等。最好夫妇共同治疗。炎症未完全治愈时，应避免夫妻生活

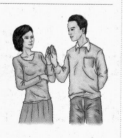

（五）忌酒戒烟

忌酒戒烟。多吃营养丰富的食物，不吃辛辣刺激、海鲜等过敏性食物

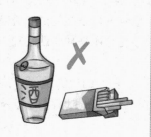

（六）注意清洗原则

（1）健康女性洁阴，只需清除外阴部皮肤表面积聚的汗液、皮脂、阴道排液、尿和粪渍即可

（2）清洗外阴所用的盆、毛巾要单独使用，不能混用。清洗所用液体以清水为好

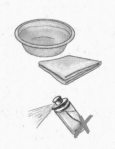

四两拨千斤，轻松应对更年期综合征

女人到 40 岁左右，由于卵巢功能减退，垂体功能亢进，分泌过多的促性腺激素，引起自主神经功能紊乱，从而出现一系列程度不同的症状，称为"更年期综合征"。

一、小策略帮助你摆脱热潮红

热潮红是指更年期女性经常会感觉突然之间体温急遽上升，热感从胸部像潮水一样迅速涌向颈部和面部。我们可以通过下面几种方法来减轻、减少这种症状的发生。

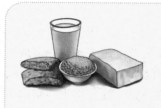

多吃豆制品

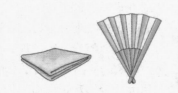

随身带着一把小折扇和一条小毛巾，可随时扇风，减轻闷热感

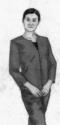

更年期女性平时着装最好选择宽松、吸汗、透气性好，棉、麻质地的衣服，避免穿紧身的衣服或者皮革质地的衣服

二、轻松对付心悸症状

心悸也是更年期一种较常见的症状，通常表现为心跳突然之间加快，心前区有憋闷的感觉。在日常生活中多注意一些细节，可减少心悸症状的发生。

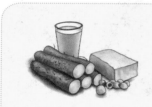

多吃豆制品、山药、莲子

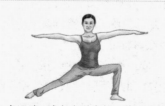

多运动，参加各种文娱、休闲活动

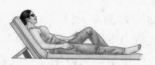

适当放慢生活节奏，让自己生活得更从容，使心脏处于一种平和宁静的状态

职业女性，想要完美就运动吧

保持人体健康有四大基石，而运动就是其中之一，希波克拉底曾说："阳光、空气、水和运动，是生命和健康的源泉。"在古希腊岩石上也刻着这样的字："你想变得健康吗？跑步吧！你想变得聪明吗？跑步吧！你想变得美丽吗？跑步吧！"

但是，许多职业女性都没有意识到运动的重要性，据统计，我国有九成职业女性缺乏体育锻炼，处于亚健康状态。长期运动不足，影响血液内循环，使血液流动速度变慢，血流量减少，肌肉储量降低。显著的标志是出现骨密度偏低、肥胖、肺活量不足等问题。专家提醒女性亚健康人群，积极运动、有效运动是治疗亚健康的灵药。

一、少坐多动瘦腰臀

职业女性亚健康的重要表现就是腰部、臀部脂肪比例普遍偏高。腰腹肥胖不仅容易导致高血压，还会使心脏病、高血脂、高胆固醇、冠心病等的发病率增高。

女性腰腹肥胖主要是由劳动强度下降，多依赖电脑办公，长期静坐办公再加上不运动造成的。

运动的意义并不是单纯的减肥，而是减少脂肪给身体带来的压力，让身体走上健康的轨道。

二、慢跑跑出好骨骼

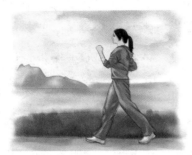

推荐运动：慢跑、快走、打羽毛球等温和的有氧运动

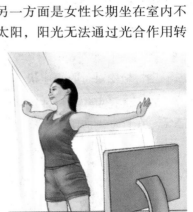

推荐运动：游泳、爬楼梯、骑车、跳绳等低强度、长时间的有氧代谢耐力项目

骨密度偏低处于女性亚健康表现的首位，调查显示，20～25岁的职业女性缺钙问题尤为突出，随着年龄增加，钙流失速度越来越快。造成这一现象的原因一方面是女性少食和吃素，营养摄取不足，体内缺少钙和蛋白质；另一方面是女性长期坐在室内不运动，喜静懒动、怕晒太阳，阳光无法通过光合作用转化为维生素D，从而影响了体内钙的吸收。

三、扩胸增加肺活量

我们人体的各器官、系统、组织、细胞每时每刻都在消耗氧，肺活量数值低表示机体摄氧能力和排出废气的能力差，会导致诸如头痛、头晕、胸闷、精神萎靡、注意力不集中、记忆力下降、失眠等症状的发生。

用运动可以增加呼吸肌的力量，提高肺的弹性，使呼吸的深度加大、加深，从而提高和改善肺呼吸的效率和功能。选择合适的运动提高肺活量，才能给身体带来更多新鲜的氧气。

推荐运动：扩胸、振臂等徒手操，潜水和游泳等憋气训练

第十三章

男性保健
——莫让男性健康陷入"十面埋伏"

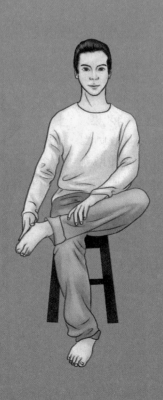

男子还是不留胡须好

一些男子喜欢留小胡子或鬓角胡，认为它显示了男性的阳刚之美。但从卫生保健的角度看，男子留胡子有很多的害处。

医学家研究发现，胡子有异乎寻常的吸附力。人一呼一吸之间，空气中的酚、苯、甲苯、氨等几十种有毒物质便会沉积其中，而后又随着呼吸吸入肺部。如果把空气中的有毒物质的含量用单位来表示，即使在污染指数少于一个单位的清洁空气中，上唇留胡子的人，所吸入空气的污染指数也能达到约 4.2 单位；下巴留胡子的人吸入空气的污染指数为 1.9 单位；上唇和下巴都留有胡子的人吸入空气的污染指数高达 6.1 单位。因此，从保健的角度看，还是不留胡子的好。

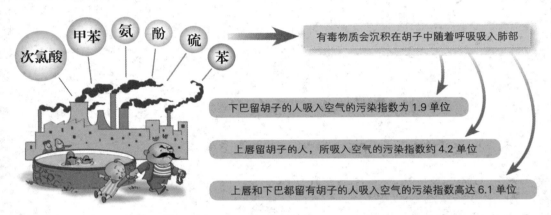

次氯酸　甲苯　氨　酚　硫　苯

有毒物质会沉积在胡子中随着呼吸吸入肺部

下巴留胡子的人吸入空气的污染指数为 1.9 单位

上唇留胡子的人，所吸入空气的污染指数约 4.2 单位

上唇和下巴都留有胡子的人吸入空气的污染指数高达 6.1 单位

男人走猫步有利于肾脏健康

猫步是时装模特在舞台上走的一种步法，研究证明，男人走猫步可以收到强肾的效果。

模特在 T 型台上的猫步，特点是双脚脚掌呈"1"字形走在一条线上。走猫步能增强体质，缓解心理压力，由于姿势上形成了一定幅度的扭胯，对人体会阴部能起到一定程度的挤压和按摩的作用。

人体会阴部是会阴穴之所在。中医学认为，会阴穴属任脉，是任、督二脉的交会之点。按压此穴不仅有利于泌尿系统的保健，还有利于整个机体的祛病强身。

男性每天抽出一定时间走猫步，能补肾填精，增强性功能。

此外，每天做收腹提肛运动也是提高性功能的好方法之一，对耻骨尾骨肌的锻炼非常有效，同时还可以减少盆腔的充血。

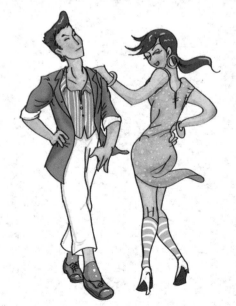

走猫步能增强体质，缓解心理压力，起到一定程度的挤压和按摩的作用，有强肾的效果

男人吃猪肾真的补肾吗

有的男人补肾的办法就是吃猪肾。不可否认，某些需要补肾的人，吃猪肾确实可以达到补肾作用。

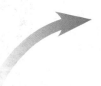

肾气虚时可食羊肾、猪肾、火腿、鸡肝、泥鳅、豇豆、白豆、小核桃肉、栗子、莲子、肉桂等

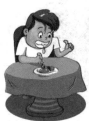

肾虚的种类不同，食补的方法、补品也不同，如肾精虚时需补紫河车、海参、鹿肉、鱼鳔、蜂乳、花粉、猪髓、羊肾、羊骨、黄牛肉、鸡肉、黑芝麻、菟丝子等

肾阴虚时需补燕窝、灵芝草、银耳、羊乳、猪髓、猪脑、猪皮、猪蹄、乌骨鸡、鸽肉、龟肉、鳖肉、蚌肉、泥螺、黑豆、黑芝麻、樱桃、桑葚、山药、何首乌、枸杞子等

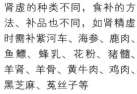
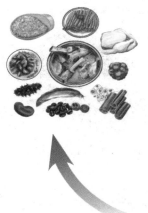

补肾方法

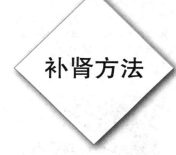
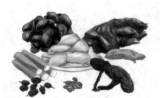
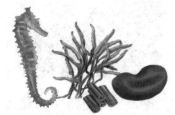
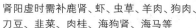

肾阳虚时需补鹿肾、虾、虫草、羊肉、狗肉、刀豆、韭菜、肉桂、海狗肾、海马等

不是所有的肾虚都能用吃动物的肾脏来补的，应在排除器质性疾病或在治疗原发病基础上，请中医协助判断虚证的部位、性质，确定补养方法，并选择补品，切不可盲目乱补。

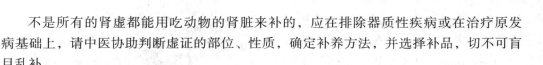

想健康就不要硬熬

身体疲劳时不可硬熬

疲劳是身体透支后的一种正常反应，同时，也是人们所具有的一种自动控制信号和警告。如果忽视警告不立即采取措施，那么人体就会积劳成疾，百病缠身。所以，男人如果自我感觉有周身乏力、肌肉酸痛、头昏眼花、思维迟钝、精神不振、心悸、呼吸加快等症状，就不要再硬熬下去

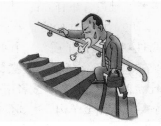

身体患病时不可硬熬

男人的大脑、心脏、肝肾等重要器官生理功能都在不知不觉中衰退，细胞的免疫力、再生能力和机体的内分泌功能也在下降。如果对头痛、发热、咳嗽、乏力、腰酸、腿痛、便血等不适症状听之任之，强忍下去，终将耽误病情，酿成重症

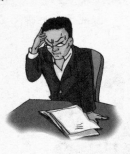

想大便时不可硬熬

大便硬憋，可造成习惯性便秘、痔疮、肛裂、脱肛，除此之外还可诱发肠癌。憋尿可引起下腹胀痛难忍，甚至引起尿路感染和肾炎的发生，对健康十分有害。因此，要养成定期大便和有了尿意就立即小便的良好习惯

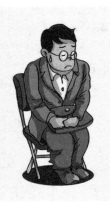

口渴时不可硬熬

水是人体最需要的物质之一，男人必须养成定时饮水的习惯，每天以 6～8 杯水为宜。渴是人体缺水的信号，表示体内细胞处于脱水状态，如果置之不理，就会影响健康

起居上不可硬熬

每当晚上感到头昏思睡时，不要硬撑，不可饮用浓咖啡、浓茶去刺激提神，以免导致神经衰弱、高血压、冠心病等

肚子饿时不可硬熬

不要随便推迟进餐时间，否则可能引起胃肠性收缩，出现腹痛、严重低血糖、手脚酸软发抖、头昏眼花，甚至昏迷、休克。经常饥饿不进食，易引起溃疡病、胃炎、消化不良等

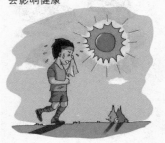

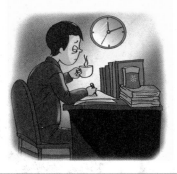

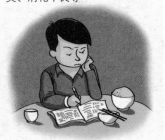

男性日常可吃牡蛎进补

牡蛎，又名蚝。它既是食物，也可入药。牡蛎含有丰富的锌元素及铁、磷、钙、优质蛋白质、糖类等多种营养素。其味咸，性微寒，主要有以下功效。

（1）壮骨。牡蛎中钙含量接近牛奶，铁含量为牛奶的 21 倍，食用后有助于骨骼生长。尤其对老年男性非常有利，不但养骨、健齿，还有益智作用。

（2）增强性功能。男子常食牡蛎可提高性功能及精子质量。牡蛎可以和山药、芡实、莲子、猪肉一起煮，能治疗肾亏。牡蛎和甲鱼一起炖，或者用韭菜炒牡蛎肉，放一点牛肉或羊肉，达到蛋白互补的效果。

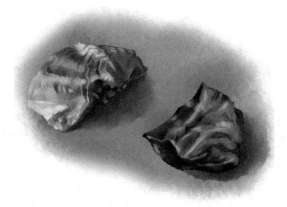

《本草纲目》记载：牡蛎肉"多食之，能细活皮肤，补肾壮阳，并能治虚，解丹毒"

男人年过 40，每天吃点六味地黄丸

过了 40 岁的男人们，精就会不足，甚至耗尽，即使没有什么慢性病，每天吃两丸六味地黄丸，也可益寿养生。

中医认为，人的阴气只够供给 30 年的生命，所以我们的阴气很早就亏了。那么，益寿养生，补充亏了的阴气也就顺理成章了。

营养学认为人吃的东西和自己的物种离得越远越好，也就是大家常说的四条腿的猪牛羊肉不如两条腿的鸡鸭禽肉，而两条腿的禽类又不如没腿的鱼类。之所以这么说，主要是从食物的脂肪含量上考虑。我们说人过中年就容易发福，但这种"福"并不代表健康。所以，从这个阶段以后，尽量吃脂肪含量低的食物，人就不容易发胖了，不发胖也就少了很多并发症，如高血压、心脑血管病、糖尿病等。再加上现代男人过了中年，由于社会等各方面的压力，加上家庭的牵绊，身体很容易"上火"，于是神经衰弱、失眠等病症也接踵而来，更加消耗体内的阴精。

大家常说男人过了 40 岁往往在性生活面前挺不起腰杆，说白了，这就是说过了 40 岁的男人，需要补肾壮阳了。中医认为，男人过 40 岁以后，先天之精基本荡然无存，完全是靠后天的水谷之精来维系自己。而肾藏精，精又生髓，肾精是不虑其有余，而唯恐其不足的，所以得好好补一补。那我们应该如何给身体补充这些不足或丧失的"精"呢？我国宋朝有位名医叫钱乙，以茯苓、泽泻、熟地、山茱萸、牡丹皮、山药这六味药组成了一个经典的补肾方，也就是我们现在的六味地黄丸。过了 40 岁的男人，即便没有什么慢性病，每天吃两丸六味地黄丸，也可避免阴精过度耗竭，益寿养生。

清晨睡醒时吸烟不可取

有的人在清晨刚睡醒、神志还有些模糊时，喜欢抽上一支使自己迅速清醒。这种做法是不可取的。

人体在睡眠状态时代谢处于较低水平，刚睡醒时，代谢水平还未恢复，呼吸频率较慢、幅度较小，体内积滞的二氧化碳较多，血液中氧的含量相应较低。如果此时吸烟，不但会妨碍人体对氧气的吸入，而且还不利于二氧化碳的排出，容易导致气闷、头晕、乏力、心悸、头痛等不适。

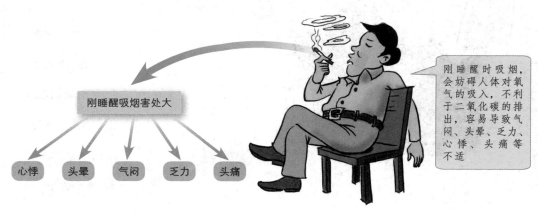

刚睡醒吸烟害处大

心悸　头晕　气闷　乏力　头痛

刚睡醒时吸烟，会妨碍人体对氧气的吸入，不利于二氧化碳的排出，容易导致气闷、头晕、乏力、心悸、头痛等不适

过滤嘴香烟危害更大

大家一般都认为相较于不带过滤嘴的香烟，过滤嘴的香烟对人体健康的危害性会小一点，因此，现在抽烟的人大都会选择过滤嘴香烟。不过，据德国新近的一份研究报告表明，过滤嘴香烟的危害其实并不小，甚至会超过无过滤嘴的香烟。

研究者在收集大量资料分析比对后发现，常吸过滤嘴香烟的人，其寿命平均比吸无过滤嘴香烟的人要短 4 年。这主要是因为在装上过滤嘴后，香烟吸抽的阻力大大增加，香烟吸抽的阻力大大增加，香烟的燃烧就会更加不充分，一些有毒物质，如苯、一氧化碳等，在不充分燃烧的情况下会大量生成，不完全燃烧程度越高，其生成量也就越多。因此，尽管过滤嘴的海绵物质阻碍了部分尼古丁成分进入人体，但是却大大加重了烟雾中的有害成分的量，因此对人的危害也就越大，另外对周围被动吸烟者的危害也会越大。

另外，香烟的过滤嘴外包纸中，也含有少量的铅和铝等有害金属物质，在吸烟的时候也会被人体摄入，造成危害。

男性应避免久坐

调查显示，近年来，男性无菌性前列腺炎的发病人群有年轻化的趋势，这种病本来是中青年男性的多发疾病，但是目前很多青少年也时有出现。专家提示，这与紧张的学习压力和久坐有直接关系。

因为男性在保持坐姿的过程中，前列腺部位受到压迫，容易造成充血，如果坐的时间过长，充血不易及时消散，就会导致局部代谢产物堆积，前列腺管阻塞，腺液排泄不畅，从而引起慢性前列腺炎和无菌性前列腺炎的发生。

前列腺是男性身体中的重要腺体，它分泌的前列腺素和前列腺液是人体所必需的。因此，必须关注前列腺健康，男性要尽量避免久坐。

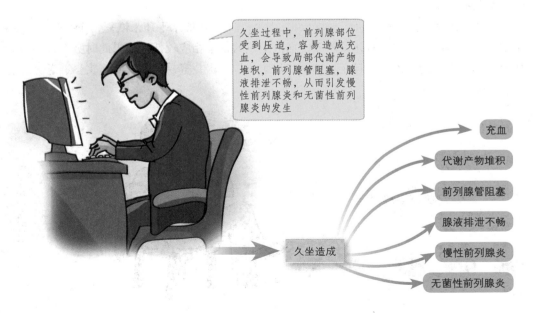

久坐过程中，前列腺部位受到压迫，容易造成充血，会导致局部代谢产物堆积，前列腺管阻塞，腺液排泄不畅，从而引发慢性前列腺炎和无菌性前列腺炎的发生

充血

代谢产物堆积

前列腺管阻塞

腺液排泄不畅

慢性前列腺炎

无菌性前列腺炎

久坐造成

性生活中切忌以酒助"性"

酒精除了会对人体肝脏等器官造成损害外，它还是一种性腺毒素。性交前男性饮酒过量可使性腺中毒，血中睾酮水平降低70% ~ 80%，导致男性阳痿不育，长期如此，还会导致完全性阳痿、睾丸萎缩。女性饮酒，可引起月经不调、停止排卵、性欲冷淡和男性化。因此，性生活中切忌以酒助"性"。

在长期酗酒致慢性酒精中毒者中，约有半数的男性和1/4的女性患有性功能障碍。英国的研究人员指出，酗酒可损害生殖功能，加快睾酮代谢，造成雌激素相对增多；由于有活性的雄激素减少，睾丸可能萎缩，进而

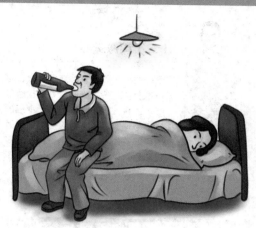

以酒助"性"对于男女双方都危害很大

可能出现阳痿。那些借酒助兴，醉后入房，久战不酣者，对男女双方都有伤害。

学几招简单且实用的护肾"秘籍"

中医学认为，适宜的运动能改善体质，强壮筋骨，活跃思维，有利于营养物质的消化和吸收，从而使肾气得到巩固。因此，保护肾气就要适当地运动。以下专为肾虚患者介绍几种运动方法。

（一）缩肛功

平卧或直立，全身放松，自然呼吸。呼气时，做排便时的缩肛动作，吸气时放松，反复进行30次左右。早晚均可进行。本功可提高盆腔周围的血液循环，促进性器官的康复，对防治肾气不足引起的阳痿、早泄、女性性欲低下有较好的功效

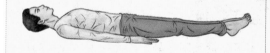

（二）强肾操

两足平行，足距同肩宽，目视前端。两臂自然下垂，两掌贴于裤缝，手指自然张开。脚跟提起，连续呼吸9次不落地。再吸气，慢慢曲膝下蹲，两手背逐渐转前，虎口对脚踝。手接近地面时，稍用力抓成拳（有抓物之意），吸足气。憋气，身体逐渐起立，两手下垂，逐渐握紧。呼气，身体立正，两臂外拧，拳心向前，两肘从两侧挤压软肋，同时身体和脚跟部用力上提，并提肛，呼吸。以上程序可连续做多次

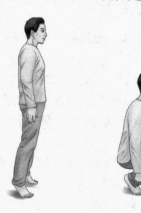

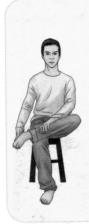

（三）刺激脚心

中医学认为，脚心的涌泉穴是浊气下降的地方。经常按摩涌泉穴，可益精补肾。按摩脚心对大脑皮层能够产生良性刺激，调节中枢神经的兴奋与抑制过程，对治疗神经衰弱有良好的作用。方法是：两手掌对搓热后，以左手擦右脚心，以右手擦左脚心。每日早晚各1次，每次搓300下

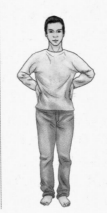

（四）自我按摩腰部

两手掌对搓至手心热后，分别放至腰部，手掌分别上下按摩腰部，至有热感为止。早晚各一次，每次约200下。此项运动可以健运命门，补肾纳气

前列腺炎要慎治，不可妄服壮阳品

前列腺炎在中医学中属于"白浊""精浊"等范畴，是成年男性常见病，患者不但有发热、畏寒等全身症状，还有尿急、尿频、尿痛，会阴、肛门和阴囊等部位可有触痛或坠胀感，并可引起腰酸腰痛、性功能减退等。《医方考》作者、安徽名医吴昆认为，该病为肾虚、下焦湿热、膀胱气化不利所引起。

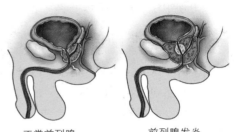

正常前列腺　　　　　　前列腺发炎

前列腺炎症状

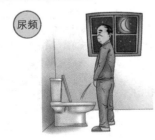
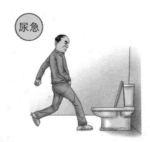
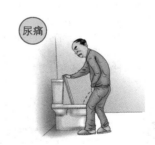

治疗前列腺炎，要辨证综治，详察病情，不可妄投壮阳之品，下面向大家介绍两种安全简便的按摩方法。

（1）阴陵泉、三阴交、太溪三穴是对治疗前列腺炎最有效的穴位。点按阴陵泉、三阴交、太溪各穴位100次，力度以胀痛为宜。还可以依照反射区做足底按摩。

（2）在足底找到肾、脾、肺、肾上腺、膀胱、输尿管、生殖腺、脑垂体等反射区，按以下步骤按摩。

① 按揉肾、肾上腺、胃、脾、生殖腺、膀胱反射区各100次，力度以酸痛为宜。

② 推压输尿管反射区100次，肺部反射区50次，力度稍重。

③ 点按脑垂体反射区50次，力度以胀为宜。

患前列腺炎者应起居有规律，性生活有节制，避免房事过度。饮食有节，不过食肥甘厚味、辛辣之品，多食蔬菜水果，保持大便通畅。按摩治疗期间，可配合饮用荷叶汤，效果更佳。

有宜有忌，让男人拥有一颗年轻的心

随着年龄的增加，心脏也开始老化，那么男人怎样才能拥有一颗年轻的心呢？

（一）规律房事

性行为和慢跑一样都是不错的运动。每周 3 ~ 4 次性行为的男人 10 年后发生重大心脏病或卒中的风险可以减半

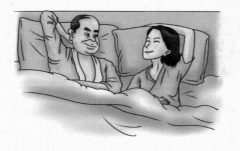

（三）经常下蹲

因为重力影响，下肢血液流回心脏缺少动力，只能缓缓流淌。如果经常下蹲，把双腿肌肉力量锻炼加大，就相当于为整个身体的血液循环加了一股动力。这样远离心脏部位的血流加快了，不仅为心脏减轻负担，甚至还可以使心肌的形态结构发生变化，增强心脏功能，不再被高血压和心脏病骚扰

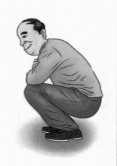

（五）定期献血

男人年过 40 岁，由于体力活动的减少和生活水平的提高，体内脂肪容易积存，许多人的血脂长期处于较高水平。定期献血可以降低血液的黏稠度，从而减轻动脉硬化的隐患。中年男子每年献血 550 毫升，患心脏病的风险将减低 86%

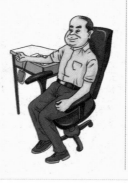

（二）多交几个朋友

朋友多意味着从社会上获得的支持也多。这种支持对于减轻在工作和生活中的心理压力十分有效。压力在很多时候就是心脏病的诱因，与那些没有朋友帮助必须独立支撑的人比较，朋友多的男人患心脏病的概率仅是前者的一半

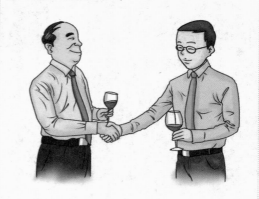

（四）多用大脑

善于思考的人可以减少动脉内脂肪的积聚，从而降低动脉硬化症的发生风险。动脉内壁的脂肪积聚是心脏病发生和突发的一个主要原因

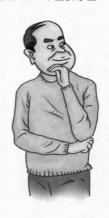

欲不可纵，节欲保精乃长寿之本

性自古以来就是一个充满神秘色彩的话题，有些养生人士将房事作为养生的一种方法。客观地说，性是人类延续的需要，对人身心健康的确有一定的积极作用。但若因此而沉迷于此，则必会自食恶果。

中医学认为

性生活如不加节制，必然要耗伤精气，对人体健康不利，故房事养生特别强调欲不可纵，当节欲保精。《千金要方·养性·房中补益》曾指出："人年四十以下多有放恣，四十以上即顿觉气力一时衰退。衰退既至，众病蜂起，久而不治，遂至不救。"肾藏精，为先天之本，淫欲过度，最易损伤肾精

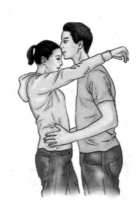

现代医学研究认为

根据现代医学研究，精液是精子、前列腺液和性激素等的混合液。精子和性激素是睾丸产生的，过频射精，睾丸负担加重，日久会引起睾丸萎缩而加速衰老。大量损失前列腺液会给心血管以及呼吸、消化、神经等系统的功能带来不利的影响。房事过度的人，临床上常常出现腰膝酸软、头晕耳鸣、健忘乏力、男子阳痿滑精等症状，还可直接或间接地引起某些疾病的复发或加重

第十四章
老年人保健
——送给老年人的健康箴言

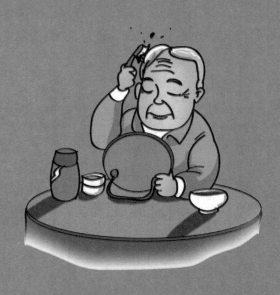

老年人常染发，健康受威胁

为了保持美观，很多出现白发的中老年人，常用染发剂染黑头发。然而，近年来，医学研究发现，经常用染发剂染黑头发，对健康是有威胁的。

这是因为，常用的氧化型染发剂中含 20 多种化学成分，其中有 9 种能使头发细胞产生突变活性，促使细胞增生，进而诱发癌变。而且这种染发剂若连续使用 10 年，只要人的皮肤吸收 1%，就会诱发癌症。

此外，有些染发剂还会引起皮炎，因为大多数的染发剂都是采用化学合成剂制成的，这些化学合成剂中，应用最广泛的就是氧化染料对苯二胺。有人用过它后可能会过敏，出现头皮痒、皮屑多等现象，这就是皮炎的先兆。如果再重复使用，就会引起皮炎发作，出现头皮潮红、水肿等。

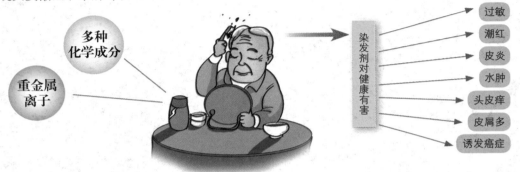

挑选老年用品应以需要为原则

老年人的用品应以适合老年人的需要为原则，那么，如何为老年人挑选手杖等老年用品呢？

手杖

为老年人挑选手杖时，要让老年人穿鞋站立，手臂肘关节屈曲 150°，手背朝上，脚的小趾前外侧 15 厘米处至手掌之间的距离就是手杖的长度。测定时，老年人要穿常穿的鞋子站立。手杖长度合适有利于老年人保持平衡，更好地支持体重，增强肌力。最好让老年人拿着手杖反复试试，根据自身的要求增减长度

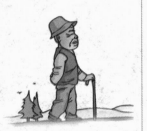

枕头

枕头高度以 10 ~ 15 厘米为宜。长期使用过高的枕头，颈部被固定在前屈位，就会使患有颈椎病的老年人病情加重。而枕头过低，流入头部的血液偏多，血管充血，颈部肌肉也不能放松，早晨起床后，人会觉得头部涨痛、颈酸、眼皮水肿

鞋

老年人喜欢穿平底鞋，认为穿平底鞋轻便、舒适、安全，实际上这种观点是不科学的。老年人的鞋后跟高度以 1 ~ 2.5 厘米为宜，过高过低都不利于老年人的健康。鞋跟过低会增加后足跟负重，导致足底韧带和骨组织的退化，从而引起足跟痛、头昏和头痛等不适症状。老年人的鞋跟不宜低于 1 厘米

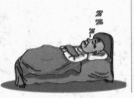

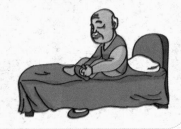

老年人不宜过多食用蛋白质粉

儿子孝敬父亲，让父亲天天吃营养品补充蛋白质，谁知反而使父亲患上了肾病。专家提醒，补充蛋白质应适量，过多摄入蛋白质会伤肾，主要是和它单一的成分和结构有直接关系。

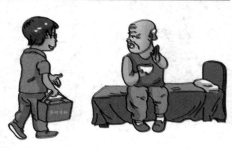

人吃进体内的植物蛋白质经过代谢，最后大部分成为含氮废物，由肾脏排出体外。蛋白质粉中所含的蛋白质量很高，在体内要经过肝脏分解，再合成人体自身组织成分，其代谢产物又要经过肾脏从尿液中排出。消化、吸收等胃肠功能正常的人群，只要健康饮食，无须补充蛋白质。

长期服用蛋白质粉会加重肾脏的排泄负担，导致肾功能损害

消化、吸收功能不良的人群，可以适当地补充蛋白质。但老年人的肾脏排泄功能有所下降，长期服用蛋白质粉就会加重肾脏的排泄负担，导致肾功能损害。所以，对于有慢性肾功能损害的患者，长期大量服用蛋白质粉会加重肾脏负担。单纯吃蛋白质粉还不如多吃豆腐、瘦肉等食物来补充蛋白质。注意营养搭配、平衡膳食，才是最健康的。

膳食"十不贪"，长寿就这么简单

老年人身体器官日渐衰老，器官的功能也日渐弱化，对营养的消化吸收大不如青壮年。这就需要老年人在选择食物时尽量选择清淡、易消化的食物，尤其是改善饮食结构，为身体吸收营养创造一个好的条件。在老年人饮食中，应注意"十不贪"。

不贪肉
老年人过多食用肉类会引起营养平衡失调和新陈代谢紊乱，易患高胆固醇血症和高脂血症，不利于心脑血管病的防治

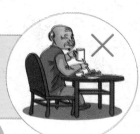

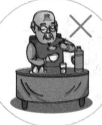

不贪精
精细米面中的维生素和膳食纤维的含量较少，营养不及粗米粗面，因此老年人应适当多吃些粗粮

不贪硬
老年人的胃肠消化、吸收功能较弱，如果贪吃坚硬的或未熟烂的食物，时间长了易导致消化不良或患胃病

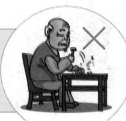

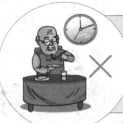

不贪快

老年人往往牙齿脱落不全，饮食贪快易造成咀嚼不烂，从而增加胃的负担，引起消化不良或胃部不适。同时，饮食太快还会增加发生鱼刺或肉骨头鲠喉等意外事故的风险

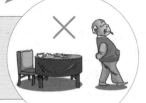

不贪饱

老年人每餐应吃七八分饱，如果长期贪多求饱，既会增加胃肠的负担，又会诱发或加重心脑血管疾病，甚至发生猝死

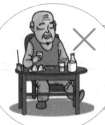

不贪酒

老年人长期贪杯饮酒会使心肌变性，失去正常的弹性，还会加重心脏的负担，损害肝脏，引起血压升高等

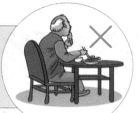

不贪咸

老年人摄入过多的钠盐，容易引发高血压、卒中、心脏病及肾脏疾病等。因此，老年人的日常饮食应清淡一些，且要少吃咸菜

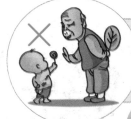

不贪甜

老年人经常食用过多的甜食，可造成机体的代谢功能紊乱，引起肥胖症、糖尿病、瘙痒症、脱发等，不利于身心健康

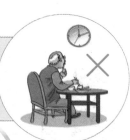

不贪迟

老年人的三餐进食时间宜早不宜迟，这样有利于食物的消化和饭后休息，可以避免积食或发生低血糖

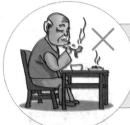

不贪热

老年人的饮食宜温不宜烫。过烫的饮食易烫伤口腔、食管和胃黏膜，时间长了还易引发食管癌和胃癌

老年人的饮食遵循"十不贪"，才能让食物的营养全面地被吸收，补充体内流失的营养，延缓衰老，健康长寿。

老年人饮茶过浓，伤身体

由于茶有提神醒脑、促进消化、助益健康的作用，许多人，尤其是老年人，都喜欢喝茶。然而，饮茶如果过浓，也会伤害身体。

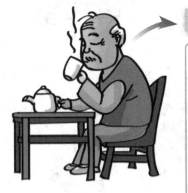

老年人经常性地大量饮用浓茶容易出现下列身体不适状态：

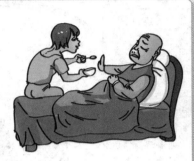

（1）造成胃液稀释，不能正常消化。一个人每天正常分泌胃液 1.5 ～ 2.5 升，这些胃液能够对一个人每天所摄取的食物进行合理消化。但大量饮用浓茶会稀释胃液，降低胃液的浓度，使胃液不能正常消化食物，从而产生消化不良、腹胀、腹痛等症状，有的甚至还会引起十二指肠溃疡

（2）阻碍人体对铁的吸收。茶叶中含有鞣酸，红茶约含 5%，绿茶约含 10%。当人体大量饮用浓茶后，鞣酸与铁质的结合就会更加活跃，给人体对铁的吸收带来障碍和影响，使人体表现为缺铁性贫血

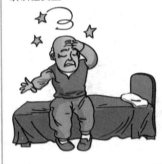

（3）易造成便秘症。茶叶中的鞣酸不但能与铁质结合，还能与食物中的蛋白质结合生成一种块状的、不易消化吸收的鞣酸蛋白，导致便秘症。对于患有便秘症的老年人就会使便秘更加严重

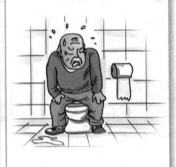

（4）导致血压升高和心力衰竭。浓茶中的咖啡因，能使人体心跳加快，血压升高；同时，浓茶液大量进入血管，能加重心脏负担，使人产生胸闷、心悸等不适症状，加重心力衰竭程度

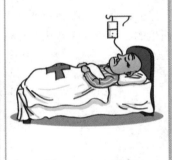

凡事有度。饮淡茶可以养生，饮浓茶则有损健康。为了延年益寿，安度晚年，老年人饮茶应弃"浓"择"淡"。

热敷法助老年人耳聪目明脑健

中医有一种外部治疗方法叫热敷，它可以使局部肌肉松弛，血管扩张，起到消炎、消肿的作用，还对因寒湿聚集、气滞血瘀引起的疼痛等有较好的治疗效果，老年人常对头部进行热敷，还能起到防病保健的效果。

热敷的方法是，把毛巾放入 60 ～ 70℃的热水中浸泡一会儿，然后轻轻绞去水，把毛巾放在需要热敷的部位。

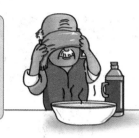

眼睛。将毛巾放入稍烫手的热水中，浸透折叠。然后将其放在合闭的双眼上，双手在毛巾上轻柔地揉眼，毛巾稍冷后，用热水重浸再热敷摩揉。热敷时保持呼吸自然，心情放松，每次可做 3 ~ 5 遍，每天做 1 ~ 2 次。能起到消除疲乏、保护视力的作用，对预防老花眼、近视也有效果

耳朵。用热水浸透过的毛巾掩盖在耳上，先掩左耳或右耳均可。每次交替重复做 3 ~ 5 遍，每天做 1 ~ 2 次，可以增加耳部的气血流量，预防耳部疾病及老年人常见的耳聋

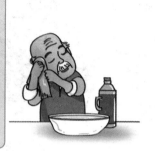

小脑。将热毛巾放于小脑上（枕骨左右两侧，俗称"后脑勺"），两侧同时热敷或左右交替热敷均可，每次做 4 ~ 8 遍，每天做 1 ~ 2 次。能起到健脑作用，提高反应力和思维能力，对老年人常见的头晕、高血压等有一定防治效果

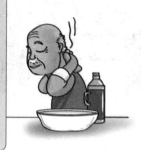

老年人在进行热敷时，重点对眼睛、耳朵、小脑这三个部位进行热敷。

老年人应该注意的是，热敷法必须长期进行（少则 3 个月，多则 1 年），才能取得令人满意的效果。

老年人保健，从"头"做起

人到老年，皮脂腺萎缩，尤其是头部和外界环境接触最多，因而不少疾病都是从"头"而生的。所以，老年人养生应从"头"做起。

1. 头发
"发，血之梢也"，经常梳头有益于促进头部血液循环，增加头发的营养。此外，老年人平时一星期洗一次头就可以了

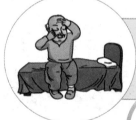

2. 面部
经常用双手按摩面部，可促进血液循环，增加机体的抵抗力。最好每天早中晚各以双手按摩面部一次，这样持之以恒，可以减少面部皱纹的产生

3. 口腔
老年人应每天早晚各刷牙一次，每天上下叩齿 15 次左右

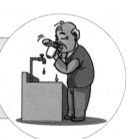

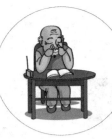

4. 鼻部

每天用双手大拇指按摩鼻翼，一天两次，每次 50 下左右，坚持不懈，可防感冒或减轻感冒症状

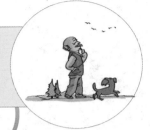

5. 眼部

经常将眼球向左右上下转动，坚持眨眼，可使视力衰退延缓。在室外可以凝视远处，有目的地观察某一景物

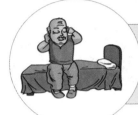

6. 耳部

对耳的内外层轻轻揉捏，久而久之，可保持听力，并增加防冻能力

先醒心后醒眼的老年保健之道

老年人很容易得脑溢血、心脏病，其中一个重要原因是起得过猛，对此中医提出先醒心后醒眼的保健方法，即早上醒来的时候不要急着睁眼起床，先闭眼躺上一两分钟，待心完全醒来后再起床。因为早上人醒来时，心还处于混沌状态，还没有完全清醒过来，这时候猛然间起床，就会诱发脑溢血、心脏病。

明朝养生学家冷谦在《修龄要旨》中说："平明睡觉，先醒心，后醒眼，两手搓热，熨眼数遍，以睛左旋、右转各九遍，闭住少顷，忽大睁开，却除风火。"

此外，心脑血管病的高发人群——老年人还要注意做到三个半小时，即早上起来运动半小时，打打太极拳，散散步，或者进行其他运动，要因人而异，运动适量；中午睡半小时，这是人体生物钟的需要，中午睡上半小时，下午上班时精力就特别充沛；晚上 6 至 7 时慢步行走半小时，老年人晚上睡得香，可减少心肌梗死、高血压发病率。

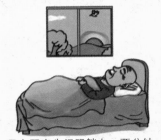

早上醒来先闭眼躺上一两分钟，待心完全醒来后再起床

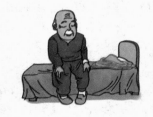

早上醒来不要急着睁开眼睛，先养养神、醒醒心，然后转眼九遍，这时候再把眼睛突然睁开

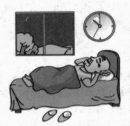

老年人更需要补充睡眠，因为老年人晚上睡得早，早上起得早，中午非常需要休息

闲时搓搓摩摩，益寿又延年

老年人在每天的不同时间段用双手在身体的某些部位按摩一下，可以促进血液循环，改善消化功能，提高抗病能力，从而益寿延年。

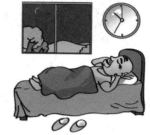

每天临睡前按摩双耳3分钟，然后再按摩颈部、眼眶和整个发根部3分钟，最后用双手搓摩面部3分钟，可以改善脑部血液循环，增强脑供氧量，治疗头闷涨痛，也可以起到催眠的作用

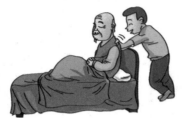

早晨起来后，在家人的帮助下做5分钟的胸背按摩，可以起到促进肺叶张力的作用，还可以增强抗御外邪的能力。搓摩时应该由上至下，必要时可沿脊柱行至尾椎，以增强效果

每天饭后用右掌心紧贴腹部，从右下腹开始，绕脐做顺时针按摩，同时摒弃杂念，意留丹田，使元气回转，每次按摩3分钟，可以促进消化功能，预防和治疗便秘

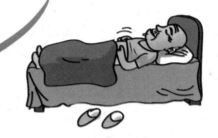

在任意时间段自行搓摩手足，先分别用左右手互相搓摩肩、肘、腕和指尖，再顺大腿至膝、踝、脚心和脚趾，四肢各20次。由于手足上经穴较多，经常按摩可促进气血流通，增强脏腑功能，而且还有助于减肥

老年人度夏季不妨"以热攻热"

中老年人如果无心脑血管疾病、体质较好者，不妨用"以热攻热"的办法度夏，效果不错。具体方法如下。

洗热水澡

夏天洗热水澡虽然会出很多汗，但热水会使毛细血管扩张，有利于人体的散热。老年人1～2天可沐浴一次，最好不要泡浴，体质较差的可以坐在椅子上洗浴。水温控制在40℃左右，每次10～15分钟即可。少用或不用香皂，可用带润肤成分的沐浴露来清洁皮肤。最好用柔软的毛巾擦拭胸背部

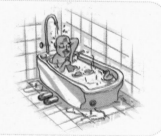

热水泡脚

热水泡脚、按摩足部等良性刺激，对于神经系统功能失调引起的头昏、头痛、失眠，消化系统的腹泻、腹胀、食欲低下等病症，以及泌尿生殖系统的尿频、尿痛、遗精、痛经等疾病，能起到良好的治疗作用

热茶降温

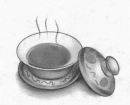

盛夏每天喝 2～3 杯（约 2000 毫升）、温度为 40～50℃ 的热茶（最好是绿茶），不仅能够刺激皮肤毛细血管扩张，促进散热，还能帮助食物的消化吸收。此外，茶可利尿，排尿也可带走一部分热量，使人感到凉爽

耐热锻炼

每天抽出 1 小时左右的时间进行跑步、打拳、跳健身舞、散步，每次锻炼都要达到出汗的目的，以提高机体的散热功能。但要注意，锻炼不可过度，尤其当气温高于 28℃、湿度大于 75% 时，为避免中暑，应减少运动量

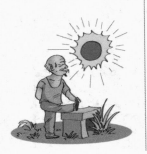

三餐加热

在夏季，吃面条是许多人的最爱。但应注意，面条煮熟后最好不要过凉水；面汤温度要适宜，过热会烫伤食管

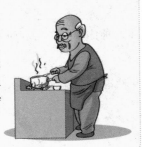

能让双腿年轻起来的小运动

俗话说，人老腿先老，可见养护好双腿对防老抗衰是多么重要。下面介绍几种小运动让你的腿年轻起来。

扭膝

两足平行靠拢，屈膝微向下蹲，双手放在膝盖上，顺时针扭动数十次，然后再逆时针扭动。此法能疏通血脉，治下肢乏力、膝关节疼痛等症

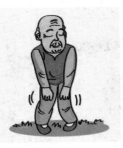

揉腿肚

以两手掌紧扶小腿，旋转揉动，每次揉动 20～30 次，两腿交换揉动 6 次。此法可以疏通血脉、加强腿部力量，防止腿脚酸痛和乏力

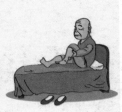

甩腿

手扶树或扶墙先向前甩动小腿，使脚尖向前向上翘起，然后向后甩动，将脚尖用力向后，脚面绷直，腿亦伸直，两条腿轮换甩动，以每次甩 80～100 下为宜。可防半身不遂、下肢萎缩、小腿抽筋等

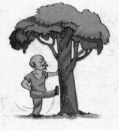

按摩腿

用双手紧抱一侧大腿根，稍用力从大腿根向下按摩直至足踝，再从足踝往回按摩至大腿根。用同样的方法再按摩另一条腿，重复 10～20 遍

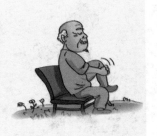

蹬腿

晚上入睡前，可平躺在床上，双手紧抱后脑勺，由缓到急进行蹬腿运动，每次可做3分钟，然后再换另一条腿，反复8次。这样可使腿部血液畅通，尽快入睡

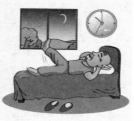

搓脚

将两手手掌搓热，然后搓两脚各100次。经常搓脚，可起到滋肾水、降虚火、疏肝明目等作用，还可防治高血压、眩晕、耳鸣、失眠、足部萎缩酸疼、麻木、水肿等

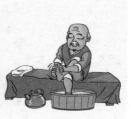

老年人最适合安步当车

研究发现，适当散步能够起到延年益寿的作用，而且相对于比较剧烈的运动而言，散步这种比较舒缓的运动非常适合老年人。

有冠心病、高血压、脑溢血后遗症和呼吸系统疾病的老年人，散步的速度最好为每分钟60～90步，散步时间应为每次20～40分钟

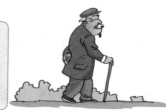

患有肠胃功能紊乱、消化不良等胃肠疾病的老年人可用摩腹散步法健身，即步行时两手旋转按摩腹部，每分钟30～50步，每走一步按摩一周，正转和反转交替进行，每次散步时间3～5分钟。散步健身不是一朝一夕的事情，但只要常年坚持，效果自然明显。建议老年人可以在晨起或每日晚餐半小时以后散步，从缓步前行中享受运动的快乐

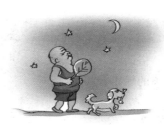

患有肩周炎、上下肢关节炎、慢性气管炎、轻度肺气肿等疾病的老年人可进行摆臂散步，走路时两臂前后做较大幅度的摆动。每分钟行走60～90步

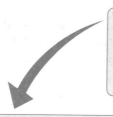

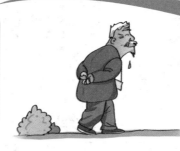

身体健康的老年人和有慢性关节炎、胃肠疾病、高血压病恢复期的患者，其散步的速度以每分钟90～120步为宜，每次30～60分钟

有轻微老年痴呆症、神经疾病患者适合反臂背向散步法，即行走时把两手的手背放在两侧后腰部，缓步倒走50步，然后再向前走100步。这样一倒一前反复走5～10次

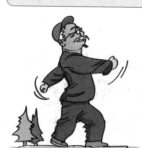

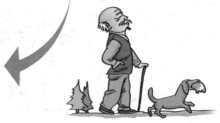

八卦掌，让老年疾病远离你

大多数老年人由于缺乏锻炼，常被头晕失眠、血脂升高、腰酸腿疼等疾病缠身，从而使衰老加速。

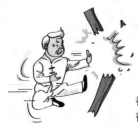

八卦掌是我国古代流传下来的保健武术，若每天锻炼 20 ~ 30 分钟，则可疏通经络、调和气血，保持人体阴阳平衡之功，可防治低血压、偏头痛、失眠、闪腰、腰腿疼、肥胖症等常见疾病

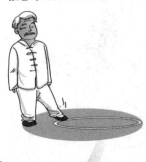

初练时，可在地上画一个直径约 1 米的圆圈，人站于圈外边缘，脊柱伸直，腰部自然下沉，如向右（左），先跨出左（右）脚，在距右（左）脚尖前 10 ~ 20 厘米处落脚，接着跨出右（左）脚

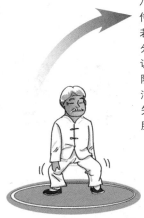

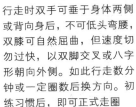

行走时双手可垂于身体两侧或背向身后，不可低头弯腰，双膝可自然屈曲，但速度切勿过快，以双脚交叉或八字形朝向外侧。如此行走数分钟或一定圈数后换方向。初练习惯后，即可正式走圈

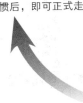

设想地面有一个 1 米左右的圆圈，走圈时双臂向两侧自然伸直。待向左、右方向各走完 10 ~ 20 圈后，换"八卦掌"之法，即抬起双臂，一掌在上，高度不超过头顶，但横向可超出面部，一掌位于上腹部，双掌心皆向外（即身体的左右侧）。走 10 ~ 20 圈后，同时换手换方向。当"平伸"和"八卦掌"手姿感到累后，可采用自然下垂或背向身后的方法进行练习

老年人养生要学会几个"忘记"

只有学会忘记不愉快的记忆，我们的生活才能过得更快乐。老年人养生要学会"忘记"。

1. 忘龄

人的生理年龄是客观的，但心理年龄不同，它反映了人的精神状态。有的人刚过花甲之年，就不断暗示自己老了。这种消极的心理是健康长寿的大敌。"人不思老，老将不至"是有道理的

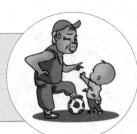

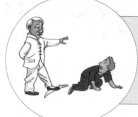

2. 忘仇

忘掉怨恨就可以心平气和，对长寿大有裨益。若千方百计琢磨报复别人，会使自己不得安宁

3. 忘悲

如亲人遇到天灾人祸或死亡，应想开一些，尽快从悲伤中解脱出来

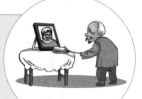

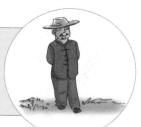

4. 忘怒

愤怒可使血压升高、心跳加快，若失控，甚至会导致突发脑溢血，严重的可危及生命

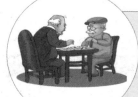

5. 忘忧

忘记忧愁，可减少病痛缠身，多愁善感是健康大忌。现代医学认为，忧愁是抑郁症的主要根源。多愁善感会使人产生多种疾病，最终让病魔夺去生命

6. 忘悔

总去想追悔莫及的事情，时间一长，只能伤心伤神，不利于健康长寿

7. 忘病

忘掉疾病，减轻精神压力。人总想着自己的病，毫无益处。因为精神专注于病，会使免疫力下降，从而使疾病加重。忘病不是要忽视疾病，放弃治疗，而是从容应对，泰然处之

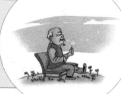

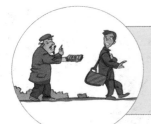

8. 忘利

忘掉名利，活得更加潇洒。老年人只有淡泊名利，知足常乐，做个乐天派，才能健康长寿

老年人怀揣"八心"益健康

　　面对生活中的烦恼，老年人只要拥有以下"八心"，就可以调节自己的情绪，轻松享受悠闲的老年生活。

1. 童心

"常藏童心，常怀童趣"，实为养生保健之道。与孙辈逗玩，歌声笑语伴你身边，会使你变得年轻。他们左一声爷爷奶奶，右一声外公外婆，喊得你比喝蜜糖还要甜

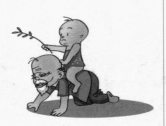

2. 信心

对生活有十足的信心，什么难事都能克服，什么难关都能渡过。这种信心能产生强大的生命力，也是老年人生活中强大的精神支柱

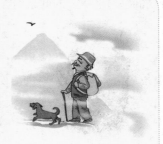

3. 爱心

夫妻之间要以爱心相伴。夫妻和睦，温馨浪漫，有益健康

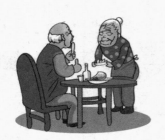

4. 开心

笑是一种治病良方，养生益寿之道。"一笑失百忧"所以，老年人要笑口常开，青春常在

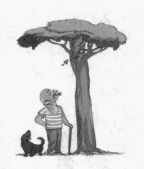

5. 宽心

能化心头的冰霜，驱散忧愁与烦恼。宽容能使人心平气和，不动肝火，也不纠缠于待遇、鸡虫之争。老年人拥有宽容之心能将生活中的酸甜苦辣转化为五彩的乐曲

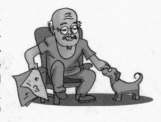

6. 善心

与人为善，助人为乐。念人之功，谅人之短，扬人之长，补己之短，融洽人际关系。但是需要注意的是，社会上也常有一些不法分子利用老年人的善心行骗，因此要提高警惕，加强对骗子的防范能力

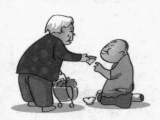

7. 进取心

进取心是长寿的要素，是一种良好的心态。有进取心的人心情坦然，各器官功能正常。对知识学而不厌，对工作乐此不疲，脑子越用越灵，能延缓大脑衰老

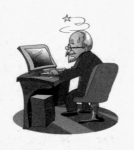

8. 静心

"静则神藏，躁则神亡"，宁静平和可节约脑体能量，消除肌体疲劳，达到祛病健身的目的

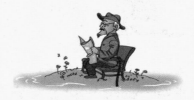

老年人要尽量保持心理平衡

人到老年，难免用老眼光看问题，因此许多问题都看不惯，导致生闷气、发牢骚，生气恼怒对老年人的健康伤害极大，那么，老年人该如何保持心理平衡呢?

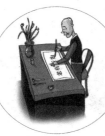

1. 目标

有些老年人不服老，给自己树立了远大的目标。有目标虽好，但要注意不要苛求自己，要把目标和要求定在自己能力范围内。同时，树立长寿的信心很重要

2. 奉献

人老了，如果身体允许，可以帮子女做些力所能及的事情，从中收获乐趣与满足

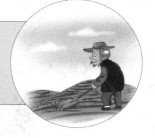

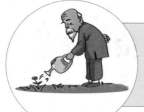

3. 期望

对子女、对他人期望不要过高，否则，期望会变成失望，带来不必要的痛苦。对子女要"因势利导"，不要什么事都管，要时刻牢记"知足常乐，能忍自安"

4. 沟通

遇烦恼要向家人以及亲朋好友倾诉，以沟通信息，敞开心扉，取得帮助

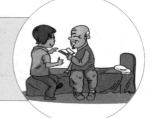

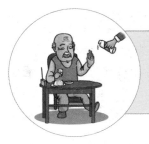

5. 自控

平衡心理关键在于自控能力。遇事一定要冷静，即使面对不顺心的事，也要保持冷静，三思而后行。生活经验证明，不生气、不上火是保持心理平衡的最佳法宝

经常练"腿劲"，老来也健康

乾隆皇帝年过古稀依然身体健康，其保健的秘密就在于经常练"腿劲"，下面就介绍几种常用的能增强"腿劲"的方法。

1. 搓揉腿肚

以双手掌紧夹一侧小腿肚，边转动边搓揉，每侧揉动20次左右，然后以同样的方法揉动另一条腿。此方法能增强腿力

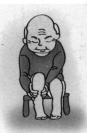

2. 扭膝

两足平行靠拢，屈膝微向下蹲，双手放在膝盖上，膝部前后左右呈圆圈转动，先向左转，后向右转，各20次左右，可治下肢乏力、膝关节疼痛等病症

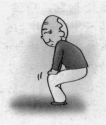

3. 扳足

取坐位，两腿伸直，低头，身体向前弯，以两手扳足趾和足踝关节各20～30次。扳足能起到锻炼脚力的作用，防止腿足软弱无力

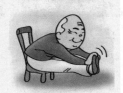

4. 击下肢

两手掌根轻轻叩击两下肢外侧、前侧、内侧及后侧，反复做3遍，可以起到活血、通经络的效果

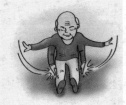

5. 甩腿

一手扶桌椅或墙，先向前甩动小腿，使脚尖向上跷起，然后向后甩动，使脚尖用力向后，脚面绷直，腿亦尽量伸直。在甩腿时，上身正直，两腿交换各甩数十次。这种方法可预防半身不遂、下肢萎缩无力及麻木、小腿抽筋等病症

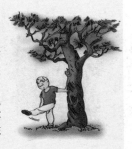

6. 高抬脚

每天将双脚跷起2～3次，高于手或心脏，因为这样可促进足、腿部的血液循环。下肢血液流回肺和心脏的速度加快，血液循环好，大脑就能得到充足而新鲜的血液和氧，同时对足部穴位、反射区也是一个良性刺激

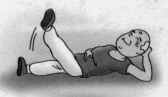

老年人耳鸣、听力下降，只需补肾虚、"鸣天鼓"

老年人随着年龄的增长，常常会出现耳鸣、听力下降的现象。老年人耳鸣、听力下降，根源在于肾功能下降，涌泉、太溪都是补肾的重穴，只要每天在家里按揉两侧太溪、涌泉穴3～5分钟，一周之后，耳朵就没事了。

另外，我们也可尝试一下中医传统的自我按摩方法"鸣天鼓"。此法简单易学，是一种以手叩击风池穴的方法，对年老肾亏引起的耳聋、耳鸣、健忘、头晕、思维能力下降等有一定的疗效。

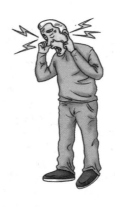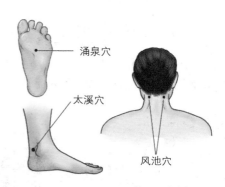

涌泉穴

太溪穴

风池穴

具体的操作方法是：用两掌心紧贴双耳，十指放于后脑，示指抬起，搭放于中指之上，两示指同时用力，从中指上滑下弹击脑后枕骨的凹陷处（风池穴），此时会发出"咚、咚"的声音，犹如鸣鼓一样。

鸣天鼓每天可做3次，每次可做60下左右，动作的轻重程度视耳鸣、耳聋的情况而定。

耳鸣使老年人的生活备受滋扰，容易引起头痛、失眠、健忘、脾气暴躁等不适症状

防治老年人的常见病——骨质疏松

为什么人老之后，骨质会疏松？《黄帝内经》中说，五脏之中，肾主藏精，主骨生髓。肾精可以生化成骨髓，而骨髓是濡养我们骨骼重要的物质基础。人过了五六十岁，肾气开始减弱，肾精不足，骨头中的骨髓就相对减弱，进入一种空虚的状态；骨髓空虚了，周围的骨质就得不到足够的养分，就退化了，变疏松了。

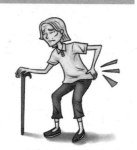

骨质疏松是老年人常见病

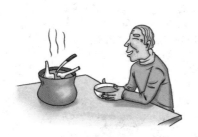

多喝骨头汤，注重养肾

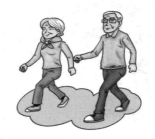

多参加体育活动，以走路为主

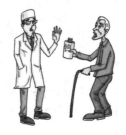

补钙要科学。老年人每日补钙最好达到1000毫克以上。饭后半小时服用最佳

老年人生活要规律，别让失眠找上你

随着年龄的增长，人的免疫力就会变得低下、内分泌失调，各种疾病也会纷至沓来。其中，最让老年人感到手足无措的就是失眠问题。那么，老年人应该如何预防失眠呢？

（一）白天少睡

老年人白天睡得太多就会影响夜间的睡眠质量。因此应该尽量坚持白天少睡。但是每天下午一两点钟睡意来袭的时候，老年人可以小憩 15～30 分钟

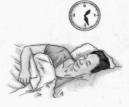

（二）饮食要合理

老年人的活动量相对较少，食欲差，所以应该合理安排饮食与作息时间，尽量将晚饭安排在 19 点左右。晚饭后吃点水果有助于睡眠，也可以在睡前两个小时左右吃几块热量高的点心，但在临睡前应该禁食

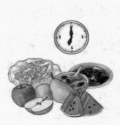

（三）不饮酒

有些老年人晚上睡不着，于是想"一醉解愁眠"，这种方法是极不可取的。酒精的不良刺激，非但不能催眠，反而会降低夜间睡眠的质量

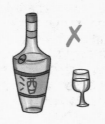

（四）晚上洗澡

睡前两小时洗个热水澡，可以促进血液循环，使身体彻底放松，这样对睡眠大有益处

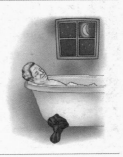

（五）少看电视

老年人由于白天活动量少，晚上常常睡不着，因此晚上就长时间看电视，以此来打发无聊的时间。事实上，老年人晚上看电视不宜过长，长时间看电视更容易造成失眠

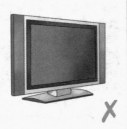

（六）调整心态

老年人应该学着适应老年人的生活模式，加强心态调整，否则很容易陷入"我还没有老"的心理陷阱里面。我们说"老骥伏枥，志在千里"这种精神值得学习，但是人不能不服老，一定要尊重自然规律，否则很容易引起心理障碍，诱发睡眠障碍

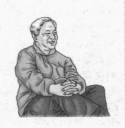

高维生素 C 食物——抗击中老年白内障的首选

白内障是眼球内的晶状体由于受到某种原因的影响而发生混浊，透明度降低，或者变得完全不透明的一种眼病。45 岁以上的中老年人是白内障的高发人群。白内障有很多种，最多见的是老年性白内障，此外还有先天性、外伤性、并发性、中毒性、电光性、辐射性白内障等。在白内障的发展过程中，饮食具有非常重要的作用，倘若能科学安排饮食，可有效减缓或防止白内障的发展。

高维生素 C 的食物是首选。维生素 C 有利于减弱光线和氧对晶状体的损害，从而可

以防止白内障的发生和发展。白内障患者应适当多进食一些高维生素 C 的食物，如西红柿、大枣、刺梨，以及新鲜绿色蔬菜等。人体内含锌量不足，就容易导致白内障的形成，因而白内障患者要多摄取锌，多吃青鱼、沙丁鱼、瘦肉、花生、核桃、牡蛎等含锌丰富的食物。同时，体内缺硒也是白内障的高发因素，预防白内障应适当多吃一些富含硒的食物，如芦笋、蘑菇、谷物、鱼、虾等。茶叶中含有的一种鞣酸物质具有抗氧化作用，故经常饮茶可防止白内障的发生。

年老之后脾胃弱，管好嘴巴很重要

古代名医朱丹溪在《养老论》中，叙述了年老时出现的症状与保养方法。朱丹溪根据他的"阳常有余、阴常不足"提出重视脾胃的学术思想，由于老年人具有脾胃虚弱与阴虚火旺的特点，因此，老年人一定要管好自己的嘴巴。

（一）节制饮食，但不偏食

饮食失节失宜，是糖尿病、高血脂、肥胖症、心脑血管疾病的潜在诱因。因此老年人每餐应以七八分饱为宜，尤其是晚餐更要少吃。但为了平衡营养，保持身体健康，各种食物都要吃一点，不可偏食

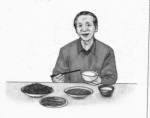

（二）饮食宜清淡、宜慢

老年人的饮食应该以清淡为主，要细嚼慢咽，这是老年人养阴摄生的措施之一。老年人一般每天吃盐以 6 ~ 8 克为宜。吃得慢些也容易产生饱腹感，可防止进食过多，影响身体健康

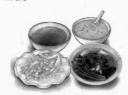

（三）饭菜要烂、要热

老年人脏器功能衰退，胃肠消化功能降低，故补益不宜太多，多则影响消化、吸收的功能。要特别注意照顾好脾胃，饭菜要做得软一些、烂一些。

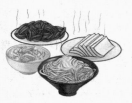

老年人对寒冷的抵抗力差，如吃冷食可引起胃壁血管收缩，供血减少。因此，老年人的饮食应稍热一些，以适口进食为宜

（四）蔬菜要多，水果要吃

新鲜蔬菜是老年人健康的朋友，它不仅含有丰富的维生素 C 和矿物质，还有较多的纤维素，对保护心血管和防癌防便秘有重要作用，每天的蔬菜

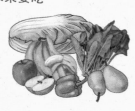

摄入量应不少于 250 克。各种水果含有丰富的水溶性维生素和金属微量元素，为保持健康，老年人在每餐后应吃些水果

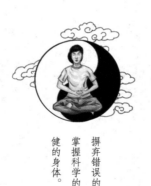

摒弃错误的健康观念，远离不良的生活习惯，掌握科学的健康常识，拥有美丽的心情和强健的身体。

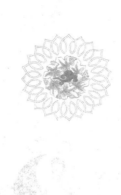